全国中医药行业高等教育"十四五"规划教材

全国高等中医药院校规划教材（第十一版）

生理学基础

（新世纪第二版）

（供中药学、药学、护理学、管理学、康复治疗学、
医学检验技术等专业用）

主 编 于远望

中国中医药出版社

·北 京·

图书在版编目（CIP）数据

生理学基础 / 于远望主编 . —2 版 . —北京：
中国中医药出版社，2021.6（2024.3重印）
全国中医药行业高等教育"十四五"规划教材
ISBN 978-7-5132-6846-2

Ⅰ . ①生… Ⅱ . ①于… Ⅲ . ①人体生理学—中医学院
—教材 Ⅳ . ① R33

中国版本图书馆 CIP 数据核字（2021）第 053575 号

融合出版数字化资源服务说明

全国中医药行业高等教育"十四五"规划教材为融合教材，各教材相关数字化资源（电子教材、PPT 课件、视频、复习思考题等）在全国中医药行业教育云平台"医开讲"发布。

资源访问说明

扫描右方二维码下载"医开讲 APP"或到"医开讲网站"（网址：www.e-lesson.cn）注册登录，输入封底"序列号"进行账号绑定后即可访问相关数字化资源（注意：序列号只可绑定一个账号，为避免不必要的损失，请您刮开序列号立即进行账号绑定激活）。

资源下载说明

本书有配套 PPT 课件，供教师下载使用，请到"医开讲网站"（网址：www.e-lesson.cn）认证教师身份后，搜索书名进入具体图书页面实现下载。

中国中医药出版社出版

北京经济技术开发区科创十三街 31 号院二区 8 号楼
邮政编码　100176
传真　010-64405721
保定市西城胶印有限公司印刷
各地新华书店经销

开本 889 × 1194　1/16　印张 14.75　字数 395 千字
2021 年 6 月第 2 版　2024 年 3 月第 5 次印刷
书号　ISBN 978-7-5132-6846-2

定价　56.00 元
网址　www.cptcm.com

服 务 热 线　010-64405510　　微信服务号　zgzyycbs
购 书 热 线　010-89535836　　微商城网址　https://kdt.im/LIdUGr
维 权 打 假　010-64405753　　天猫旗舰店网址　https://zgzyycbs.tmall.com

如有印装质量问题请与本社出版部联系（010-64405510）

全国中医药行业高等教育"十四五"规划教材
全国高等中医药院校规划教材（第十一版）

《生理学基础》
编 委 会

主 编

于远望（陕西中医药大学）

副主编

储利胜（浙江中医药大学）　　　　徐　颖（上海中医药大学）

王冰梅（长春中医药大学）　　　　刘慧敏（山东中医药大学）

王桂英（河北中医学院）

编 委（以姓氏笔画为序）

朱庆文（北京中医药大学）　　　　刘旭东（辽宁中医药大学）

刘海梅（广州中医药大学）　　　　闫丽萍（山西中医药大学）

汝　晶（云南中医药大学）　　　　许蓬娟（天津中医药大学）

严　进（湖北中医药大学）　　　　李　育（南京中医药大学）

闵建新（江西中医药大学）　　　　张雨薇（黑龙江中医药大学）

武　鑫（河南中医药大学）　　　　赵艳芝（首都医科大学）

段雪琳（广西中医药大学）　　　　姚　瑶（成都中医药大学）

顾　静（甘肃中医药大学）　　　　彭　芳（贵州中医药大学）

韩　曼（陕西中医药大学）　　　　曾　辉（湖南中医药大学）

学术秘书

鞠　迪（陕西中医药大学）

《生理学基础》
融合出版数字化资源编创委员会

全国中医药行业高等教育"十四五"规划教材
全国高等中医药院校规划教材（第十一版）

主　编

于远望（陕西中医药大学）

副主编

韩　曼（陕西中医药大学）　　　　　储利胜（浙江中医药大学）

徐　颖（上海中医药大学）　　　　　王冰梅（长春中医药大学）

刘慧敏（山东中医药大学）　　　　　王桂英（河北中医学院）

编　委（以姓氏笔画为序）

朱庆文（北京中医药大学）　　　　　刘旭东（辽宁中医药大学）

刘海梅（广州中医药大学）　　　　　闫丽萍（山西中医药大学）

汝　晶（云南中医药大学）　　　　　许蓬娟（天津中医药大学）

严　进（湖北中医药大学）　　　　　李　育（南京中医药大学）

闵建新（江西中医药大学）　　　　　张雨薇（黑龙江中医药大学）

武　鑫（河南中医药大学）　　　　　赵艳芝（首都医科大学）

段雪琳（广西中医药大学）　　　　　姚　瑶（成都中医药大学）

顾　静（甘肃中医药大学）　　　　　彭　芳（贵州中医药大学）

曾　辉（湖南中医药大学）

学术秘书

鞠　迪（陕西中医药大学）

全国中医药行业高等教育"十四五"规划教材
全国高等中医药院校规划教材（第十一版）

专家指导委员会

名誉主任委员

余艳红（国家卫生健康委员会党组成员，国家中医药管理局党组书记、副局长）

主任委员

王志勇（国家中医药管理局党组成员、副局长）

秦怀金（国家中医药管理局党组成员、副局长）

副主任委员

王永炎（中国中医科学院名誉院长、中国工程院院士）

张伯礼（天津中医药大学名誉校长、中国工程院院士）

黄璐琦（中国中医科学院院长、中国工程院院士）

卢国慧（国家中医药管理局人事教育司司长）

委 员（以姓氏笔画为序）

王 伟（广州中医药大学校长）

石 岩（辽宁中医药大学党委书记）

石学敏（天津中医药大学教授、中国工程院院士）

匡海学（教育部高等学校中药学类专业教学指导委员会主任委员、黑龙江中医药大学教授）

吕文亮（湖北中医药大学校长）

朱卫丰（江西中医药大学校长）

刘 力（陕西中医药大学党委书记）

刘 星（山西中医药大学校长）

安冬青（新疆医科大学副校长）

许二平（河南中医药大学校长）

李灿东（福建中医药大学校长）

李金田（甘肃中医药大学校长）

杨 柱（贵州中医药大学党委书记）

余曙光（成都中医药大学校长）

谷晓红（教育部高等学校中医学类专业教学指导委员会主任委员、北京中医药大学党委书记）

冷向阳（长春中医药大学校长）

宋春生（中国中医药出版社有限公司董事长）

陈　忠（浙江中医药大学校长）

陈可冀（中国中医科学院研究员、中国科学院院士、国医大师）

金阿宁（国家中医药管理局中医师资格认证中心主任）

周仲瑛（南京中医药大学教授、国医大师）

胡　刚（南京中医药大学校长）

姚　春（广西中医药大学校长）

徐安龙（教育部高等学校中西医结合类专业教学指导委员会主任委员、北京中医药大学校长）

徐建光（上海中医药大学校长）

高秀梅（天津中医药大学校长）

高树中（山东中医药大学校长）

高维娟（河北中医学院院长）

郭宏伟（黑龙江中医药大学校长）

曹文富（重庆医科大学中医药学院院长）

彭代银（安徽中医药大学校长）

路志正（中国中医科学院研究员、国医大师）

熊　磊（云南中医药大学校长）

戴爱国（湖南中医药大学校长）

秘书长（兼）

卢国慧（国家中医药管理局人事教育司司长）

宋春生（中国中医药出版社有限公司董事长）

办公室主任

张欣霞（国家中医药管理局人事教育司副司长）

李秀明（中国中医药出版社有限公司副经理）

办公室成员

陈令轩（国家中医药管理局人事教育司综合协调处副处长）

李占永（中国中医药出版社有限公司副总编辑）

张峘宇（中国中医药出版社有限公司副经理）

沈承玲（中国中医药出版社有限公司教材中心主任）

全国中医药行业高等教育"十四五"规划教材
全国高等中医药院校规划教材（第十一版）

编审专家组

组　长

余艳红（国家卫生健康委员会党组成员，国家中医药管理局党组书记、副局长）

副组长

张伯礼（中国工程院院士、天津中医药大学教授）

王志勇（国家中医药管理局党组成员、副局长）

秦怀金（国家中医药管理局党组成员、副局长）

组　员

卢国慧（国家中医药管理局人事教育司司长）

严世芸（上海中医药大学教授）

吴勉华（南京中医药大学教授）

王之虹（长春中医药大学教授）

匡海学（黑龙江中医药大学教授）

刘红宁（江西中医药大学教授）

翟双庆（北京中医药大学教授）

胡鸿毅（上海中医药大学教授）

余曙光（成都中医药大学教授）

周桂桐（天津中医药大学教授）

石　岩（辽宁中医药大学教授）

黄必胜（湖北中医药大学教授）

前　言

为全面贯彻《中共中央 国务院关于促进中医药传承创新发展的意见》和全国中医药大会精神，落实《国务院办公厅关于加快医学教育创新发展的指导意见》《教育部 国家卫生健康委 国家中医药管理局关于深化医教协同进一步推动中医药教育改革与高质量发展的实施意见》，紧密对接新医科建设对中医药教育改革的新要求和中医药传承创新发展对人才培养的新需求，国家中医药管理局教材办公室（以下简称"教材办"）、中国中医药出版社在国家中医药管理局领导下，在教育部高等学校中医学类、中药学类、中西医结合类专业教学指导委员会及全国中医药行业高等教育规划教材专家指导委员会指导下，对全国中医药行业高等教育"十三五"规划教材进行综合评价，研究制定《全国中医药行业高等教育"十四五"规划教材建设方案》，并全面组织实施。鉴于全国中医药行业主管部门主持编写的全国高等中医药院校规划教材目前已出版十版，为体现其系统性和传承性，本套教材称为第十一版。

本套教材建设，坚持问题导向、目标导向、需求导向，结合"十三五"规划教材综合评价中发现的问题和收集的意见建议，对教材建设知识体系、结构安排等进行系统整体优化，进一步加强顶层设计和组织管理，坚持立德树人根本任务，力求构建适应中医药教育教学改革需求的教材体系，更好地服务院校人才培养和学科专业建设，促进中医药教育创新发展。

本套教材建设过程中，教材办聘请中医学、中药学、针灸推拿学三个专业的权威专家组成编审专家组，参与主编确定，提出指导意见，审查编写质量。特别是对核心示范教材建设加强了组织管理，成立了专门评价专家组，全程指导教材建设，确保教材质量。

本套教材具有以下特点：

1.坚持立德树人，融入课程思政内容

把立德树人贯穿教材建设全过程、各方面，体现课程思政建设新要求，发挥中医药文化育人优势，促进中医药人文教育与专业教育有机融合，指导学生树立正确世界观、人生观、价值观，帮助学生立大志、明大德、成大才、担大任，坚定信念信心，努力成为堪当民族复兴重任的时代新人。

2.优化知识结构，强化中医思维培养

在"十三五"规划教材知识架构基础上，进一步整合优化学科知识结构体系，减少不同学科教材间相同知识内容交叉重复，增强教材知识结构的系统性、完整性。强化中医思维培养，突出中医思维在教材编写中的主导作用，注重中医经典内容编写，在《内经》《伤寒论》等经典课程中更加突出重点，同时更加强化经典与临床的融合，增强中医经典的临床运用，帮助学生筑牢中医经典基础，逐步形成中医思维。

3.突出"三基五性",注重内容严谨准确

坚持"以本为本",更加突出教材的"三基五性",即基本知识、基本理论、基本技能,思想性、科学性、先进性、启发性、适用性。注重名词术语统一,概念准确,表述科学严谨,知识点结合完备,内容精炼完整。教材编写综合考虑学科的分化、交叉,既充分体现不同学科自身特点,又注意各学科之间的有机衔接;注重理论与临床实践结合,与医师规范化培训、医师资格考试接轨。

4.强化精品意识,建设行业示范教材

遴选行业权威专家,吸纳一线优秀教师,组建经验丰富、专业精湛、治学严谨、作风扎实的高水平编写团队,将精品意识和质量意识贯穿教材建设始终,严格编审把关,确保教材编写质量。特别是对 32 门核心示范教材建设,更加强调知识体系架构建设,紧密结合国家精品课程、一流学科、一流专业建设,提高编写标准和要求,着力推出一批高质量的核心示范教材。

5.加强数字化建设,丰富拓展教材内容

为适应新型出版业态,充分借助现代信息技术,在纸质教材基础上,强化数字化教材开发建设,对全国中医药行业教育云平台"医开讲"进行了升级改造,融入了更多更实用的数字化教学素材,如精品视频、复习思考题、AR/VR 等,对纸质教材内容进行拓展和延伸,更好地服务教师线上教学和学生线下自主学习,满足中医药教育教学需要。

本套教材的建设,凝聚了全国中医药行业高等教育工作者的集体智慧,体现了中医药行业齐心协力、求真务实、精益求精的工作作风,谨此向有关单位和个人致以衷心的感谢!

尽管所有组织者与编写者竭尽心智,精益求精,本套教材仍有进一步提升空间,敬请广大师生提出宝贵意见和建议,以便不断修订完善。

国家中医药管理局教材办公室

中国中医药出版社有限公司

2021 年 5 月 25 日

编写说明

《生理学基础》为全国中医药行业高等教育"十四五"规划教材，是在国家中医药管理局人事教育司指导下，国家中医药管理局教材办公室、中国中医药出版社组织实施，由全国23所中西医院校生理学教研室主任以及教学科研骨干组成编委会共同编写而成，主要供全国高等中医药院校中药学、药学、护理学、管理学、康复治疗学、医学检验技术等专业使用。

《生理学基础》教材包括纸质版教材和教材数字化两部分。本次修订既保留了上一版的特色，又增添了新的内容。为落实新时代教育"立德树人"的根本任务和适应新医科的时代要求，本次修订积极融入了课程思政，更新了部分教学内容，适当增加了部分学科新进展；同时，保留了以往纸质教材的特色，又融入互联网＋元素，力求最大限度地满足线上、线下教学活动的需要，为实现以教师为中心的教学模式向以学生为中心的新模式转变发挥积极作用。

《生理学基础》纸质版教材在编写思路上，着力强调基本理论、基本知识和基本技能的学习与训练，适当兼顾创新性和高阶性，注重学生提出问题、分析问题和解决问题能力的培养，充分体现思想性、科学性、先进性、启发性和适用性；在内容取舍上，力求删繁就简、突出重点、贴近教学；在文字描述上，力求表达准确、用词规范、语言精练；在编写形式上，文字、图表合理结合，力求图文并茂。教材数字化部分包括电子教材、教学大纲、PPT课件、微视频、复习思考题等内容，是对纸质教材的补充和拓展，为教师的教和学生的学提供了丰富的教学资源和广阔的互动空间。

《生理学基础》教材编委会根据2020年12月29日在北京召开的全国中医药行业高等教育"十四五"规划教材主编遴选会议精神，先后三次召开线上教材编写会议，共同审定编写计划和编写分工，研讨编写大纲和编写内容，讨论修改要点和重点，统一编写思路，明确编写要求，按照编委分工编写、副主编初审、会议研讨、最后主编统稿定稿的程序，于2021年5月完成了书稿。本教材编写分工如下：第一章由于远望、张雨薇编写；第二章由曾辉、汝晶编写；第三章由王冰梅、顾静编写；第四章由彭芳、韩曼、闫丽萍编写；第五章由赵艳芝、刘海梅编写；第六章由刘慧敏、朱庆文编写；第七章由段雪琳、姚瑶编写；第八章由储利胜、闵建新编写；第九章由李育、严进、武鑫编写；第十章由王桂英、许蓬娟编写；第十一章由徐颖、刘旭东编写。

本教材的完成是大家共同努力的结果，在此，衷心感谢本教材主编、副主编及编委所在单位为本教材编写提供的支持，感谢中国中医药出版社领导和本书责任编辑对编写工作的指导与帮助。本教材在编写过程中参考了王庭槐、朱大年、朱妙章、施雪筠、张志雄等教授编写的生理学相关教材，在此向他们表示真诚的感谢。

　　由于编者水平所限，书中欠妥之处仍在所难免，恳请使用本教材的广大教师和学生不吝批评指正，以利于今后的再版修订。

《生理学基础》编委会

2021 年 5 月

目　录

扫一扫，查阅本章数字资源，含PPT、音视频、图片等

第一节　生理学的任务和研究方法

一、生理学及其任务

生理学（physiology）是研究生物体及其各组成部分正常功能活动规律的一门科学，是生物科学的一个分支。**生物体（organism）**是自然界中有生命的物体的总称，包括一切动物、植物和微生物。因此，根据研究对象的不同，生理学可以分为动物生理学、植物生理学和人体生理学。本书主要阐述**人体生理学（human physiology）**的相关知识和原理。组成人体的各器官、各系统在正常情况下都会表现出一定的功能活动，如心脏跳动、血液循环、呼吸运动、消化吸收、大脑思维等。人体生理学的主要任务是阐明机体及其各组成部分所表现出的各种正常的功能活动规律及其产生机制，机体内外环境变化对这些功能活动的影响，以及机体为适应环境变化和维持整体生命活动所做出的相应调节。

人体生理学是一门重要的基础医学理论课程。它以人体解剖学、组织学为基础，同时又是药理学、病理学等后续基础课程和临床课程的基础，对于认识、理解疾病的发生机制、发展规律和新药研发都具有重要的作用。基础医学和临床医学的发展息息相关，基础医学的新进展，可以指导临床；临床医学又经常会为基础医学提出新的研究课题。在中医药类专业开设生理学，有利于学生运用西医学研究方法，从中药中寻找新药物、发现新作用，也有利于揭示中医药防治疾病的现代生物学机制，推进中医药走向世界。

二、生命活动的基本特征

只有具有生命的生物体才能表现出各种功能活动。新陈代谢、兴奋性、生殖与适应性是生物体生命活动的基本特征。

（一）新陈代谢

新陈代谢（metabolism）是生命活动的最基本特征。新陈代谢是指机体与环境之间不断地进行物质交换与能量交换，以实现自我更新的过程，包括**同化作用（assimilation）**和**异化作用（dissimilation）**。同化作用是指机体从外界摄取营养物质并形成体内的组织和贮备能量的过程。在这个过程中，从消化道吸收的小分子物质被合成为结构复杂的物质，又称为**合成代谢（anabolism）**，是吸能反应。异化作用是指体内的组织成分不断分解释放能量以供机体生命活动

的需要，同时将分解的终产物排出体外的过程。在这个过程中，结构复杂的物质被分解为简单物质，又称**分解代谢（catabolism）**，是放能反应。机体的一切生命活动都是在新陈代谢的基础上进行的，新陈代谢一旦停止，生命也将终止。

（二）兴奋性

机体、组织或细胞对刺激发生反应的能力，称为**兴奋性（excitability）**。能被机体、组织、细胞所感受的生存环境条件的改变，称为**刺激（stimulus）**，如电、温度、压力、化学刺激等。由刺激引起机体内部代谢及外部活动的改变称为**反应（reaction）**。反应可有两种表现形式：一种是由相对静止转变为活动状态，或由活动较弱转变为活动加强，称为**兴奋（excitation）**；另一种反应与兴奋相反，表现为活动的减弱或静止，这种反应称为**抑制（inhibition）**。刺激究竟引起兴奋还是抑制，一方面取决于刺激的质和量，同时也取决于组织、细胞的机能状态和特性。

（三）生殖

生物体生长发育到一定阶段后，能够产生与自己相近似的子代个体的功能称为**生殖（reproduction）**。通过生殖功能实现了人类或生物的种族延续，即生命活动的延续。如果生殖功能丧失，种系则不能延续，物种将被淘汰，所以生殖也是生命活动的特征之一。

（四）适应性

生物体长期生存在某一特定的生活环境中，逐渐形成一种与环境相适应的、适合自身生存的反应模式。生物体对环境所产生的这种适应能力和特性，称为**适应性（adaptability）**。适应性是生物在进化过程中逐渐发展和完善的。人类不但能被动适应生存环境，还能利用科学技术成果改造自然环境，达到主动适应环境的目的。

三、生理学的研究方法

生理学是一门实验性科学，它的所有知识都来自临床实践和实验研究。1628 年，英国医生 William Harvey 发表的《心血运动论》一书，标志着近代生理学的诞生。由于对人体的实验必须遵守非创伤性原则，所以生理学研究大多是利用动物实验开展的。通常将动物实验按其进程分为急性实验与慢性实验。

（一）急性实验

急性实验（acute experiment） 是以完整动物为研究对象，在人工控制的实验环境下，在短时间内对动物某些生理活动进行观察和记录的实验，实验通常是破坏性、不可逆的，可造成实验动物的死亡。急性实验又分为**在体实验（the experiment in vivo）** 与**离体实验（the experiment in vitro）**。

1. 在体实验　是在动物清醒或麻醉条件下，手术暴露某些组织、器官，观察记录某些生理功能在人为干预条件下的变化。如心脏的期前收缩与代偿间歇的实验，在体实验的优点是实验条件易于控制，观察分析较为客观。

2. 离体实验　是从活的或刚刚处死的动物体内取出所需要的器官、组织，置于能保持其正常生理活动的人工环境中，观察某些人为的干预因素对其功能活动的影响，如离体蛙心灌流实验。离体实验的优点是排除了许多无关因素的影响，实验因素单纯，结果易于分析。

（二）慢性实验

慢性实验（chronic experiment）是指在无菌条件下，对动物施行手术，暴露、摘除、破坏或移植某些器官，待手术创伤恢复后，动物在清醒或接近正常生活状态下，观察其功能活动规律或功能缺损、功能紊乱等表现的实验。慢性实验的优点是可以在清醒条件下反复多次观察某一功能活动，其结果更接近正常状态。如巴甫洛夫（Ivan Petrovich Pavlov）利用多种消化瘘管（唾液、胰液等瘘管）对食物化学性消化的研究。

四、生理学研究的三个水平

构成人体的基本单位是细胞；许多不同的细胞构成器官；具有某种生理功能的器官互相联系，构成不同的系统。人体就是由各个器官系统互相联系、互相作用、互相协调而构成的一个复杂而又统一的整体。为了探讨生命活动的过程、规律及原理，往往需要从不同层次进行分析研究。生理学研究就是在细胞和分子、器官和系统、整体这三个水平上进行的。

（一）细胞、分子水平

细胞是组成人体最基本的结构与功能单位。人体的各种功能活动最终都是在细胞内进行的物理与化学反应。随着分子生物学的发展，生理学研究领域也深入到构成细胞的各种分子，特别是生物大分子（核酸与蛋白质）的理化特性及功能研究，如肌细胞的收缩是由特殊蛋白质分子排列方式的改变完成的，心肌细胞电生理学特性决定了其生理学特性及心动周期的活动等。

（二）器官、系统水平

该水平研究是以器官和系统为研究对象，研究各器官、系统的功能及调节机制，从而阐明各器官、系统的活动规律和它们在整体生理功能中所起的作用，以及各种因素对其活动的影响。如食物在口腔、胃肠内的消化与吸收，以及神经、体液因素对它们活动的影响等。

（三）整体水平

以人或动物完整机体作为研究对象，探讨整体功能活动的过程和整体内各种功能活动的相互关系，以及环境、社会因素对人体功能活动的影响等，这些都属于整体水平的研究范畴。

必须指出的是，三个水平的研究是人为区分，整体功能活动绝不是各组成部分功能活动的机械、简单的总和，而是在整体条件下协调统一的结果。同样，细胞、器官的功能活动也不是各自独立地进行，而是相互联系、补充、协调统一的。所以对于每一项研究成果都必须进行客观的评价，最终才能得出符合客观实际的结论。

第二节　机体的内环境与稳态

一、体液与内环境

体液（body fluid）是机体内液体的总称。正常成年人的体液约占体重的 60%，其中 2/3 分布在细胞内，称为**细胞内液**（intracellular fluid）；另外 1/3 分布于细胞外，称为**细胞外液**（extracellular fluid）。细胞外液中组织液约为 3/4，血浆约为 1/4，此外，还有少量的淋巴液和脑脊液。细胞外液是组织、细胞直接接触的生存环境，以区别机体生存的外部自然环境，故将细胞外液称为机体的**内环境**（internal environment）。外环境的变化不能直接作用于组织细胞，必须通过细胞外液即内环境才能对组织细胞产生影响。

细胞内液以细胞膜与组织液相隔开，而组织液则以毛细血管壁与血液中的血浆相隔开。细胞膜与毛细血管壁均是具有一定通透性的半透膜。细胞内液是各种细胞进行生命活动的理化反应场所，细胞外液是生命活动进行中最为活跃的场所，尤其血浆不停地循环流动，成为沟通各部分体液与外环境的媒介。所以，血浆成分及理化性质的改变能直接反映组织代谢的情况。因此，血液学检验已成为临床诊治疾病的重要依据。

二、稳态

机体内环境的理化因素，如温度、渗透压、酸碱度、各种离子浓度等经常保持相对稳定的状态，称为**稳态**（homeostasis）。稳态包括两方面的含义：一方面是指细胞外液理化特性总是在一定水平上保持相对稳定，不随外界环境的变动而明显变化。如自然环境中温度有四季的变化，但人体的体温总是稳定在37℃左右，生理状态下每天变动范围不会超过1℃。另一方面是指这一恒定状态不是完全固定不变的，它是一种相对的动态平衡，是在微小的波动中保持相对恒定。因此，稳态是一个相对的、动态的稳定状态。

内环境稳态的保持是一个复杂的生理过程。从这个意义上理解，机体的生命活动正是在稳态的不断破坏和不断恢复的过程中得以保持和进行的。如果稳态不能保持，内环境的理化特性将发生较大的变化，若超过人体的调节能力，将损害人体的正常功能。如临床上的酸中毒，就是内环境的H⁺浓度超过正常界限，破坏了内环境的正常酸碱环境，如不迅速纠正，将会危及生命。因此，稳态是保证机体生命活动正常进行的必要条件。

第三节　机体功能调节和自动控制原理

一、机体功能活动的调节

机体各部分的功能活动之所以能够相互配合、统一协调，并能适应内、外界环境的变化，使机体成为一个统一的整体，就是由于机体具有完善的调节机制。机体功能活动调节方式主要有神经调节、体液调节及自身调节。

（一）神经调节

神经调节（neuroregulation）是指通过神经系统的活动对机体功能进行的调节，是机体最主要的调节方式，在整体调节机制中起主导作用。神经调节的基本方式是**反射**（reflex）。反射是指在中枢神经系统的参与下，机体对内、外环境变化所做出的有规律的具有适应意义的反应。完成反射的结构基础是**反射弧**（reflex arc），它由感受器、传入神经、神经中枢、传出神经及效应器五部分组成。反射弧的五个部分缺一不可，如果其中任何一个部分被破坏或出现功能障碍，则反射活动不能完成。反射弧结构和功能的完整性是反射活动正常进行的必要条件。

人类和动物的反射，按照建立的方式不同，可分为**非条件反射**（unconditioned reflex）与**条件反射**（conditioned reflex）。非条件反射是先天遗传的，反射弧和反应方式都比较固定，多为人与动物维持生命的本能活动，如吸吮反射、吞咽反射、瞳孔对光反射等。条件反射是个体后天获得的，是个体在生活过程中，在非条件反射的基础上建立起来的反射，如望梅止渴。条件反射是一种高级神经活动，它大大提高了机体适应环境变化的能力。

神经调节的特点是反应迅速、精确，作用局限、短暂。

（二）体液调节

体液调节（humoral regulation）是指激素等化学物质通过体液的运输，对机体各部分发挥的调节作用，包括全身性体液调节和局部性体液调节。

体液调节反应相对较迟缓，但作用持久、广泛，主要调节机体的代谢、生长、发育和生殖等生理活动。

由于体内大多数内分泌腺或内分泌细胞直接或间接地接受神经系统的支配，在这种情况下，体液调节实际上成为神经调节反射弧传出神经通路上的分支或延长。这种以神经为主导、有体液参与的复合调节方式，称为**神经 – 体液调节**（neuro-humoral regulation）。它将两种调节的优点联合起来，使机体调节的效果更加合理、准确，使机体与环境的协调统一更加完善。如在应急状态下，交感神经 – 肾上腺髓质系统被激活，交感神经兴奋引起肾上腺髓质释放大量去甲肾上腺素和肾上腺素，从而使神经与体液因素共同参与机体的调节活动。

（三）自身调节

自身调节（autoregulation）是指某些组织细胞或器官不依赖神经、体液调节，而自身对环境的改变做出一定的适应性反应。如在一定限度内，骨骼肌收缩前的初长度愈长，则产生的收缩力愈强；反之，则产生的收缩力愈小。自身调节幅度小、灵敏度低，但对某些组织、器官的生理功能的调节仍具有一定的生理意义。

二、机体功能活动的自动控制原理

运用数学和物理学的原理和方法，分析研究机器和动物（包括人）体内的控制和通信的一般规律的科学，称为**控制论**（cybernetics）。机体功能活动的控制方式主要有两种：一种是开环式非自动控制系统；另一种是闭环式自动控制系统。

开环式非自动控制系统实质上就是单一的反射过程。它的特点是从感受器接受刺激到效应器产生动作是单方向一次性完成的，它的中枢不受效应器的反作用，因此它不具有自动控制的特征。这种控制系统在机体功能调节中不多见。

闭环式自动控制系统是机体功能调节中最普遍的方式。机体自动控制系统与一般的工程学自动控制系统在原理上是相似的，但其灵巧、复杂、精确及自动化程度均优于工程学自动控制系统。每一个控制系统都是一个闭合回路，都由控制部分与受控部分组成（图1-1）。

在控制部分（反射中枢或内分泌腺）与受控部分（效应器、靶器官或靶细胞）两者之间存在着双向联系。由控制部分发出的调节受控部分活动的信息，称为控制信息；由受控部分返回的调节控制部分的信息，称为反馈信息。神经调节和体液调节都存在着反馈。通过反馈调节机制，可使调节的效应更加精确、完善，达到最佳调节效果。

（一）反馈控制系统

根据反馈对控制系统原有效应的作用不同，可以把反馈分为负反馈和正反馈两类。

1. 负反馈控制系统 受控部分发出的反馈信息调整控制部分的活动，最终使受控部分的活动朝着与它原先活动相反的方向改变，称为**负反馈**（**negative feedback**）。例如，当动脉血压升高时，反馈信息通过一定的途径调节心血管中枢的活动，使血压下降；相反，当动脉血压下降时，反馈信息又通过一定的途径调节心血管中枢的活动，使血压升高，从而维持动脉血压的相对恒定。

负反馈控制系统在机体内各种调节活动中最为多见，其生理意义在于维持机体功能活动的相对稳态。

2. 正反馈控制系统　受控部分发出的反馈信息调整控制部分的活动，最终使受控部分的活动朝着与它原先活动相同的方向改变，称为**正反馈**（**positive feedback**）。控制信息与反馈信息反复往来，使受控部分的活动逐渐加强、加速直至完成，如排尿反射、排便反射、血液凝固、分娩、射精等均属正反馈调节。在机体功能活动调控系统中正反馈较为少见，其意义在于促使某些生理过程逐渐加强，直至完成。从整体看，机体中的正反馈机制可看成是维持稳态的一个组成部分。

（二）前馈控制系统

虽然负反馈控制是维持机体稳态的一种重要的自动控制系统，但它存在调节效果滞后、波动较大的不足。因为负反馈信息回输到控制部分，只有与原有的调节信息出现较大的偏差后，才会启动负反馈调控系统，所以总是要滞后一段时间才会出现纠偏，而且纠偏过程中往往由于矫枉过正会出现一系列调节效果的波动。负反馈系统对偏差信息敏感度越高，则出现的波动就越大；敏感度越低，则滞后越久。由于机体自动控制系统内还存在前馈控制系统，因而可以弥补负反馈的不足。

从图 1–1 可看出，输出变量不发出反馈信息，监测装置在检测到干扰信息后发出前馈信息，作用于控制部分，调整控制信息以对抗干扰信息对受控部分的作用。这就可能在输出变量尚未出现偏差发动负反馈调控之前，已对受控部分提前发出预见性的纠正信号，用以纠正偏差信息引发的负反馈，使机体调控过程不致出现较大的波动和滞后反应，从而使输出变量保持稳定。这种干扰信息对控制部分的直接作用称为**前馈**（**feedforward**）。前馈控制系统所起的作用是预先监测干扰，防止干扰的扰乱，及时做出适应性反应。条件反射活动是一种前馈控制系统的活动，它可使机体的反应更具有预见性和超前性。

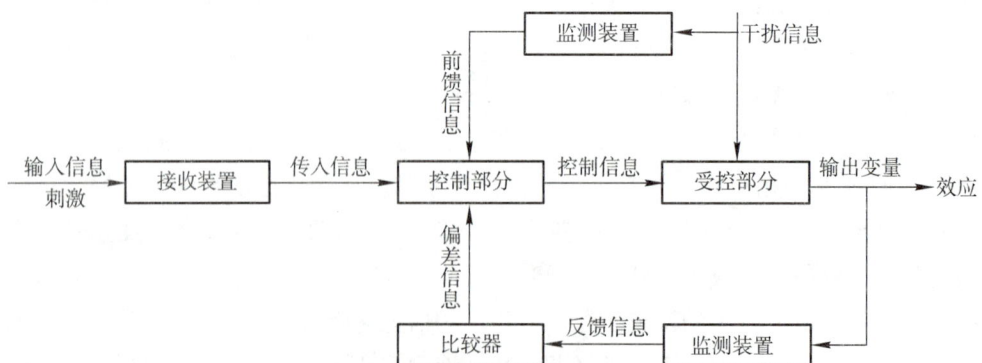

图 1–1　机体反馈控制系统和前馈控制系统示意图

第二章
细胞的基本功能

细胞是人体最基本的结构和功能单位。机体内所有的生理活动都是在细胞及其产物的基础上进行的。人类及其他高等动物由数量众多、呈高度分化的多种细胞所构成，它们形态各异，分布于机体的特定部位，执行特定功能，但绝大多数细胞有许多结构和功能是共同的。本章主要介绍细胞的这些具有共性的基本功能，包括细胞膜基本结构和跨膜物质转运功能、信号转导功能、生物电现象以及肌细胞的收缩功能。

第一节　细胞膜的基本结构和跨膜物质转运功能

一、细胞膜的基本结构

动物细胞都被一层薄膜所包被，这种薄膜称为细胞膜。细胞膜是一种半透膜，电镜下有三层结构，内外两侧各有一层致密带，中间夹有一层透明带，每层厚约 2.5nm，膜的总厚度约为 7.5nm。此种结构不仅见于各种细胞的细胞膜，亦见于细胞内各种细胞器的膜性结构，如核膜、线粒体膜、高尔基复合体膜、内质网膜等。

细胞膜主要由脂类和蛋白质组成，还含有一定量的糖类。各种物质分子在膜中的存在和排列形式是决定膜的基本生物学特性的关键因素。关于细胞膜的分子排列结构，公认的是由 Singer 等人在 1972 年提出的"液态镶嵌模型"。此模型学说的基本内容为：细胞膜是以液态脂质双分子层为基架，其中镶嵌着具有不同结构和功能的蛋白质（图 2-1）。

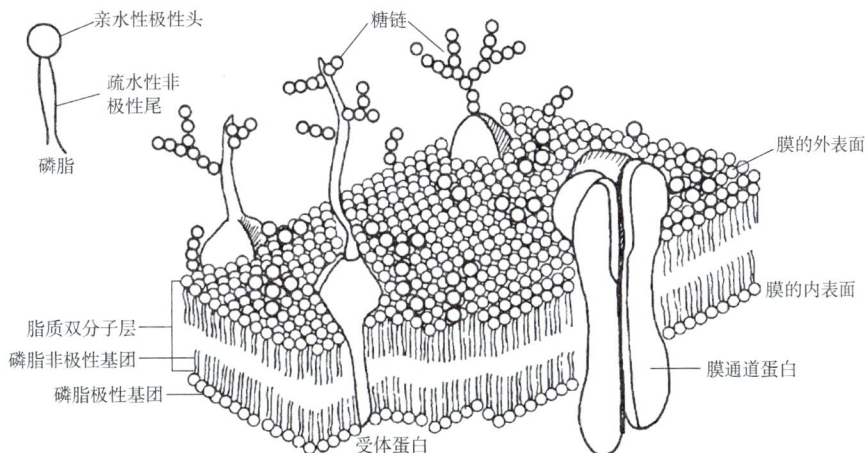

图 2-1　细胞膜的液态镶嵌模型示意图

（一）脂质双分子层

膜的脂质有三类，磷脂占脂质总量的 70% 以上，胆固醇不超过 30%，糖脂不超过 10%。每个磷脂分子的头端为极性基团（磷脂和碱基），具有亲水性，都朝向膜的外表面或内表面，而尾端为非极性端基团（磷脂分子中两条较长的脂肪酸烃链），具有疏水性，在膜的内部两两相对。脂质分子的这种定向而整齐的排列是由脂质分子本身的理化特性和热力学定律决定的。

脂质的熔点较低，这决定了膜中脂质分子在体温条件下呈溶胶状态，使膜具有一定程度的流动性。脂质双分子层的稳定性及其流动性使细胞可以承受相当大的张力，在外形改变时不致破裂，而且即使膜结构发生较小的断裂，也可以自动融合而修复，仍保持连续的双分子层结构。

（二）细胞膜蛋白质

细胞膜的蛋白质分子是以 α- 螺旋或球形结构分散镶嵌在膜脂质双分子层中，主要以表面蛋白和整合蛋白两种形式与膜脂质结合，不同的膜蛋白质具有不同的分子结构和功能。细胞膜所具有的各种功能，在很大程度上取决于膜所含的蛋白质。有的蛋白质与物质的跨膜转运有关，如载体蛋白、通道蛋白、离子泵等；有的蛋白质与信息传递有关，如受体蛋白、G 蛋白、腺苷酸环化酶等，它们能将环境中信号分子携带的信息传递到细胞内，引起细胞功能的相应改变；有的蛋白质与能量转化有关，如腺苷三磷酸（ATP）酶能分解 ATP 而提供生理活动所需的能量。

（三）细胞膜的糖类

细胞膜含有少量的糖类，不超过细胞膜重量的 10%，主要是一些寡糖和多糖链。它们以共价键的形式与膜蛋白或膜脂质结合，形成糖蛋白或糖脂，其糖链大多数裸露在细胞膜的外侧。由于这些糖链具有特异的化学结构，可作为所在细胞或所结合蛋白质的特异性"标志"。如有的作为抗原决定簇，表示某种免疫信息；有的作为膜受体的"可识别"部分，能特异性地与化学信号分子相结合。例如，霍乱毒素的受体就是一种称为 G_{M1} 的糖脂，而红细胞膜上 ABO 血型系统的抗原是由糖蛋白或糖脂上的寡糖链所决定的。

二、细胞膜的跨膜物质转运方式

细胞膜的物质转运作用是细胞维持正常代谢，进行各项生命活动的基础。新陈代谢过程中，不断有各种各样的物质进出细胞，这些物质中除极少数脂溶性的能够直接通过脂质层进出细胞外，大多数小分子物质或离子的跨膜转运都与镶嵌在膜上的蛋白质分子有关，这些小分子或离子的跨膜转运根据其是否顺电 – 化学梯度、是否消耗能量，分为被动转运和主动转运两大类。而某些大分子物质和物质团块通过细胞膜时与伪足形成、膜暂时断裂和再融合等更为复杂的生物学过程有关。

（一）被动转运

溶液中的所有物质粒子都处于不断的热运动中，将含有同种物质的两种不同浓度的溶液放在一起，溶液中的粒子由高浓度向低浓度方向移动，这种现象称为**扩散（diffusion）**。物质跨细胞膜的扩散受温度、膜两侧该物质的浓度差及膜对该物质通透的难易程度（即通透性）影响。膜的通透性是物质扩散的先决条件，浓度差是扩散的动力。带电粒子（离子）的扩散速度还受到膜两侧电场力的影响。细胞内、外液为含有多种溶质的溶液，各种溶质的扩散方向与扩散量主要取决于各溶质的浓度差。物质顺浓度差扩散、不需要消耗能量的转运方式称为**被动转运**（**passive transport**）。被动转运分为单纯扩散和易化扩散两种形式。

1. 单纯扩散 由于细胞膜是以脂质双分子层为骨架，根据相似相溶原理，只有脂溶性的物质分子才能直接跨膜扩散。脂溶性物质顺浓度差的跨膜转运，称为**单纯扩散**（**simple diffusion**），如体内 O_2、CO_2、类固醇激素等物质就是通过这种方式进行转运的。

2. 易化扩散 体内非脂溶性或脂溶性很小的物质，不能直接跨膜转运，但它们在细胞膜中特殊蛋白质的协助下，也能顺浓度梯度跨膜转运，这种转运形式称为**易化扩散**（**facilitated diffusion**）。根据参与转运的蛋白质不同，易化扩散可分为由通道介导和载体介导两种不同类型。

（1）通道介导的易化扩散 细胞内、外液中的带电离子通过镶嵌在细胞膜上的蛋白质分子中的水相通道顺浓度梯度和（或）电位梯度进行扩散称为通道介导的易化扩散。这种能使离子跨过膜屏障进行转运的蛋白质称为**离子通道**（**ion channel**）。不同通道有各自的离子选择性，故被分别命名为 Na^+ 通道、K^+ 通道、Ca^{2+} 通道等。

离子跨膜扩散的动力来自膜两侧离子浓度差和电位差（亦称电 – 化学梯度）所形成的扩散势能。离子扩散的条件是离子通道必须开放。离子通道在未激活时是关闭的，在一定条件下"门"被打开，才允许离子通过，这一过程称为门控过程，时间一般都很短，以数个或数十个毫秒计算。门控离子通道分为三类。一类是**电压门控通道**（**voltage–gated channel**），它们在膜电位改变到某一水平时开放，因此也称为电压依从性门控通道，如神经元上的 Na^+ 通道。另一类是**配体门控通道**（**ligand–gated channel**），它们受膜环境中某些化学物质的影响而开放，因而也称为**化学门控通道**（**chemically–gated channel**）。一般来说配体来自细胞外液，如激素、递质等。已知 N_2 型乙酰胆碱（ACh）受体本身包含 Na^+、K^+ 通道，当 ACh 与受体结合时，通道开放，Na^+、K^+ 同时扩散转运。还有一类称为**机械门控通道**（**mechanically–gated channel**），当膜局部受牵拉变形时被激活，如触觉的神经末梢、听觉的毛细胞等存在这类通道。

水的跨膜转运由渗透压差所驱动。由于细胞膜由脂质双分子层组成，脂质分子间的间隙很小，对水的通透性非常低，所以大部分细胞水的跨膜转运速率非常缓慢。但在某些组织，如小肠黏膜、肾小管等，水能快速跨膜转运，其机制与细胞膜上存在的被称为**水通道**（**water channel**）的特殊膜蛋白结构有关。

（2）载体介导的易化扩散 葡萄糖、氨基酸等水溶性小分子物质在载体蛋白介导下顺浓度差的跨膜转运称为载体介导的易化扩散。介导这一过程的膜蛋白是载体蛋白，它们具有一个至数个与某种被转运物质特异性结合的位点，当与某种物质分子选择性地结合时，载体蛋白的变构作用使被结合的底物移向膜的另一侧并解离。

载体介导的易化扩散具有以下特点：①结构特异性：即每一种载体蛋白只能转运具有某种特定化学结构的物质。②饱和现象：在浓度差较小的范围内，载体蛋白跨膜转运某一物质的量与该物质的浓度差成正比；但当物质浓度增加到某一限度时，由于载体蛋白分子的数目和载体分子中能与转运物结合的位点的数目是有限的，因此转运该物质的能力不再增加，即出现饱和现象。③竞争性抑制：若某一载体蛋白对 A 和 B 两种结构相似的物质都有转运能力，在提高 B 物质浓度时将会减少载体蛋白对 A 物质的转运数量。

（二）主动转运

细胞膜通过耗能将某些物质逆浓度差和（或）逆电位差跨膜转运，称为**主动转运**（**active transport**）。主动转运消耗的能量几乎都是由 ATP 水解提供的。介导主动转运的膜蛋白称为**离子**

泵（ion pump）。

　　细胞膜上存在着一种"钠－钾泵"（sodium–potassium pump），简称钠泵。钠泵的作用是逆浓度差把细胞内的 Na^+ 移出膜外，同时把细胞外的 K^+ 移入膜内，因而形成和保持了 Na^+、K^+ 离子在膜两侧的特殊分布，这种分布对维持细胞正常的兴奋性是必不可少的。钠泵是膜的脂质双分子层中镶嵌着的一种特殊蛋白质，它本身具有 ATP 酶的活性，可以分解 ATP 释放能量，驱动 Na^+、K^+ 进行主动转运，因此，钠泵又称为"Na^+–K^+ 依赖式 ATP 酶"。它是由 α 和 β 亚单位组成的二聚体蛋白质，其中 α 亚单位是催化亚单位，转运 Na^+、K^+ 和促使 ATP 分解的功能主要由这一亚单位完成；β 亚单位是一种糖蛋白，其作用目前还不太清楚。钠泵活动时，它泵出 Na^+ 和泵入 K^+ 两个过程是耦联在一起进行的。一般情况下，每分解 1 分子 ATP，可泵出 3 个 Na^+，同时泵入 2 个 K^+（图 2-2）。由于钠泵的这种活动使细胞外正离子净增而使电位升高，因此也将钠泵称为"生电钠泵"。

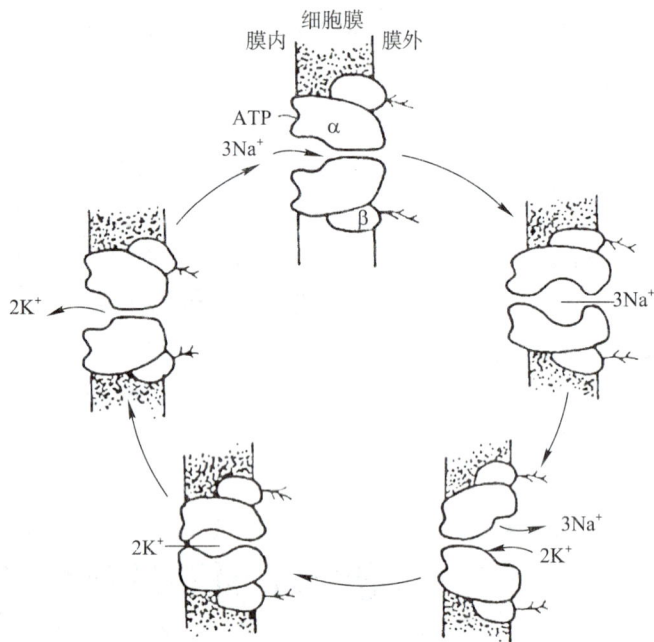

图 2-2　钠－钾泵工作示意图

　　钠泵活动的生理意义是：①钠泵活动造成的胞内高 K^+ 是胞质内许多代谢过程的必需条件。②钠泵将 Na^+ 转运出细胞，对维持细胞正常的渗透压和容积有一定意义。③钠泵逆浓度差和电位差进行转运，建立起势能贮备，这种势能是细胞内外 Na^+ 和 K^+ 等物质顺着浓度差和电位差转运的能量来源。

　　主动转运是人体最重要的物质转运形式。除钠泵外，目前了解较多的还有钙泵、H^+–K^+ 泵等，这些泵蛋白在分子结构上和钠泵类似，都以直接分解 ATP 作为能量来源，将有关离子逆浓度差和（或）电位差跨膜转运，称为**原发性主动转运**（primary active transport）。

　　在主动转运中，由于钠泵作用形成的势能贮备为某些非离子物质进行跨膜主动转运提供能量来源，因而把这种间接利用 ATP 能量的主动转运称为**继发性主动转运**（secondary active transport）或称为协同转运。小肠上皮、肾小管上皮对葡萄糖、氨基酸等营养物质的吸收就属于继发性主动转运。小肠腔内葡萄糖必须与 Na^+ 一起与协同转运体结合，伴随着 Na^+ 由上皮细胞的管腔膜进入细胞内而逆浓度差被吸收。Na^+ 之所以能跨管腔膜进入胞内，是由于在细胞的基侧膜上有钠泵存在，依靠钠泵的活动将胞内的 Na^+ 转运到细胞外液中，造成胞内 Na^+ 浓度低于肠腔液中的 Na^+ 浓度，于是 Na^+ 能不断由肠腔液顺浓度差进入上皮细胞，由此释放的势能则用于驱动协同转运体将葡萄糖分子逆浓度差转入细胞内。被转运的物质分子与 Na^+ 移动方向相同的称为正向协同转运（同向转运），方向相反的称为反向协同转运（逆向转运）。

（三）胞纳与胞吐

细胞对于大分子物质或物质团块的转运则要通过膜的更为复杂的结构和功能变化来完成，此转运过程需要耗能，也是一种主动转运，可分为胞纳与胞吐两种方式。

胞纳（endocytosis）是指细胞外的大分子物质或某些物质团块（如细菌、病毒、异物、血浆中的脂蛋白颗粒、大分子营养物质等）进入细胞的过程。如果进入细胞的物质是固体，称为**吞噬（phagocytosis）**作用；如进入的物质为液体，称为**胞饮（pinocytosis）**作用。胞纳进行时，首先是细胞周围的某些物质被细胞膜所"接触"，然后引起和异物接触处的细胞膜发生内陷或伸出伪足包绕异物，继而出现膜结构的融合和断离，形成囊泡，最后异物连同包被它的那部分膜整个进入胞内。有些大分子物质如低密度脂蛋白，以及多肽激素、抗体、细菌毒素、病毒进入细胞必须先被膜上特异性受体（一种镶嵌蛋白质）识别并与之结合，然后通过膜的内陷形成囊泡，囊泡脱离膜而进入细胞内。通常将这种胞纳方式称为受体介导的胞纳作用。

胞吐（exocytosis）是指物质由细胞排出的过程。胞吐主要见于细胞的分泌活动，如神经末梢释放神经递质、内分泌腺分泌激素、外分泌腺分泌酶原颗粒和黏液等。不同细胞的各种分泌物大多在粗面内质网中合成，然后在高尔基复合体中加工，在输送过程中，逐渐被膜性结构包被形成分泌囊泡，囊泡再逐渐移向质膜内侧特定部位，暂时贮存。当膜外的特殊化学信号或膜两侧电位的改变，促使局部膜中 Ca^{2+} 通道开放，引起 Ca^{2+} 内流，触发囊泡逐渐向质膜内侧移动，囊泡膜和质膜接触继而融合，并在融合处出现裂口，一次性将囊泡内容物全部排出，而囊泡的膜则变成细胞膜的组成部分。

第二节　细胞的跨膜信号转导

人体由许多形态各异、功能不同的细胞组成，多细胞生物作为一个整体，细胞间必须具备完善的信息传递系统以协调所有细胞的功能活动。细胞间传递信息的物质多达数百种，包括各种神经递质、激素、细胞因子、气体分子（如一氧化氮）等信号物质，这些细胞外信号分子统称为**配体（ligand）**。它们通常是由特定的细胞合成和释放，与其邻近或远距离的靶细胞受体相结合，引起相应效应。所谓**受体（receptor）**是指存在于细胞膜或细胞内能特异性识别并结合生物活性分子（配体），进而诱发生物效应的特殊蛋白质，它是细胞接受信息的装置。细胞外信息以信号形式传递到膜内，引发靶细胞相应的功能改变，这一过程称为**跨膜信号转导（transmembrane signal transduction）**。

根据受体分子结构和信号转导途径的不同，跨膜信号转导方式大体上可以分为三大类：①G蛋白耦联受体介导的信号转导。②酶耦联受体介导的信号转导。③离子通道受体介导的信号转导。

一、G蛋白耦联受体介导的信号转导

G蛋白耦联受体介导的信号转导是由膜受体（G蛋白耦联受体）、G蛋白（鸟苷酸结合蛋白）、

G 蛋白效应器、第二信使、蛋白激酶等存在于细胞膜、胞浆及核中一系列信号分子的连锁活动来完成的。由于这类膜受体都要通过 G 蛋白才能发挥作用，故统称为 G 蛋白耦联受体介导的信号转导，其过程如图 2-3 所示。

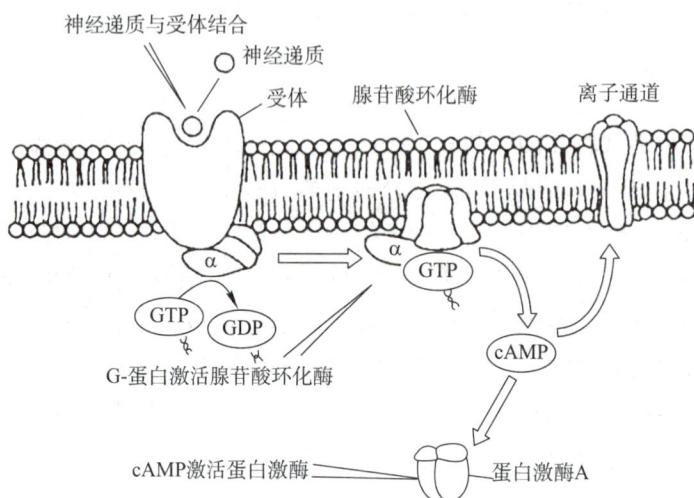

图 2-3　G 蛋白耦联受体介导的跨膜信号转导示意图

G 蛋白耦联受体介导的信号转导有多种方式，当不同的配体与膜受体结合后，可通过激活 G 蛋白进而激活不同的 G 蛋白效应器（酶或通道），在细胞内催化产生**环磷酸腺苷（cAMP）、三磷酸肌醇（IP$_3$）、甘油二酯（DG）**等第二信使，分别通过不同的途径激活不同的蛋白激酶或离子通道而发挥信号转导作用，如 cAMP-PKA 途径、IP$_3$-Ca^{2+} 途径、DG-PKC 途径、G 蛋白 - 离子通道途径。体内含氮类激素大多是通过这类信号转导方式发挥作用的。

二、酶耦联受体介导的信号转导

酶耦联受体可分为两类：一类为酪氨酸激酶受体；另一类为鸟苷酸环化酶受体。

（一）酪氨酸激酶受体介导的信号转导

当细胞外的信号分子与酪氨酸激酶受体胞外位点结合时，胞浆侧酪氨酸激酶被激活，导致受体自身及（或）细胞内靶蛋白的磷酸化。大部分生长因子和一部分肽类激素都是通过酪氨酸激酶受体将信号转导至细胞核，从而引起基因转录的改变，最终影响细胞的生长和增殖。另有一种酪氨酸激酶受体，其受体分子结构中没有蛋白激酶的结构域，但是一旦与配体结合而被激活，就可与细胞内酪氨酸蛋白激酶形成复合物，并通过对自身和底物蛋白的磷酸化作用把信号转入细胞内。如促红细胞生成素受体、生长激素以及许多细胞因子和干扰素等受体都属于这类受体。

（二）鸟苷酸环化酶受体介导的信号转导

这类受体具有**鸟苷酸环化酶（GC）**的活性，因此也称受体鸟苷酸环化酶。一旦配体与受体结合，将激活 GC。GC 催化 GTP 生成 cGMP，进而结合并激活 **cGMP 依赖性蛋白激酶 G（PKG）**，使底物蛋白磷酸化。鸟苷酸环化酶受体的重要配体是心房钠尿肽和脑钠肽。

三、离子通道受体介导的信号转导

有些受体本身就是离子通道，当配体与受体结合时离子与通道开放，引起相应离子跨膜流动，从而实现化学信号的跨膜转导，这种途径称为**离子通道介导的信号转导**（**signal transduction mediated by ion channel**）。典型的例子就是肌肉的 N_2 型 – 乙酰胆碱受体，它是由 4 个亚单位组成的 $\alpha\alpha\beta\gamma\delta$ 五聚体，每个亚单位都由若干跨膜区段组成，共同围成一个离子通道，乙酰胆碱的结合位点在 α 亚单位的细胞膜外侧（图 2-4）。当骨骼肌终板膜上 N_2 型乙酰胆碱受体与 ACh 结合后，受体发生构象变化导致通道开放，Na^+ 和 K^+ 经通道跨膜流动而使膜去极化，并以终板电位的形式将信号传给周围肌膜，引发肌膜兴奋和肌细胞收缩。这类受体包括甘氨酸受体、γ– 氨基丁酸 A 型受体等。除了细胞外的信使物质以外，一些细胞内的信使物质如 cAMP、cGMP、IP_3 等，它们的受体位于细胞内的各种膜结构之中，也属于离子通道型受体。

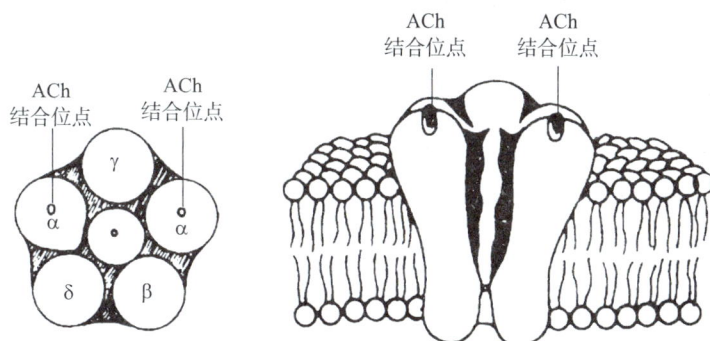

图 2-4 N_2 型乙酰胆碱受体结构模式图

电压门控通道和机械门控通道是接受电信号和机械信号的另一种类型的受体，通过通道的启闭以及由此造成的离子跨膜流动把信号转导到细胞内部。例如，心肌细胞 T 管膜上的 L 型 Ca^{2+} 通道是一种电压门控通道，发生动作电位时，T 管膜的去极化可激活这种 Ca^{2+} 通道，其开放不仅引起 Ca^{2+} 的内流，而且内流的 Ca^{2+} 还可作为第二信使，进一步激活肌浆网上的 Ca^{2+} 释放通道，使肌浆网内的 Ca^{2+} 释放，引起胞浆 Ca^{2+} 浓度升高，进而触发肌细胞的收缩，从而实现动作电位（电信号）的跨膜信号转导。主动脉内皮细胞受到血流切应力刺激时，可激活两种机械门控通道，即非选择性阳离子通道和 K^+ 选择性通道，两种通道的开放都有助于 Ca^{2+} 进入内皮细胞，胞内增多的 Ca^{2+} 作为第二信使可进一步激活一氧化氮合酶，生成 NO 并引发血管舒张，从而实现应力刺激（机械信号）的跨膜转导。

在相邻细胞间的缝隙连接处还发现一种允许相邻细胞间直接进行胞浆内物质交换的通道，称为**细胞间通道**（**intercellular channel**）。细胞间通道多见于心肌细胞、肠平滑肌细胞和一些神经细胞。它的存在有利于功能相同而又紧密连接的一组细胞之间进行离子、营养物质甚至一些信息物质的沟通。不仅如此，一个细胞的电位变化也可经此通道迅速传到邻近细胞，使一群相邻近的细胞可进行同步性活动。

研究表明，各条信号转导途径之间存在着错综复杂的联系，信号分子之间的相互联系和作用比目前了解的复杂得多，尚待进一步深入研究。

第三节　细胞的生物电现象

活的细胞或组织不论是安静还是活动时都伴有电的变化，称为**生物电现象**（**bioelectricity phenomenon**）。临床上作为诊断疾病应用的心电图、脑电图、肌电图、胃肠电图等，是人体不同器官生物电活动综合表现的记录，它们都以细胞水平的生物电活动为基础，是细胞膜内外两侧带电离子跨膜移动的结果。因此，从细胞水平观察和理解生物电现象及其产生机制，对于了解细胞、器官以及整体机能活动至关重要。细胞水平的生物电现象主要有两种表现形式，即安静状态下的静息电位和受刺激时产生的动作电位。本节重点介绍神经和骨骼肌细胞的生物电现象及其产生机制。

一、静息电位及其产生原理

（一）静息电位

细胞安静时，存在于细胞膜内外两侧的电位差，称为跨膜静息电位，简称**静息电位（resting potential）**。体内所有细胞的静息电位都表现为细胞膜内侧为负电位，外侧为正电位。这种安静时细胞膜两侧处于内负外正的状态称为**极化（polarization）**。通常规定膜外电位为零，膜内电位则大都在 –10 ～ –100mV 之间。大多数细胞的静息电位都是一种稳定的直流电位。各种不同的细胞各自有相对稳定的静息电位，如哺乳动物神经和骨骼肌细胞的静息电位为 –70 ～ –90mV，人的红细胞静息电位约为 –10mV 等。

（二）静息电位的产生原理

静息电位的产生与细胞膜两侧离子的分布以及膜对各种离子的通透性有关。正常时由于细胞膜上 Na^+–K^+ 泵的作用，细胞膜内 K^+ 浓度高于膜外，Na^+ 浓度则低于膜外。在这种情况下，K^+ 必然有一个顺浓度差向膜外扩散的趋势，而 Na^+ 有向膜内扩散的趋势。但是在安静时细胞膜只选择性地对 K^+ 通透，因此，只允许 K^+ 向膜外扩散。当 K^+ 向膜外扩散时，膜内带负电荷的大分子有机物由于细胞膜对其几乎不通透而留在细胞内。这样，随着 K^+ 的外移，膜外正电荷数增多，电位升高，膜的两侧就产生了电位差，即膜外带正电、膜内带负电。由于膜内外 K^+ 浓度差的存在，K^+ 将不断向膜外扩散，使膜两侧电位差逐渐加大；然而，随着 K^+ 外流的增加，这种逐渐加大的膜两侧的电位差，使同性电荷相斥和异性电荷相吸的力量也不断增加，即阻止 K^+ 外流的力量也不断加大，因此 K^+ 的外流不会无限制地进行下去。当促使 K^+ 外流的浓度梯度和阻止 K^+ 外流的电势梯度达到平衡时，K^+ 的跨膜净通量为零。于是，由于 K^+ 外流所造成的膜两侧的电位差也稳定于某一数值，这种内负外正的电位差称为 K^+ 的平衡电位。根据 Nernst 公式，K^+ 平衡电位（E_k）的数值可由膜两侧原有的 K^+ 浓度算出，即公式（1）。

$$E_K = \frac{RT}{ZF} \ln \frac{[K^+]_o}{[K^+]_i} \ (V) \quad （1）$$

式中 E_k 是 K^+ 的平衡电位，R 是气体常数，T 为绝对温度，Z 是离子价数，F 是法拉第常数，只有 $[K^+]_o$ 和 $[K^+]_i$ 是变数，分别代表膜外和膜内的 K^+ 浓度。若室温以 27℃计算，再把自然对数转换成常用对数，则上式可简化为公式（2）。

$$E_K = 0.0595 \lg \frac{[K^+]_o}{[K^+]_i} \ (V) \quad （2）$$

$$= 59.5 \lg \frac{[K^+]_o}{[K^+]_i} \ (mV)$$

由 Nernst 公式计算得到的 K^+ 平衡电位的数值，与实际测得的静息电位的数值非常接近，由此也证明，安静时膜两侧的静息电位主要是由 K^+ 外流形成的。为了进一步证明这一点，在实验中人为地改变细胞外液中 K^+ 的浓度，使 $[K^+]_o/[K^+]_i$ 比值发生改变，结果静息电位的数值也发生相应的变化。这一结果与根据 Nernst 公式计算得到的预期值基本一致。实验证实，大多数细胞的静息电位主要是由细胞内 K^+ 的外流所产生。K^+ 外流的动力是细胞膜两侧的浓度差，外流的条件是安静时细胞膜对 K^+ 有通透性。

通常实际观察到的静息电位绝对值比 K^+ 平衡电位的理论值要小一些，这是由于在安静时膜不仅对 K^+ 有通透性，对 Na^+、Cl^- 也有较小的通透性。对于静息电位形成的机制，还应考虑细胞膜上钠泵对 Na^+、K^+ 不等比例的转运以及其他离子转运机制的作用等。

二、动作电位及其产生原理

（一）动作电位

可兴奋细胞在受到有效刺激时，细胞膜在原有静息电位的基础上发生一次迅速而短暂的、可扩布的电位波动，称为**动作电位（action potential）**。凡是在受到刺激后能产生动作电位的细胞，称为可兴奋细胞，如神经细胞、肌细胞和腺细胞等。动作电位是各种可兴奋细胞发生兴奋时共有的特征性表现，因此动作电位常作为兴奋的指标。实验观察到，哺乳动物的神经轴突和骨骼肌细胞在安静时静息电位值为 –70 ～ –90mV，当细胞受到足够强度的刺激时，膜内外的电位差迅速减小直至消失，而且可进一步出现膜两侧电位极性的倒转现象，即膜内电位值升为 +20 ～ +40mV。然而这种膜电位极性倒转现象只是暂时的，它很快就恢复到受刺激前外正内负的极化状态，即静息电位水平（图 2-5）。生理学中，把膜内、外电位差从静息电位绝对值逐步减小乃至消失的过程称为**去极化（depolarization）**或除极化，如从静息电位 –90mV 绝对值减小到 0mV；膜两侧电位倒转，成为外负内正，称为**反极化（reverse polarization）**，膜电位高于零电位的部分称为**超射（overshoot）**；膜电位恢复到外正内负的静息状态的过程称为**复极化（repolarization）**，如膜内电位由 +30mV 变为 –90mV 的过程。静息电位绝对值增大的过程或状态称为**超极化（hyperpolarization）**。在生理记录仪上显示的动作电位曲线，可分为上升支和下降支：上升支又称去极相，包括膜电位的去极化和反极化两个过程；下降支又称复极相，即膜电位的复极化过程。各种可兴奋细胞的动作电位均由去极相和复极相组成，但是它们的形状、幅度和持续时间各不相同。神经纤维和骨骼肌细胞的动作电位一般仅持续 0.5 ～ 2.0ms，呈尖峰状，因而也称为**锋电位（spike potential）**，锋电位是动作电位的主要部分，被视为动作电位的标志。在锋电位的下降支恢复到静息电位水平以前约相当于动作电位幅度 70% 左右，膜电位还要经历一段微小而缓慢的波动，称为**后电位（after-potential）**。一般是先有一段持续 5 ～ 30ms 的**负后**

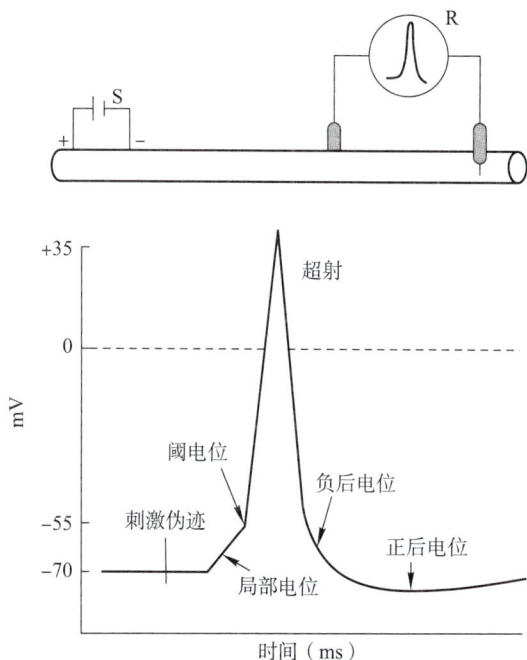

图 2-5 测量单一神经纤维静息电位和动作电位的实验模式图

R 表示记录仪器，S 是一个电刺激器

电位（negative after-potential），此时膜电位的绝对值仍小于静息电位，然后再出现一段延续时间更长的**正后电位**（positive after-potential），此时的膜电位绝对值略大于静息电位。

单一神经或骨骼肌细胞动作电位有以下特性：

1. "全或无"（all or none）现象 当给予细胞的刺激强度太小时，动作电位不会出现，只有当刺激强度达到一定程度（阈值）时才可引发动作电位，且动作电位一旦产生，即使再增加刺激强度，动作电位的幅度也不因刺激强度的增大而增大。

2. 不衰减传导 动作电位产生后并不局限于受刺激部位，而是迅速沿着细胞膜向周围扩散，直至整个细胞膜都依次产生动作电位。动作电位在扩布过程中其幅度不因传导距离的增加而减小，这种特性称为不衰减传导。

（二）动作电位的产生原理

当神经或骨骼肌细胞受到刺激发生兴奋时，膜电位发生迅速而短暂的波动，这时不仅膜内的负电位消失，而且出现膜内、外电位倒转的现象，即膜外出现负电位而膜内为正电位。根据这一事实，设想膜在受刺激时可能使膜对 Na^+ 的通透性突然增大，并暂时超过了对 K^+ 的通透性，使大量 Na^+ 由细胞外流入细胞内而形成动作电位。这一设想在神经和骨骼肌等可兴奋细胞上都得到了实验证实。由于细胞膜外 Na^+ 浓度大于膜内，浓度差的存在使 Na^+ 具有向膜内扩散的趋势，而且静息膜电位具有相当数量的电位差，外正内负的电场力也要吸引 Na^+ 向膜内移动。但是在安静时膜上大多数钠通道处于关闭状态，膜对 Na^+ 相对不通透，因此 Na^+ 不可能大量内流。当细胞受到刺激发生兴奋时，钠通道蛋白由于被"激活"而发生变构，导致大量钠通道开放，使膜对 Na^+ 的通透性突然增大，并超过膜对 K^+ 的通透性，这时大量 Na^+ 迅速流入膜内，于是膜内负电位随着正电荷的进入而迅速被抵消，直至膜内出现正电位，形成动作电位的上升支。在动作电位发生的过程中，细胞膜两侧 Na^+ 的浓度差以及静息时由 K^+ 外移造成的外正内负的电位差是 Na^+ 内流的动力，而 Na^+ 内流所造成的膜内正电位，则成为 Na^+ 进一步内流的阻力。随着 Na^+ 内流的增加，这种阻力也不断增大，当 Na^+ 内流的动力与阻力达到平衡时，Na^+ 的跨膜净通量为零，这时膜两侧的电位差达到了一个新的平衡点，即 Na^+ 的平衡电位。将膜内、外 Na^+ 的浓度代入 Nernst 公式可计算出 Na^+ 平衡电位的数值，这个数值与实验中实际测得的动作电位的超射值很接近。动作电位的时程很短，当细胞膜内出现正电位后，并不停留在正电位状态，而是很快出现复极过程。这是因为膜上钠通道开放的时间很短，很快钠通道关闭，进入"失活"状态，从而使膜对 Na^+ 的通透性变小。与此同时，膜对 K^+ 的通透性则进一步增大，并很快超过对 Na^+ 的通透性，于是膜内 K^+ 又由于浓度差和电位差（膜内带正电）的推动而向膜外扩散，使膜内电位由正值向负值发展，直至恢复静息电位水平。此时，钠通道的失活状态解除，恢复到备用（可被激活）状态，膜对 K^+ 的通透性也恢复正常，细胞又能接受新的刺激。实验结果也证明动作电位的形成与 Na^+ 的内流有关。如果用不能透过细胞膜的蔗糖或氯化胆碱替代细胞浸浴液中的 Na^+，使细胞外液 Na^+ 浓度减小而渗透压不变，这时所发生的动作电位的幅度或其超射值减小，减小的程度和 Na^+ 平衡电位减小的预期值相一致。

综上所述，当神经和骨骼肌细胞受到刺激而兴奋时，细胞膜上的 Na^+ 离子通道被激活而迅速开放，随即又关闭，从而导致 Na^+、K^+ 等先后跨膜移动，形成了动作电位的不同组成部分（图2-6）。动作电位的上升支主要由细胞外 Na^+ 快速内流而产生。动作电位的幅度相当于静息电位绝对值与 Na^+ 平衡电位绝对值之和。这一过程可被 Na^+ 通道的阻断剂**河鲀毒素**（tetrodotoxin，**TTX**）所阻断。动作电位的下降支主要由细胞内 K^+ 外流而产生。K^+ 外流可被 K^+ 通道阻断剂**四**

乙胺（**tetraethylammonium，TEA**）所阻断。

复极后膜电位已恢复到静息电位水平，细胞膜对 Na^+、K^+ 的通透性也恢复到正常状态，但是膜内、外离子的正常分布尚未恢复。此时细胞内 Na^+ 浓度、细胞外 K^+ 浓度均有所增加（据估计，神经纤维每兴奋一次，进入细胞内的 Na^+ 量大约使膜内 Na^+ 浓度增加 1/80000，逸出的 K^+ 量也近似这个数值）。这种膜内 Na^+ 增多，膜外 K^+ 增多的状态激活了细胞膜上的钠泵，使之加速运转，将细胞内多余的 Na^+ 运至细胞外，将细胞外多余的 K^+ 摄回细胞内，使细胞膜内外的离子分布恢复到安静时的水平。

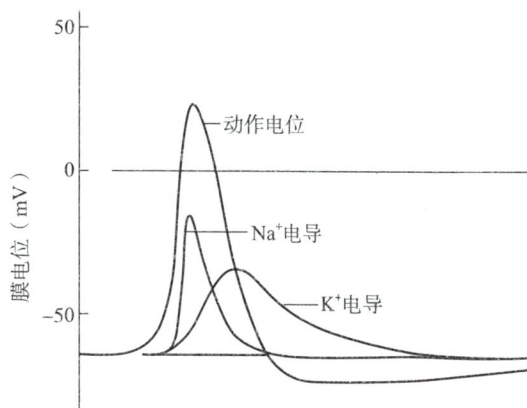

图 2-6　神经（纤维）动作电位和与之有关的膜与离子通透性改变在时间上的相互关系

三、细胞兴奋的引起及其在同一细胞上的传导

随着电生理技术的发展和应用以及研究资料的积累，人们对兴奋性和兴奋的概念又有了进一步的认识。三种可兴奋细胞虽然在兴奋时有不同的外部表现，但在受刺激处的细胞膜有一个共同的、最先出现的、可传导的跨膜电位变化，即动作电位。肌细胞兴奋时表现的机械收缩和腺细胞兴奋时表现的分泌活动，都是由细胞膜产生的动作电位触发和引起的，而神经细胞的兴奋则是以动作电位沿细胞膜传播形成的神经冲动作为其活动的特征。因此，在近代生理学术语中，兴奋性被理解为细胞在受刺激时产生动作电位的能力，而兴奋就是指产生动作电位的过程或动作电位本身。

（一）刺激引起兴奋的条件

刺激是指能引起活的细胞、组织或机体发生反应的环境变化，包括物理、化学和生物等性质的环境变化。作为刺激，要使组织细胞发生兴奋一般需要具备三个条件，即一定的强度、一定的持续时间及一定的强度–时间变化率。这三个条件的参数不是固定不变的，它们可以相互影响。由于电刺激的各种参数易于控制，而且不易造成组织损伤，因此生理学实验中常采用电刺激作为人工刺激。

阈值是比较不同组织细胞兴奋性最简便的指标。一般所说的阈值是指**强度阈值**（**threshold intensity**），即在刺激作用时间和强度–时间变化率固定不变的条件下，能引起组织细胞兴奋所需的最小刺激强度。阈值大，表示组织细胞的兴奋性低；阈值小，则兴奋性高。强度达到阈值的刺激称为**阈刺激**（**threshold stimulus**），强度大于阈值的刺激称为阈上刺激，强度小于阈值的刺激称为**阈下刺激**（**subthreshold stimulus**）。一次阈刺激和阈上刺激可以引起组织细胞兴奋，称为有效刺激。阈下刺激不能引起组织细胞兴奋。

实验观察到，用直流电刺激神经纤维，使细胞膜两侧的静息电位数值减小，即处于去极化，此去极化使膜电位达到某个临界值（即阈电位）时，细胞膜上的电压门控性 Na^+ 通道快速被激活，大量钠通道开放，使膜对 Na^+ 的通透性突然增大，Na^+ 大量内流，出现动作电位的上升支。膜的这种去极化又导致更多的钠通道开放，更多的 Na^+ 内流，这称为正反馈或再生式 Na^+ 内流。此过程使细胞膜迅速、自动地去极化，直至达到 Na^+ 的平衡电位。我们把能引起膜上的钠通道大量开放，Na^+ 大量内流而产生动作电位的这个膜电位的临界值称为**阈电位**（**threshold potential**）。

因此，当刺激使膜电位去极达到阈电位水平后膜本身以其自身特性和速度进一步去极化，此时去极化与原来所给刺激强度大小、刺激是否继续存在都无关。所以对于某种细胞，一旦动作电位产生，其时程和波形都非常恒定。阈刺激和阈电位的概念不同，但对于导致细胞最后产生动作电位的结果是相同的，故两者都能反映细胞的兴奋性。阈电位一般比静息电位的绝对值小 $10 \sim 20mV$，在神经和肌肉细胞，阈电位为 $-50 \sim -70mV$。

如果给予阈下刺激，细胞不能爆发动作电位，但可使受刺激局部的细胞膜上少量 Na^+ 通道被激活，膜对 Na^+ 的通透性轻度增加，少量 Na^+ 内流和电刺激造成的去极化使静息电位绝对值有所减小。由于这种电变化较小，只限于受刺激局部的细胞膜而不能向远处传播，故被称为**局部反应**（local response）或局部兴奋。局部反应有如下特点：①局部反应不是"全或无"的，在阈下刺激的范围内，它可随刺激的增强而增大。②不能在膜上做远距离传播，这种局部膜电位变化只能向邻近细胞膜以电紧张方式扩布，且随着传导距离的增大电变化逐渐减小以至消失。③局部反应没有不应期，因此几个阈下刺激所引起的局部反应可以叠加起来，称为总和。如果在细胞膜的同一部位先后给予两个阈下刺激，当第一个阈下刺激引起的局部反应尚未消失前，紧接着给予第二个阈下刺激，所引起的局部反应可与第一个局部反应叠加起来，这种局部反应的总和称为**时间总和**（temporal summation）；如果在细胞膜相邻的两个部位同时分别给予阈下刺激，这两个相邻的局部反应也可以叠加起来，这种局部反应的总和称为**空间总和**（spatial summation）。如果局部反应经过总和使静息电位去极化到阈电位时，Na^+ 通道被大量激活，大量 Na^+ 内流，细胞膜便可产生一次动作电位。

（二）兴奋在同一细胞上的传导

可兴奋细胞的细胞膜任何一处产生动作电位，都可沿着细胞膜向周围传播，使整个细胞膜都依次产生一个与被刺激部位相同的动作电位，此过程称为兴奋（或动作电位）的传导。

细胞膜已兴奋的部位膜内带正电、膜外带负电，而邻旁的安静部位（未兴奋部位）则是膜内带负电、膜外带正电。这样，在膜的已兴奋部位与邻旁的静息部位之间存在着电位差，从而驱使膜外正电荷由静息部位向已兴奋部位移动，膜内的正电荷由已兴奋部位向静息部位移动，形成**局部电流**（local current）。静息部位在局部电流的刺激下，膜发生去极化，使静息膜电位绝对值减小，当减小到阈电位时，该静息部位即可爆发动作电位，于是兴奋由已兴奋部位传导到邻旁未兴奋部位。这样的过程在膜上连续进行下去，使整个细胞膜都依次发生兴奋，完成兴奋在整个细胞上的传导。神经细胞具有较长的轴突，神经轴突髓鞘的有无使兴奋的传导又有其不同的特点，如有髓神经纤维的轴突外面包有高电阻的髓鞘，电流不易通过，只有朗飞结处的轴突无髓鞘，与细胞外液直接接触，允许离子做跨膜移动。因此，有髓神经纤维发生兴奋时，只有朗飞结处的轴突膜出现膜内外的离子移动，兴奋只能通过朗飞结处相继发生去极化而传导，这种传导方式称**跳跃式传导**（saltatory conduction）（图 2-7）。所以有髓神经纤维的兴奋传导速度要比无髓神经纤维快，这对于高等动物缩短对外界刺激做出反应的时间具有重要意义。

A 无髓神经纤维

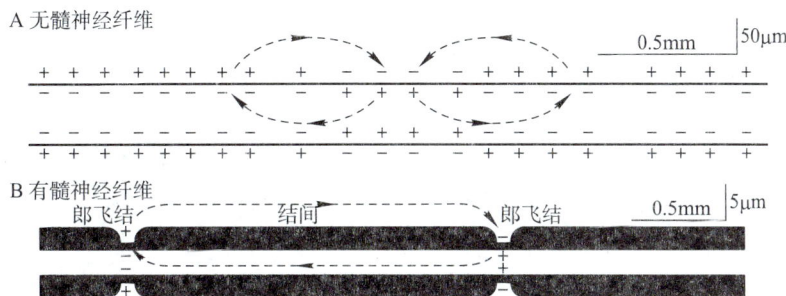

B 有髓神经纤维

图 2-7　神经冲动传导机制示意图

A：无髓神经纤维的传导；B：有髓神经纤维的"跳跃式"传导

第四节　骨骼肌细胞的收缩功能

一、骨骼肌细胞的微细结构及其收缩的分子机制

骨骼肌由大量成束的肌纤维组成，每一条肌纤维就是一个肌细胞。骨骼肌细胞在结构上突出的特点是含有大量的肌原纤维和高度发达的肌管系统，而且这些结构在排列上是高度规则有序的，这是肌肉进行机械活动、耗能做功的基础。

（一）肌原纤维和肌小节

每个肌细胞都含有上千条直径为 15μm 左右，沿细胞长轴走行的**肌原纤维（myofibril）**。在光学显微镜下可见每条肌原纤维的全长都呈现规则的明暗交替的条带，分别称为明带和暗带；平行的各肌原纤维，明带和暗带又都分布在同一水平上，这就使骨骼肌细胞呈现横纹的外观，故骨骼肌属于横纹肌。暗带的长度比较固定，在暗带中央，有一段相对透明的区域，称为 H 带，它的长度随肌肉所处状态的不同而有变化；在 H 带中央，又有一条横向的暗线，称为 M 线。明带的长度是可变的，它在肌肉舒张时较长，并且在一定范围内可因肌肉受被动牵引而变长，在肌肉因主动收缩时可变短。明带中央也有一条横向的暗线，称为 Z 线。肌原纤维上相邻的两条 Z 线之间的区域，是肌肉收缩和舒张的最基本单位，称为**肌小节（sarcomere）**（图 2-8A），通常在体骨骼肌安静时肌小节的长度为 2.0 ～ 2.2μm，肌小节的长度在不同情况下可变动于 1.5 ～ 3.5μm 之间。

电子显微镜下可见，肌小节的明带和暗带包含有很细的、纵向平行排列的丝状结构，称为肌丝。暗带中的肌丝较粗，称为粗肌丝，其直径约 10nm，长度与暗带相同，约为 1.5μm。实际上暗带的形成就是由于粗肌丝的存在，M 线则是把成束的粗肌丝固定在一起的结构。明带中的肌丝较细，直径约 5nm，称为细肌丝。它们由 Z 线向两侧明带伸出，每侧的长度都是 1.0μm，其游离端在肌小节总长度小于 3.5μm 的情况下有一段伸入暗带和粗肌丝相互重叠。如果两侧 Z 线伸入暗带的细肌丝未能相遇而隔有一段距离，这就形成了 H 带（图 2-8B）。肌肉被动拉长时，细肌丝在暗带重叠区被拉出，肌小节长度增大，同时明带的长度也增大，H 带相应增宽。粗、细肌丝相互重叠时，在空间上也呈规则的排列，这可从肌原纤维的横断面上看出（图 2-8C）。这种几何形状的排列为粗细肌丝的相互作用提供了力学基础。

（二）肌管系统

包绕在每一条肌原纤维周围的膜性囊管状结构称为肌管系统。这些囊管状结构实际上由来源和功能都不相同的两组独立的管道系统所组成。一部分肌管的行走方向和肌原纤维相垂直，是由肌细胞的膜向内凹入而成，称为横管系统（T管）。它们穿行在肌原纤维之间，并在Z线的附近形成环绕肌原纤维的相互交通的管道。管腔通过肌膜凹入处的小孔与细胞外液相通，而不与胞浆相通。另一组肌管系统则包绕在肌原纤维周围，形成纵管系统，来源于内质网，也称肌质网（L管）。它们的走行方向和肌原纤维平行，主要包绕每个肌小节的中间部分。它们也相互沟通，但不与细胞外液或胞浆沟通，只是在接近肌小节两端的横管时管腔出现膨大，称为终末池，使纵管以较大的面积和横管相靠近。终末池内Ca^{2+}浓度较高，是肌细胞Ca^{2+}贮存的场所，每一横管和来自两侧肌小节的纵管终末池构成**三联管（triad）**结构（图2-8A）。横管和纵管的膜在三联管结构处并不接触，两管的内腔亦无直接相通，它们之间要进行某种形式的信息转导才能实现功能上的联系。

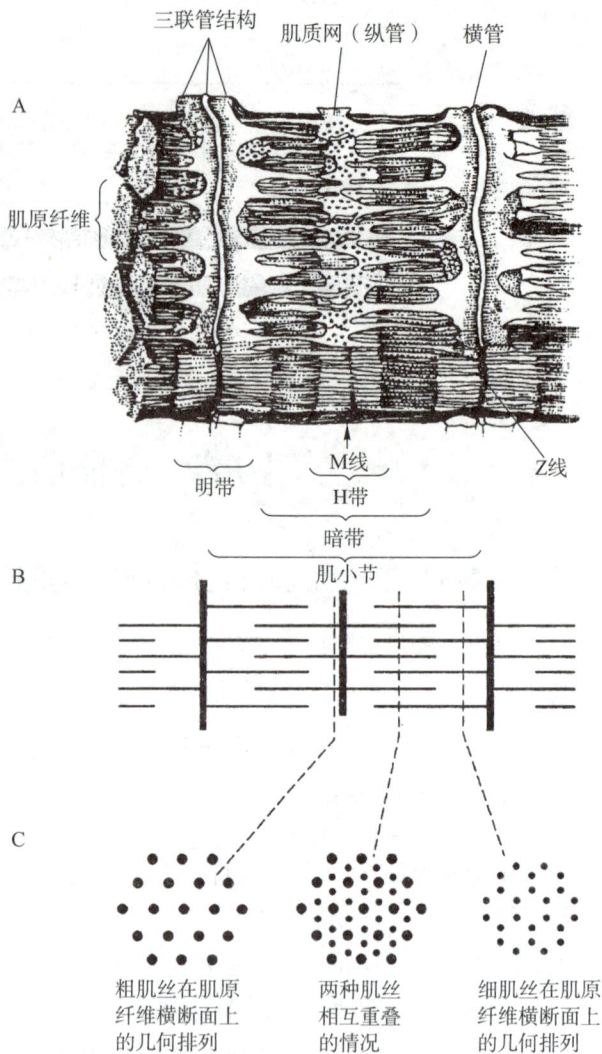

图2-8　骨骼肌细胞的肌原纤维和肌管系统模式图

（三）骨骼肌收缩的分子机制

目前公认的肌肉收缩机制是Huxley等在1954年提出的**肌丝滑行学说（myofilament sliding theory）**。其主要内容是：骨骼肌收缩时在外观上表现为整个肌肉或肌纤维的缩短，是由Z线发出的细肌丝向粗肌丝间隙滑行，向暗带中央移动，结果使相邻的Z线都互相靠近，肌节长度变短，造成整个肌原纤维、肌细胞乃至整条肌肉长度的缩短。细肌丝向粗肌丝滑行的机制已从组成肌丝的蛋白质分子水平得到阐明。

1. 粗肌丝的分子组成　粗肌丝由**肌球蛋白（myosin，亦称肌凝蛋白）**分子组成。一条粗肌丝大约含有200个肌球蛋白分子，每个分子长150nm，呈长杆状，其一端有膨大呈球形的头部，从肌丝中向外伸出，形成**横桥（cross bridge）**（图2-9A），有规则地裸露在粗肌丝主干的表面。杆状的尾部朝向M线聚合成束，形成粗肌丝的主干（图2-9B）。横桥有两个主要特性：①在一定条件下可以和细肌丝上的肌动蛋白分子呈可逆性地结合，同时出现横桥向M线方向扭动。②具有ATP酶的活性，可分解ATP获得能量，作为横桥扭动和做功的能量来源。

2. 细肌丝的分子组成　细肌丝由肌动蛋白、原肌球蛋白和肌钙蛋白组成。**肌动蛋白（actin）**分子单体呈球状，在细肌丝中聚合成两条链并相互缠绕成螺旋状（图2-9C），其上存在能与横桥相结合的位点。**原肌球蛋白**（tropomyosin）分子呈长杆状，由两条肽链缠绕成双螺旋结构，和肌动蛋白双螺旋并行。当肌肉处于舒张状态时，原肌球蛋白所在的位置恰好能遮盖肌动蛋白分子上的横桥结合位点。**肌钙蛋白**（troponin）分子呈球形，由三个亚基构成，以一定的间隔出现在原肌球蛋白的双螺旋结构上。肌钙蛋白的作用是感受肌浆中钙离子的浓度，发生分子变构，进而引起原肌球蛋白分子变构，暴露或遮盖肌动蛋白上的横桥结合位点。

3. 肌丝滑行的基本过程　目前公认的肌丝相互滑行的基本过程为：当胞浆中 Ca^{2+} 浓度升高时，Ca^{2+} 迅速与肌钙蛋白结合，引起肌钙蛋白构型改变，继而原肌球蛋白移动，肌动蛋

图 2-9　骨骼肌的肌丝结构示意图

A：肌球蛋白的分子组成；B：粗肌丝；C：细肌丝的构成

白分子上能与肌球蛋白横桥结合的位点暴露。横桥与肌动蛋白结合后，ATP 酶被激活，ATP 被水解而释放出能量，引起横桥扭动，牵引细肌丝向 M 线方向移动。随后横桥迅速与肌动蛋白分离，在 ATP 不断补充的情况下，横桥又重新和细肌丝的下一位点结合，重复上述的反应，如此周而复始，不断将细肌丝向 M 线方向牵拉。当胞浆中 Ca^{2+} 浓度下降到临界阈值（10^{-7}mol/L）以下时，Ca^{2+} 与肌钙蛋白解离，原肌球蛋白也恢复到原来位置，在肌肉弹性的被动牵引下肌丝复位，肌肉松弛。

二、骨骼肌的兴奋 – 收缩耦联

当肌细胞发生兴奋时，首先在肌膜上出现动作电位，然后才发生肌丝滑行、肌小节缩短、肌细胞的收缩反应，这种把以膜的电变化为特征的兴奋和以肌纤维机械变化为基础的收缩联系起来的中介过程称为**兴奋 – 收缩耦联**（excitation–contraction coupling）。目前认为，这个过程至少包括三个主要步骤：①电兴奋通过横管系统向肌细胞的深处传导。②三联管结构处的信息传递。③肌浆网中的 Ca^{2+} 释放入胞浆及 Ca^{2+} 由胞浆向肌浆网的再聚积。

横管系统对肌细胞的兴奋 – 收缩耦联十分重要。当肌细胞膜产生动作电位时，这一电信号沿着凹入细胞内部的横管膜传导，深入到三联管结构和每个肌小节，引起终末池中 Ca^{2+} 的释放。肌肉安静时肌浆中 Ca^{2+} 浓度低于 10^{-7}mol/L，当膜开始去极化后 1～5ms 内，Ca^{2+} 浓度可升高 100 多倍，达到 10^{-5}mol/L 的水平。三联管结构处的电变化信息导致终末池 Ca^{2+} 释放的机制是：横管膜上存在一种 L 型的钙通道，它在胞浆侧的肽链结构正好和终末池膜上另一种 Ca^{2+} 释放通道胞浆侧的肽链部分两两相对，前者可能对后者的通道开口起堵塞作用，当兴奋沿横管膜扩布时，引起膜上的 L– 型钙通道发生变构，而消除对后者的堵塞，使终末池中的 Ca^{2+} 大量进入胞浆，触发肌丝滑行。

肌浆中的 Ca^{2+} 在引发肌丝滑行后，存在于肌浆网膜结构中的钙泵开始活动。钙泵逆浓度差

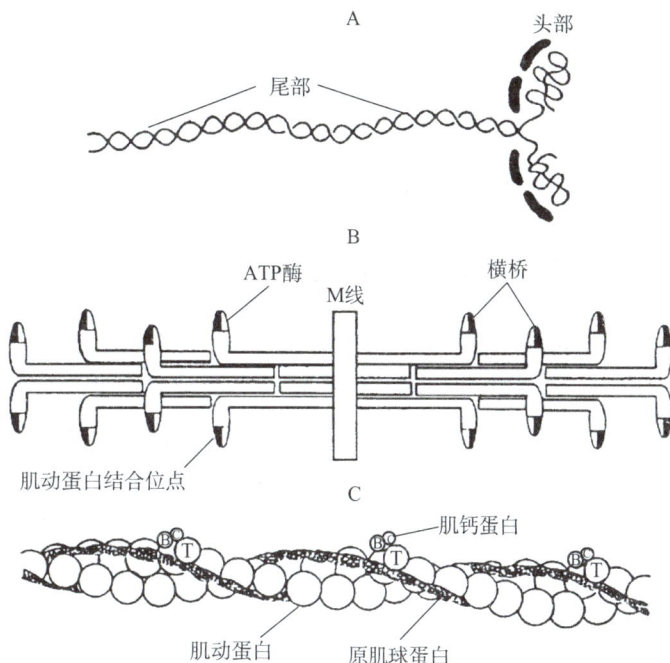

将 Ca^{2+} 从肌浆转运到肌浆网中，由于肌浆中 Ca^{2+} 浓度降低，Ca^{2+} 即与肌钙蛋白解离，引起肌肉舒张。钙泵是一种 Ca^{2+}-Mg^{2+} 依赖的 ATP 酶，占肌浆网膜蛋白质总量的 60%，当肌浆中 Ca^{2+} 浓度升高时可被激活，通过分解 ATP 获得能量，驱动 Ca^{2+} 的逆浓度差转运。

三、骨骼肌收缩的表现形式

（一）等张收缩和等长收缩

当肌肉发生兴奋出现收缩时，根据肌肉的长度与张力的改变可分为等张收缩和等长收缩两种形式。肌肉出现何种收缩形式取决于肌肉本身的功能状态和肌肉所遇到的负荷条件。将肌肉标本一端固定，另一端处于游离状态，电刺激引起肌肉兴奋，于是肌肉开始以一定的速度缩短，这种收缩的特点是肌肉收缩时长度明显缩短，但张力始终不变，这种收缩形式称为**等张收缩**（isotonic contraction）。等张收缩所消耗的能量主要转变为缩短肌肉及移动负荷而完成一定的物理功。如果在实验时将肌肉两端固定，肌肉收缩时，其长度不可能缩短，但肌肉张力增大，这种收缩形式称为**等长收缩**（isometric contraction）。肌肉等长收缩消耗的能量，主要转变为张力增加，并无移位和做功。在机体内，不同肌肉收缩时所遇到的负荷不同，故其收缩形式也不同。一些与维持身体固定姿势和克服外力（如重力）有关的肌肉，如项肌等收缩时以产生张力为主，近于等长收缩；一些与肢体运动有关的肌肉，则表现不同程度的等张收缩。在机体内骨骼肌的收缩多表现为既改变长度又增加张力的混合收缩形式，等张收缩是在等长收缩的基础上完成的。但由于不同部位肌肉的附着或功能特点不同，其收缩形式有所侧重。

（二）单收缩和强直收缩

根据所给肌肉的刺激频率不同，肌肉兴奋收缩时可呈现单收缩和强直收缩两种形式。在实验条件下，给予骨骼肌一次单个电刺激，可发生一次动作电位，随后引起肌肉产生一次迅速而短暂的收缩，称为**单收缩**（single twitch）。单收缩整个过程可分为收缩期和舒张期。如果给肌肉以连续的短促刺激，随着刺激频率的不同，肌肉收缩会出现不同的形式。当频率较低时，后一个刺激落在前一个刺激引起的收缩过程结束之后，则只引起一连串各自分开的单收缩。随频率增加，若后一个刺激落在前一个刺激引起的收缩过程中的舒张期，则形成不完全强直收缩。若刺激频率再增加，每一个后续的刺激落在前一个收缩过程中的收缩期，则各次收缩的张力变化和长度缩短完全融合或叠加起来，就形成完全强直收缩。不完全强直收缩与完全强直收缩统称为**强直收缩**（tetanus）（图 2-10）。

强直收缩较单收缩能产生更大程度的张力和缩短。在整体内，骨骼肌收缩都属于强直收缩，但其持续时间可长可短，这是由支配骨骼肌的传出神经冲动所决定的。

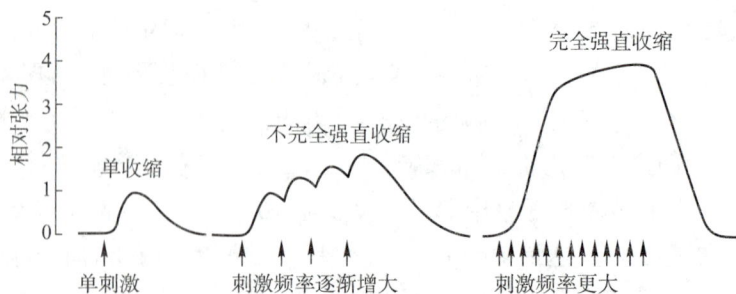

图 2-10　单收缩、不完全强直收缩和完全强直收缩示意图

第三章
血 液

扫一扫，查阅本章数字资源，含PPT、音视频、图片等

血液是一种在心血管系统内周而复始循环流动的液体组织。它具有运输、缓冲、防御等多种生理功能，对于维持内环境稳态、实现机体各部分生理功能的正常进行起着极其重要的作用。

第一节 血液的组成与特性

一、血液的基本组成及血量

（一）血液的基本组成

血液由血浆和悬浮其中的血细胞组成。

1. 血浆 血浆的基本成分为水、蛋白质、小分子有机物、无机盐和一些气体等。其中水占血浆总量的 91% ～ 92%，血浆蛋白占 6.5% ～ 8.5%，无机盐绝大部分以离子的形式存在，约占 1%，其余为小分子的有机化合物，如营养物质、代谢产物和激素等。

血浆蛋白（plasma protein）是血浆中多种蛋白质的总称。用盐析法可将血浆蛋白分为**白蛋白（albumin）**、**球蛋白（globulin）**和**纤维蛋白原（fibrinogen）**；用电泳法又可将球蛋白进一步分为 α_1、α_2、β、γ 球蛋白等。

血浆蛋白的主要功能有：①运输功能：血浆蛋白可作为载体，运输激素、脂质、离子、药物和某些代谢产物。②缓冲功能：白蛋白及其钠盐组成缓冲对，缓冲血浆 pH 值。③形成血浆胶体渗透压：白蛋白分子量小、数量多，是形成血浆胶体渗透压的主要成分。④免疫功能：免疫球蛋白 IgG、IgA、IgM、IgD 和 IgE，以及一些补体均为球蛋白，参与机体的体液免疫。⑤参与凝血和抗凝血功能：绝大多数的血浆凝血因子、生理性抗凝物质和促纤溶物质都是蛋白质。

正常成年人白蛋白与球蛋白的比值（清球比）是 1.5 ～ 2.5，某些疾病常出现白蛋白与球蛋白比值的下降或倒置。

2. 血细胞 包括红细胞、白细胞和血小板。取一定量的血液和抗凝剂混匀置于试管中离心后，可以观察到管内的血液发生分层。上层淡黄色的为血浆，下层红色的为红细胞，在红细胞层与血浆层之间有一白色不透明的薄层为白细胞和血小板。血细胞在血液中所占的容积百分比称为**血细胞比容（hematocrit）**。正常成年人血细胞比容为：男性 40% ～ 50%，女性 37% ～ 48%。血细胞比容反映血液中红细胞的相对值。

（二）血量

血量（blood volume）是指全身血液的总量，包括循环血量和储存血量。循环血量是指在心血管中循环流动的血量，占总血量的80%。其余的血液滞留在肝、肺、脾、腹腔静脉及皮下静脉丛等处，流动缓慢，称为储存血量。当机体大失血、激烈运动时，储存血量可补充循环血量，维持正常血压及心、脑等重要脏器的血液供应。正常成年人血液总量占体重的7%～8%，即每千克体重含有70～80mL的血液。

二、血液的理化特性

（一）血液的密度和血黏度

正常人全血的密度为1.050～1.060，主要取决于血液中红细胞的数量。血浆密度为1.025～1.030，主要取决于血浆中蛋白质的含量。

血液具有一定的**黏滞性（viscosity）**，也称血黏度。血黏度是血液黏稠度的简称，来源于血液内部分子或颗粒之间的摩擦。血液黏度是形成血流阻力的重要因素之一。如果以水的黏度为1计，血液的相对黏度为4～5，血浆为1.6～2.4。

（二）血浆渗透压

当用半透膜将两种不同浓度的溶液相分隔，可见水分子从浓度低的一侧通过半透膜向浓度高的一侧扩散，此现象称为**渗透（osmosis）**。产生渗透作用的力量称为渗透压，即溶液中的溶质分子吸引水分子的力量。渗透压的高低与溶液中溶质的颗粒数目成正比，而与溶质的种类和颗粒的大小无关。

正常情况下，血浆渗透压约为300mOsm/（kg·H_2O）（毫渗透摩尔，简称毫渗），约相当于770kPa或5790mmHg。**血浆渗透压（plasma osmotic pressure）**由晶体渗透压和胶体渗透压两部分组成。由血浆中的晶体物质形成的渗透压，称为**晶体渗透压（crystal osmotic pressure）**，约为298.5mOsm/（kg·H_2O），主要由Na^+、Cl^-等晶体物质形成。由血浆中的蛋白质形成的渗透压，称为**胶体渗透压（colloid osmotic pressure）**，约为1.5mOsm/（kg·H_2O），主要由白蛋白形成。

由于晶体物质不易通过细胞膜，故血浆晶体渗透压的相对稳定，对于保持细胞内外的水平衡、维持细胞的正常形态和功能有重要作用。血浆蛋白质一般不能通过毛细血管壁，故血浆胶体渗透压对血管内外的水平衡有重要作用。

（三）血浆酸碱度

正常人血浆pH值为7.35～7.45。在代谢过程中，血浆pH值能保持相对稳定，这有赖于血液中缓冲系统的调节作用。如$NaHCO_3/H_2CO_3$、蛋白质钠盐/蛋白质、$KHCO_3/H_2CO_3$、Na_2HPO_4/NaH_2PO_4等，其中最主要的是$NaHCO_3/H_2CO_3$。

三、血液基本生理功能

血液的基本生理功能有：①物质运输功能。血液能运输营养物质至全身各组织细胞，供其代谢利用，再将代谢终产物运送到排泄器官排出体外，以保证机体新陈代谢的正常进行。②实现机体的体液调节。体内各内分泌细胞分泌的激素或其他体液因素，通过血液运输，作用于各特定的靶细胞或靶器官，以发挥其调节作用。③维持机体内环境稳态。④防御和保护功能。

第二节 血细胞

一、红细胞

（一）红细胞的形态和数量

正常**红细胞**（**erythrocyte，red blood cell，RBC**）呈双凹圆碟形，直径 7～8μm，有较大的表面积。成熟红细胞内无细胞核，含有大量**血红蛋白**（**hemoglobin，Hb**），因而使血液呈红色。

我国成年男性的红细胞数量为（4.0～5.5）×10^{12}/L，平均 5.0×10^{12}/L；成年女性为（3.5～5.0）×10^{12}/L，平均 4.2×10^{12}/L；新生儿可高达（6.0～7.0）×10^{12}/L 以上。血红蛋白是红细胞的主要成分。我国成年男性血红蛋白浓度为 120～160g/L；成年女性为 110～150g/L。年龄、性别、机体功能状态和居住地的海拔高度均可影响红细胞数量和血红蛋白浓度。

（二）红细胞的生理特性

1. 可塑变形性 在血液循环中的红细胞通过小于其直径的毛细血管和血窦孔隙时，将会发生卷曲变形，通过后又恢复原状，此特性称为**可塑变形性**（**plastic deformation of erythrocyte**）。红细胞变形能力受许多因素的影响。如红细胞膜表面积与体积的比值变小、红细胞膜的弹性变差、膜流动性降低以及血红蛋白变性等，都会降低红细胞的变形能力。

2. 渗透脆性 红细胞在低渗盐溶液中发生膨胀、破裂和溶血的特性，称为红细胞的**渗透脆性**（**osmotic fragility of erythrocyte**）。该特性可反映红细胞对低渗盐溶液的抵抗能力。若抵抗力大，表示渗透脆性小，红细胞不易破裂；抵抗力小，表示渗透脆性大，红细胞易破裂。

正常情况下，红细胞的渗透压与血浆渗透压基本相等。如果将红细胞悬浮于等渗溶液中，则其形状和大小保持不变。正常人的红细胞一般在 0.42% 的 NaCl 溶液中开始溶血，在 0.35% 的 NaCl 溶液中完全溶血。

3. 悬浮稳定性 将血液与抗凝剂按一定比例混匀后置于一垂直竖立的血沉管内，红细胞因密度大于血浆而下沉，但正常时下沉速度非常缓慢，这表明红细胞具有悬浮于血浆中不易下沉的特性，称为**悬浮稳定性**（**suspension stability of erythrocyte**）。通常以第 1 小时末血沉管中出现的血浆柱的高度（mm）来表示红细胞沉降的速度，称为**红细胞沉降率**（**erythrocyte sedimentation rate，ESR**），简称血沉。成年男性血沉的正常值（魏氏法）第 1 小时末为 0～15mm，成年女性为 0～20mm。红细胞沉降率愈大，表示红细胞的悬浮稳定性愈差。

红细胞具有悬浮稳定性，是因为红细胞与血浆之间的摩擦力及红细胞彼此之间相同膜电荷所产生的排斥力阻碍了红细胞的下沉。血沉加快主要是由于红细胞发生叠连，即多个红细胞彼此以凹面相贴重叠在一起。影响红细胞发生叠连的因素，主要是血浆成分的变化而非红细胞本身。通常血浆中白蛋白、卵磷脂的含量增多时，可抑制叠连发生，血沉减慢；而球蛋白、纤维蛋白原和胆固醇的含量增多时，可加速红细胞叠连，血沉加快。临床上某些疾病可出现血沉加快现象，如活动性肺结核、风湿热等，故检查血沉可作为临床疾病辅助诊断方法之一。

（三）红细胞的功能

红细胞的生理功能主要是运输 O_2 和 CO_2（详见第五章）；其次红细胞内有多种缓冲对，可有效缓冲体内过多的酸碱物质，维持血浆 pH 值的相对稳定。

（四）红细胞的生成

1. 红细胞的生成过程　人出生后，红细胞的生成部位在骨髓。红细胞的生成经历三个阶段，即多能干细胞阶段、红系定向祖细胞阶段、红系母细胞阶段，然后进一步发育为成熟红细胞。

2. 红细胞生成所需原料　红细胞胞浆内主要成分是血红蛋白，故红细胞生成的基本原料是蛋白质和铁。叶酸和维生素 B_{12} 是幼红细胞在发育、成熟过程中所需要的辅助因子。此外，红细胞生成还需要氨基酸，维生素 B_6、B_2、E、C 和微量元素等。

铁是合成血红蛋白必需的原料。成年人每日合成血红蛋白需要 $20\sim30mg$ 的铁。其中 5% 来自从食物中吸收的铁，95% 来自衰老红细胞破坏后释放的铁。体内缺铁或铁代谢紊乱，可导致血红蛋白合成障碍，生成细胞质不足（小红细胞）及血红蛋白含量减少（低色素）的成熟红细胞，故缺铁造成的贫血又称为小细胞低色素性贫血。

红细胞在发育成熟过程中还特别需要叶酸和维生素 B_{12}。叶酸在肠道吸收后，在肝内可转变为具有活性的四氢叶酸，后者参与嘌呤、嘧啶和 DNA 的合成。维生素 B_{12} 参与叶酸的活化，增加叶酸在体内的利用率，叶酸或维生素 B_{12} 缺乏可影响红细胞 DNA 的合成，使红细胞发育异常，停留于幼稚阶段，出现巨幼红细胞性贫血。食物中的维生素 B_{12} 必须在胃内与胃黏膜壁细胞分泌的**内因子（intrinsic factor）**结合，形成复合物才能在回肠末段被吸收。因此，当内因子缺乏时也可出现巨幼红细胞性贫血。

3. 红细胞生成的调节　红细胞的生成过程是由造血干细胞在造血微环境中经多种调节因子的作用逐渐完成的。不同发育阶段的红系祖细胞受不同调节因子的调控：一种是由白细胞产生的糖蛋白，称为**爆式促进激活物（burst promoting activator，BPA）**，它可加强早期红系祖细胞的增殖活动，晚期红系祖细胞对 BPA 不敏感；另一种主要由肾皮质肾小管周围的间质细胞合成，肝脏也少量合成的糖蛋白，称为**促红细胞生成素（erythropoietin，EPO）**，主要促进晚期红系祖细胞的发育、增殖，它对早期红系祖细胞的增殖分化也有一定的促进作用。

雄激素对红细胞生成也有促进作用，它既可促进肾脏产生 EPO，又能刺激骨髓红系祖细胞的增殖。另外，甲状腺激素、生长激素、肾上腺皮质激素等也可促进红细胞的生成。

（五）红细胞的破坏

循环血液中红细胞寿命平均约 120 天，每天约有 1% 衰老的红细胞被破坏。红细胞的破坏有血管内、外两条途径。血管内途径是指衰老的红细胞通过比它直径小的毛细血管及微小孔隙时，易发生停滞而被巨噬细胞所吞噬；在血流湍急处，衰老的红细胞也可因机械冲击而破裂。血管外途径是红细胞破坏的主要途径，主要指衰老的红细胞在肝、脾内被巨噬细胞吞噬。

二、白细胞

（一）白细胞的数量和分类

白细胞（leucocyte，white blood cell，WBC）是一类无色有核细胞。正常成年人白细胞总数为（4.0～10.0）×10⁹/L。生理情况下，白细胞数目变动范围很大。如新生儿高于成年人；进食、情绪激动及剧烈运动时均可升高；女性在月经、妊娠和分娩期，白细胞也有所升高。

根据胞浆内有无特殊嗜色颗粒，白细胞可分为颗粒细胞和无颗粒细胞。无颗粒细胞又可分为单核细胞和淋巴细胞；颗粒细胞根据颗粒嗜色特性的不同又可分为中性粒细胞、嗜酸性粒细胞和嗜碱性粒细胞。

各类白细胞数量在白细胞总数中均占一定比例，临床上用分类百分比来计数。各类白细胞的分类计数如下：

中性粒细胞：50%～70%。

嗜酸性粒细胞：0.5%～5%。

嗜碱性粒细胞：0%～1%。

单核细胞：3%～8%。

淋巴细胞：20%～40%。

（二）白细胞的功能与特性

白细胞的功能是参与机体的防御和免疫反应，防止病原微生物的入侵。但各类白细胞的具体生理功能又有所不同。

1. 中性粒细胞 血液中的**中性粒细胞（neutrophil）**是白细胞中数目最多的一种。约有一半中性粒细胞随血液循环，称为循环池；另一半则附着在血管壁上，称为边缘池。此外，骨髓中储备了大量成熟的中性粒细胞。当机体需要时，边缘粒细胞和骨髓储备粒细胞可大量进入血液循环发挥其防御功能。中性粒细胞是血液中主要的吞噬细胞，其变形能力、趋化性（向某些化学物质游走的特性）以及吞噬能力都很强。当感染发生时，中性粒细胞首先到达炎症部位吞噬病原微生物，此外，中性粒细胞还能清除抗原－抗体复合物，衰老、坏死的细胞和组织碎片等。

2. 嗜酸性粒细胞 嗜酸性粒细胞（eosinophil）主要功能：一是抑制嗜碱性粒细胞在速发型过敏反应中的作用；二是参与对蠕虫的免疫反应。

3. 嗜碱性粒细胞 嗜碱性粒细胞（basophil）的胞浆颗粒中含有多种生物活性物质，如肝素、组胺、嗜酸粒细胞趋化因子 A 等。当嗜碱性粒细胞被激活时，可释放过敏性慢反应物质和白介素–4（IL–4）等细胞因子。其中组胺、过敏性慢反应物质可使毛细血管通透性增加，支气管、胃肠道等处的平滑肌收缩，出现荨麻疹、哮喘、腹痛、腹泻等症状；释放的嗜酸性粒细胞趋化因子 A 可吸引嗜酸性粒细胞聚集于局部，减轻过敏反应。

4. 单核细胞 单核细胞（monocyte）是血细胞中体积最大的细胞，直径约为 15μm。血液中的单核细胞是尚未成熟的细胞，在血液中停留 2～3 天后便穿出血管壁进入组织，发育转化成**巨噬细胞（macrophage）**。巨噬细胞内含有更多的非特异性酯酶，故具有更强的吞噬能力。被激活了的巨噬细胞还能合成和释放多种细胞因子，如白介素、干扰素、肿瘤坏死因子、集落刺激因子等，参与其他细胞活动的调控，对肿瘤和病毒感染的细胞具有强大的杀伤力。巨噬细胞作为一种重要的抗原呈递细胞，在特异性免疫应答的诱导和调节中起关键作用。

5. 淋巴细胞 淋巴细胞（lymphocyte）是白细胞中具有免疫功能的细胞。淋巴细胞在机体特异性免疫应答过程中起核心作用。根据发生过程、形态结构、表面标志与功能等不同，可将淋巴细胞分为 T 细胞、B 细胞和**自然杀伤（natural killer，NK）**细胞三大类。T 细胞主要执行**细胞免疫（cellular immunity）**功能；B 细胞主要执行**体液免疫（humoral immunity）**功能；NK 细胞则是机体天然免疫的重要执行者，可直接杀伤肿瘤细胞。

（三）白细胞的生成与调节

白细胞的发育成熟过程同其他血细胞一样，起源于骨髓中的造血干细胞，分化为多能干细胞，发育成各类细胞的定向祖细胞、可识别的前体细胞以及成熟的各种粒细胞、单核细胞和淋巴细胞。

（四）白细胞寿命

各种白细胞的寿命相差较大。一般来说，中性粒细胞在血液循环中停留 6～8 小时。嗜酸性粒细胞停留 6 小时。嗜碱性粒细胞在血液中也停留几个小时，之后游出血管壁进入组织。单核细胞进入组织转变为巨噬细胞，其寿命从数月至数年不等。各种淋巴细胞的寿命各不相同，大淋巴细胞寿命数天到 60 天不等；T 淋巴细胞的寿命较长，可生存 100 天以上；B 淋巴细胞寿命较短，一般只能生存 3～4 天。

三、血小板

血小板（thrombocyte，或 blood platelet）是骨髓中成熟的巨核细胞胞浆脱落而成的具有生物活性的细胞质小片。血小板呈双凸扁盘状，当受到刺激时，可伸出小突起，变为不规则形。血小板直径 2～4μm，无核，表面有完整的细胞膜。电镜下可见血小板细胞质内含有大小不等的颗粒致密体、血小板储存颗粒等。

（一）血小板的数量

正常成年人的血小板数量是（100～300）×10^9/L，可有生理波动。午后、进食、剧烈运动后、妊娠中/晚期血小板的数量均可升高；静脉血的血小板较动脉血数量多；冬季较春季多。当血小板的数量超过 $300×10^9$/L 时，称为血小板增多。当血小板数量减少到 $50×10^9$/L 以下时，人体可出现异常出血现象，如皮肤、黏膜的瘀点、瘀斑，甚至大块紫癜，临床上称为血小板减少性紫癜。

（二）血小板的生理特性

血小板具有黏附、聚集和释放等生理特性，从而在促进凝血和止血过程中发挥重要作用。

当血管内膜受损，血小板便黏着在暴露的胶原组织上，称为血小板黏附（adhesion of platelet）。血小板相互黏着在一起，称为聚集（aggregation of platelet）。聚集可分为两个时相：第一聚集相主要由受损组织释放的腺苷二磷酸（ADP）所致，发生迅速，为可逆性聚集；第二聚集相主要由血小板释放内源性 ADP 引起，发生缓慢，为不可逆性聚集。另外，胶原、凝血酶、血栓烷 A_2（TXA$_2$）等均可促使血小板发生聚集。当血小板黏附、聚集在血管壁时，便将贮存在胞浆内的各种颗粒中的活性物质释放出来，参与止血和凝血过程。释放的物质有 ADP、Ca^{2+}、5- 羟色胺（5-HT）以及各种水解酶等。

（三）血小板的功能

1. 促进止血和加速凝血　血小板参与生理性止血的全过程，有赖于其黏附、聚集、释放等生理特性（见本章第三节）。

血小板的促凝血作用表现为：①血小板质膜表面能吸附多种凝血因子。②血小板提供的磷脂表面，可促使凝血的发生。③血小板释放促凝物质，如因子Ⅰ、因子ⅩⅢ及各种血小板因子。

2. 对血管壁的修复支持作用　正常情况下，血小板能够融入血管内皮细胞，以填补内皮细胞脱落留下的空隙，从而维持血管屏障，使红细胞不能逸出血管外而发生出血倾向。

（四）血小板的生成与调节

生成血小板的巨核细胞起源于造血干细胞，成熟的巨核细胞质伸向骨髓腔并脱落成血小板入血液。从原始巨核细胞到血小板释放入血，需 8～10 天。进入血液中的血小板一半以上随血液循环，其余储存在脾。

近年来研究发现，巨核系祖细胞主要受到**血小板生成素（thrombopoietin，TPO）**的调节，TPO 能刺激造血干细胞向巨核系祖细胞分化，并特异性地促进巨核系祖细胞增殖分化，以及巨核细胞的成熟与释放血小板。

（五）血小板的寿命与破坏

血小板的平均寿命为 7～14 天，衰老的血小板主要在肝、脾和肺组织中被破坏。血小板在参与止血与凝血过程中被激活，本身也将解体释放出活性物质。此外，还可以融入内皮细胞中，以填补内皮细胞脱落留下的空隙。

第三节　血液凝固与纤维蛋白溶解

正常人小血管破损后引起的出血在数分钟内将自行停止，称为**生理性止血（physiological hemostasis）**。生理性止血包括三个过程：小血管收缩、血小板血栓形成、纤维蛋白血凝块的形成与修复。临床检验出血时间可反映受试者止血功能，为手术前常规检测项目之一。正常人出血时间为 1～3 分钟。

一、生理性止血的基本过程

1. 小血管收缩　小血管破损可引起反射性血管收缩，立即止血或减少出血。同时血小板受刺激而释放 5-HT、儿茶酚胺、TXA$_2$ 等使小血管收缩，血管腔变窄或闭塞，使局部血流缓慢，从而减少受伤部位的出血或使出血停止。

2. 血小板血栓形成　血液循环中的血小板一般处于静止状态，只有当血管损伤，血管内膜下胶原被暴露时，血小板才迅速黏附并被激活。血小板一旦被激活，便会引起聚集和释放等一系列反应，直到形成松软的血小板血栓，实现初步止血。最后血小板发挥促凝作用，促进血液凝固过程，形成纤维蛋白网，网罗血细胞形成凝血块，完成二期止血。此外，血块中的血小板可伸出伪足进入纤维蛋白网内，使血块收缩成为坚实的止血栓，达到永久性止血作用。

3. 血液凝固　血管受损也可启动凝血系统，在局部迅速发生血液凝固，使血浆中可溶性的纤维蛋白原转变成不溶性的纤维蛋白，并交织成网，以加固止血栓。最后，局部纤维组织增生，并长入血凝块，达到永久性止血。

二、血液凝固

血液从流动的溶胶状态变为不流动的凝胶状态的过程，称为**血液凝固（blood coagulation）**。血液凝固是一系列复杂的酶促反应过程，需要多种凝血因子的参与。血液凝固后数小时，血凝块发生收缩，挤出淡黄色的液体即为**血清（blood serum）**。同血浆相比，血清中缺乏凝血因子 I 及一些参与凝血的物质，但增添了一些在凝血过程中产生的活性物质。

（一）凝血因子

血浆与组织中直接参与血液凝固的物质，称为凝血因子。参与凝血的因子有 14 种，其中由国际凝血因子命名委员会按照发现的先后顺序，以罗马数字编号的有 12 种（表 3-1），即凝血因子 I～XIII（其中因子 VI 是血清中活化的 V 因子，故已被取消）。此外，参与凝血的还有前激肽释放酶（PK）、高分子量激肽原（HK）等。

凝血因子的特点：①除因子 IV（Ca^{2+}）和血小板磷脂外，其余凝血因子均为蛋白质。②除因子 III（又称组织因子，tissue factor，TF）由组织损伤释放外，其余的凝血因子均存在于血浆中，而且多数在肝脏合成，故患肝病时常伴凝血功能障碍。③因子 II、VII、IX、X 的合成过程中需要维生素 K 的参与，故当维生素 K 缺乏时，这些因子的合成将减少，凝血过程发生障碍。④血液中具有酶特性的凝血因子都以无活性的酶原形式存在，必须通过其他酶的水解，暴露或形成活性中心后，才具有酶的活性，这一过程称为凝血因子的激活。习惯上在被激活的因子代号的右下角标上"a"（activated），如凝血酶原（因子 II）激活成为凝血酶（因子 IIa）。⑤因子 VII 以活性形式存在，但必须有因子 III 同时存在才起作用。⑥因子 III、IV、V、VIII 和 HK 在凝血反应中起辅助因子（非酶促）作用。

表 3-1　国际命名的凝血因子

因子	同义名称	合成部位	基因定位（染色体）
I	纤维蛋白原（fibrinogen）	肝脏	4
II	凝血酶原（prothrombin）	肝脏	11
III	组织因子（tissue factor，TF）	内皮细胞、组织细胞	
IV	钙离子（Ca^{2+}）		
V	前加速素（proaccelerin）	内皮细胞和血小板	1
VII	前转变素（proconvertin）	肝脏	13
VIII	抗血友病因子（antihemophilic factor，AHF）	肝脏	X
IX	血浆凝血激酶（plasma thromboplastin component，PTC）	肝脏	X
X	斯图亚特因子（stuart-prower factor）	肝脏	13
XI	血浆凝血激酶前质（plasma thromoboplastin antecedent，PTA）	肝脏	4
XII	接触因子（contact factor）	肝脏	5
XIII	纤维蛋白稳定因子（fibrin-stabilizing factor）	肝脏、血小板	6，1
HK	高分子量激肽原（high-molecular weight kininogen，HK）	肝脏	3
PK	前激肽释放酶（prekallikrein，PK）	肝脏	4

（二）凝血过程

凝血过程实质是一系列的酶促生化反应过程。

理论上，可将凝血过程分为三个阶段：①凝血酶原激活物形成。②凝血酶原转变成凝血酶。③纤维蛋白原转变成纤维蛋白（图3-1）。

根据凝血酶原激活物生成的途径不同，可将凝血过程分为内源性凝血途径和外源性凝血途径。两条途径不是完全独立，而是密切联系的。

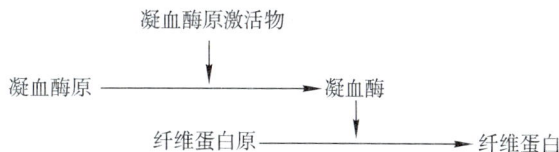

图3-1　血液凝固的三个基本阶段

1.内源性凝血途径　参与血液凝固的因子全部来自血浆，由因子Ⅻ被激活所启动的途径，称为**内源性凝血（intrinsic coagulation）**途径。首先由因子Ⅻ接触到异物表面而被激活成因子Ⅻa，因子Ⅻ在体外可由带负电荷的异物表面所激活，在体内以血管内皮下胶原组织的激活最为重要。形成的因子Ⅻa可使**前激肽释放酶（prekallikrein，PK）**生成**激肽释放酶（kallikrein，K）**，K又能激活因子Ⅻ，以正反馈的效应形成大量的因子Ⅻa，因子Ⅻa转而使因子Ⅺ激活，成为因子Ⅺa，因子Ⅺa在Ca^{2+}的参与下将因子Ⅸ激活为因子Ⅸa。此外，因子Ⅸ还能被因子Ⅶa和组织因子复合物所激活。因子Ⅸa再与因子Ⅷa、Ca^{2+}、血小板膜磷脂（PL）结合形成复合物，即可使因子Ⅹ激活成因子Ⅹa。因子Ⅷ可以使此反应过程加快20万倍。在因子Ⅹa生成后，内源性和外源性凝血过程进入相同的途径。

2.外源性凝血途径　由来自血液之外的组织因子（因子Ⅲ）与血液接触而启动凝血过程的途径，称为**外源性凝血（extrinsic coagulation）**途径。因子Ⅲ可由受损血管组织释放，在Ca^{2+}的存在下，因子Ⅲ与Ⅶ形成复合物，进一步激活因子Ⅹ成为Ⅹa。另外，因子Ⅶ和Ⅲ形成的复合物还能激活因子Ⅸ成为因子Ⅸa，从而将内、外源性凝血途径联系起来，共同完成凝血过程。

通过上述两条途径生成因子Ⅹa后，因子Ⅹa、PL、Ca^{2+}与Ⅴa形成凝血酶原激活物，后者进一步激活凝血酶原为凝血酶，凝血酶分解纤维蛋白原形成纤维蛋白单体。在因子ⅩⅢa和Ca^{2+}的作用下，纤维蛋白单体相互聚合、交联形成纤维蛋白多聚体，组成牢固的纤维蛋白网，网罗血细胞形成血凝块（图3-2）。

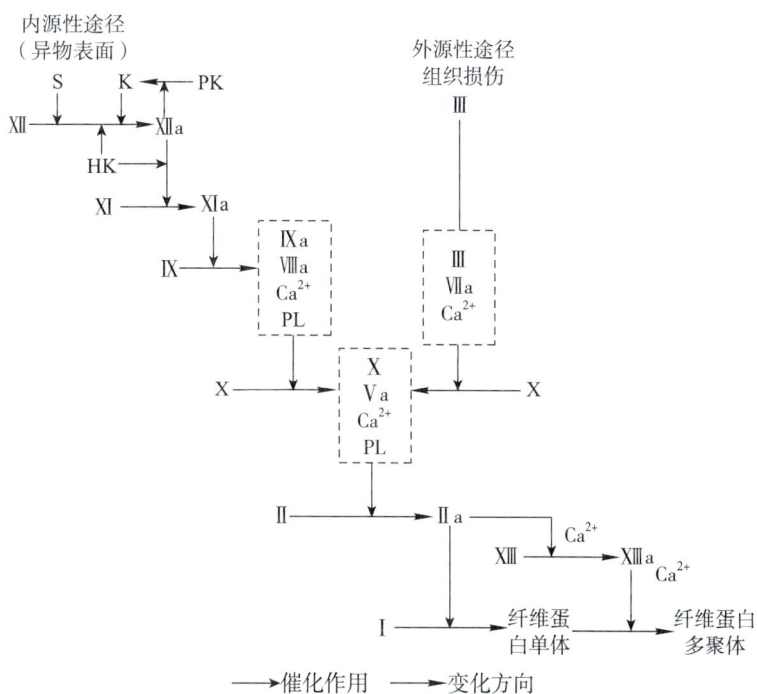

图3-2　凝血过程示意图

罗马数字表示各相应的凝血因子；PK：前激肽释放酶；PL：血小板膜磷脂；S：血管内皮细胞；K：激肽释放酶；HK：高分子量激肽原

三、抗凝系统

正常情况下，血管内的血液始终保持流动状态，即使局部因损伤而发生血液凝固，也不会影响全身的血液循环，这是由于凝血系统、抗凝和纤溶系统经常保持平衡。若此平衡被打破，便会造成出血倾向或血栓形成。

目前已知体内的抗凝物质有很多种，这里仅介绍几种主要抗凝物质。

（一）丝氨酸蛋白酶抑制物

其主要有抗凝血酶Ⅲ（AT Ⅲ）、肝素辅助因子Ⅱ、α_2- 抗纤溶酶等。其中最重要的是抗凝血酶Ⅲ，它由肝细胞和血管内皮细胞分泌。抗凝血酶Ⅲ抗凝机制是可与一些凝血因子（如因子Ⅺ、Ⅻ、Ⅸ、Ⅹ）分子中活性中心的丝氨酸残基结合，从而灭活这些凝血因子。正常情况下，抗凝血酶Ⅲ的直接抗凝作用非常弱，不能有效地抑制凝血，但它与肝素结合后，其抗凝作用可增加约2000倍。

（二）肝素

肝素（heparin）是一种主要由肥大细胞和嗜碱性粒细胞产生的黏多糖，以肺、肝含量最多。无论在体内还是体外，肝素的抗凝作用都很强，故被临床上广泛用作抗凝剂。肝素的抗凝机制：①增强抗凝血酶Ⅲ与凝血酶的亲和力，加速凝血酶的失活。②抑制血小板的黏附、聚集。③增强蛋白质 C 的活性，刺激血管内皮细胞释放抗凝物质和纤溶物质。

（三）蛋白质 C 系统

蛋白质 C 是一种维生素 K 依赖因子，主要由肝脏合成。它以酶原的形式存在于血浆中，在凝血过程中被激活。蛋白质 C 可灭活因子Ⅴa 和因子Ⅷa，阻碍因子Ⅹa 与血小板磷脂膜的结合，刺激纤溶酶原激活物的释放，增强纤溶酶活性，促进纤维蛋白溶解。

（四）组织因子途径抑制物

组织因子途径抑制物（tissue factor pathway inhibitor，TFPI）是由小血管内皮细胞分泌的一种糖蛋白，是外源性凝血途径抑制物。TFPI 与因子Ⅹa 和因子Ⅶa 组织因子复合物结合而抑制活性。

四、纤维蛋白溶解

纤维蛋白溶解（fibrinolysis）是指将凝血块中的纤维蛋白水解成可溶性小片段肽的过程，简称纤溶。生理情况下，纤维蛋白也可以自然在血管局部沉着，同时体内又不断地将这些沉着的纤维蛋白溶解、清除，以保持血流畅通，有利于损伤组织的修复、愈合以及血管的再生。

纤溶系统主要包括纤维蛋白溶解酶原（简称纤溶酶原）、纤溶酶、纤溶酶原激活物和纤溶抑制物。纤溶的基本过程有两个阶段：纤溶酶原的激活和纤维蛋白的降解。

（一）纤溶酶原的激活

纤溶酶原主要在肝、骨髓、嗜酸性粒细胞和肾脏中合成。它必须在**纤溶酶原激活物**（**activator of plasminogen**）的作用下，才能成为有活性的酶。

纤溶酶原激活物主要有三类：①血管激活物：主要由血管内皮细胞和血小板释放。它激活纤溶酶原的作用很强，是主要的激活物。②组织激活物：广泛存在于体内组织细胞中，特别是子宫、甲状腺、淋巴结和肺等组织含量较高，所以当这些器官组织手术或外伤时，常有术后渗血或出血不易凝固的现象。临床上常用的尿激酶主要在肾脏中合成与释放，纤溶活性很强。③凝血因子和凝血物质：$\text{XII}a$、$\text{XI}a$、激肽释放酶等使纤溶酶原转变成纤溶酶。此类激活物可使凝血与纤溶相互配合，保持平衡（图3-3）。

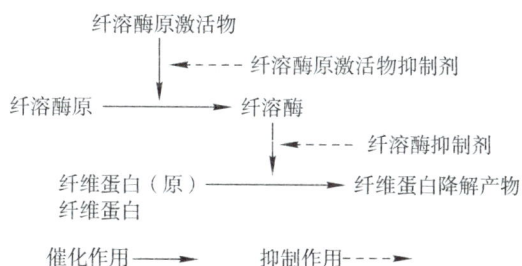

图3-3 纤维蛋白溶解系统激活与抑制示意图

（二）纤维蛋白降解

纤溶酶是血浆中活性最强的蛋白水解酶。它可将纤维蛋白裂解为许多可溶性的小肽，称为纤维蛋白降解产物。这些降解产物通常不再发生凝固，且部分有抗凝血作用。

（三）纤溶抑制物

正常情况下，虽然有少量纤溶酶生成，但同时体内又存在抑制纤溶作用的物质，称为纤溶抑制物。其中 α_2- 抗纤溶酶是血液中的主要抑制物。临床上常用的止血药如止血芳酸、6-氨基己酸和凝血酸等，就是抑制纤溶酶的生成及其作用。

第四节 血型与输血

一、血型

血型（blood group or blood type）是指血细胞膜上特异性抗原的类型。如果将两种不同血型的血液混合，红细胞会彼此凝集成簇，这种现象称为红细胞凝集（agglutination）。

通常所谓血型，主要指红细胞血型，即红细胞膜上特异性抗原的类型。故红细胞凝集的实质是红细胞膜上的特异性抗原（agglutinogen）（凝集原）和相应的抗体（agglutinin）（凝集素）发生的抗原-抗体反应。

白细胞和血小板除含有 A、B、H、MN、P 等红细胞血型抗原外，还有其本身特有的抗原。其中最重要的是人类白细胞抗原（human leukocyte antigen，HLA）系统。HLA 系统在体内分布广泛，抗原种类多，是一个极其复杂的抗原系统，也是最强的同种抗原。它在器官组织移植的免疫排斥反应中起重要作用。

二、红细胞血型

目前已发现在人类红细胞膜上有 35 个血型系统，约 300 种抗原。血型系统如 ABO、Rh、MNSs、Kell 等，其中与临床关系密切的是 ABO 血型和 Rh 血型。

（一）ABO 血型系统

ABO 血型系统（ABO blood group system）是 Landsteiner 在 1901 年发现的第一个人类血型系统。它的分型是根据红细胞膜上 A、B 凝集原的分布不同将血液分为 4 种血型。红细胞膜上只有 A 凝集原为 A 型，只含 B 凝集原为 B 型，A 和 B 凝集原都存在为 AB 型，两种凝集原都缺失为 O 型。

ABO 血型系统的凝集素是天然抗体，多属 IgM，一般不易通过胎盘屏障。不同血型人的血清中含有不同的凝集素，但不含与自身凝集原相对抗的凝集素。即在 A 型血的血清中，只含抗 B 凝集素；B 型血的血清中只含抗 A 凝集素；AB 型血的血清中一般不含抗 A 和抗 B 凝集素；而 O 型血则含有抗 A 和抗 B 凝集素（表 3-2）。但由于血型的基因存在遗传变异，可出现不同于一般遗传规律的血型类型。

表 3-2 ABO 血型系统中的凝集原和凝集素

血型	红细胞膜上的凝集原	血清中的凝集素
A 型	A	抗 B
B 型	B	抗 A
AB 型	A 和 B	无
O 型	无 A，无 B	抗 A 和抗 B

（二）Rh 血型系统

1940 年，Landsteiner 和 Wiener 首次在恒河猴红细胞表面发现一类凝集原，即 Rh 抗原（或 Rh 因子）。这种血型系统称为 **Rh 血型系统（Rh blood group system）**，它是仅次于 ABO 血型的另一重要的血型系统。至今已发现 Rh 系统中的抗原有 50 多种，其中以 D 抗原的抗原性最强。通常将红细胞表面存在 D 抗原称为 Rh 阳性，无 D 抗原称为 Rh 阴性。我国汉族人和其他大部分民族的 Rh 阳性约占 99%，Rh 阴性约占 1%。但在某些少数民族中，Rh 阴性的人数较多，如塔塔尔族约 15.8%，苗族约 12.3%。

人的血清中不存在抗 Rh 的天然抗体，抗 Rh 的抗体是经过免疫产生的。当 Rh 阴性的人首次接受 Rh 阳性的血液后，通过体液免疫才产生抗 Rh 抗体，主要是抗 D 抗体，一般不产生明显的反应；但当再次接受 Rh 阳性血液，就会发生凝集反应。因此临床上对于重复接受同一供血者的患者，输血前应特别注意。

另外，当 Rh 阴性的母亲怀有 Rh 阳性的胎儿时，胎儿的红细胞因某种原因（如分娩时胎盘剥离）一旦进入母体，就会刺激母体产生抗 D 抗体，此抗体可通过胎盘进入胎儿体内，发生红细胞凝集反应，引起胎儿死亡或新生儿溶血性贫血。

三、输血

输血（blood transfusion）是一种特殊而重要的治疗手段，它在恢复和维持有效循环血量、补充丢失的血液成分、增强机体的止血和抗凝血作用等方面具有重要意义。但如果错误输血，将会造成严重后果。所以为确保输血安全，必须严格遵守输血原则。

在输血之前，首先必须鉴定血型，其次是在同一血型系统中又需进行**交叉配血试验（cross-**

match test）（图 3-4）。交叉配血试验有主、次侧之分，将供血者的红细胞与受血者的血清进行配合试验为主侧；将受血者的红细胞与供血者的血清进行配合试验为次侧。若主、次侧均不出现凝集反应，则为配血相合，可以进行输血；若主侧出现凝集反应，则为配血不合，不能输血；若主侧不出现凝集反应，而次侧出现，则只能在紧急情况下输血，且输血量不宜太多，速度不宜太快。因此，为了避免凝集反应的发生，输血原则为同型输血。

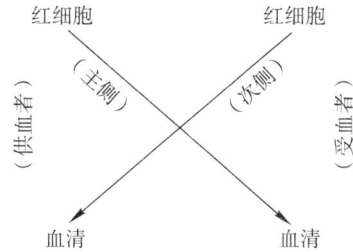

图 3-4 交叉配血试验示意图

随着血液学及其相关学科技术的发展，输血疗法已从输注全血发展到成分输血。成分输血是用各种方法分离出红细胞、粒细胞、血小板及血浆的不同成分，再输注给患者。另外，近年自体输血也得到迅速发展。

第四章

血液循环

血液循环（blood circulation）是指以心脏作为动力器官，推动血液在血管中按照一定方向、周而复始地循环流动的现象。心脏、血管和血液组成机体的**心血管系统（cardiovascular system）**。血液循环的主要生理功能是物质运输，即运输营养物质至全身各组织细胞，运送代谢产物至排泄器官，以满足机体组织细胞新陈代谢的需要，从而维持机体内环境的稳态；运输内分泌激素、白细胞以及抗体等其他体液因素，实现机体的体液调节和防御功能；此外，近年来发现心血管还具有内分泌作用，如心房肌细胞、血管内皮细胞和平滑肌细胞可分泌心房钠尿肽、血管紧张素、一氧化氮和内皮素等多种生物活性物质。

第一节　心脏的泵血功能

心脏的主要功能为泵血，即心脏通过节律性的收缩和舒张以及瓣膜的启闭，推动血液在心血管系统流动。心脏收缩时，将血液从心室射入动脉；心脏舒张时，血液通过静脉回流并充盈心室，为下一次射血做准备。心脏的生理功能依赖于心脏电活动、机械活动和瓣膜活动三者的联系和配合。

一、心动周期与心率

（一）心动周期

心脏的泵血功能是通过心脏周期性的活动来完成的。心脏的一次收缩和舒张构成一个机械活动周期，称为**心动周期（cardiac cycle）**。每个心动周期包括两个阶段：**收缩期（systole）**和**舒张期（diastole）**。心房和心室各自具有收缩期和舒张期，先后按照一定的时程和次序发生，两者的周期长度相同。由于心室在心脏泵血活动中起主导作用，故心动周期通常是指心室的活动周期，包括心室收缩期和心室舒张期。

心动周期持续的时间与心率成反比。安静状态下，健康成年人心率平均为 75 次 / 分，则每个心动周期持续 0.8s。如图 4-1 所示，在心房的心动周期中，先是心房收缩，持续约 0.1s，继而心房舒张，持续约 0.7s。心房收缩时，心室处于舒张期；心房收缩期结束后，心室开始收缩，持续约 0.3s，随后心室舒张，持续约 0.5s；接着心房又开始收缩，进入下一个心动周期。在每一个心动周期中，虽然心房和心室活动是不同步的，但左右心房、左右心室的活动都是同步进行的。不论是心房还是心室，其舒张期均长于收缩期。并且，房室同处于舒张状态达 0.4s，占心动周期的一半，称为全心舒张期。舒张期心肌做功较少，耗能减少，有利于心脏休息；足够长的心室舒张期又有利于静脉回流和心室充盈，足够量的血液充盈才能保证心室正常的射血。心率越快，心动周期越短，收缩期和舒张期均相应缩短，但舒张期缩短更显著。因此，当心率过快时，心脏工作时间相对延长，而休息及充盈的时间明显缩短，心脏泵血功能就会减弱。

（二）心率

单位时间内（每分钟）心脏搏动的次数称为**心率**（**heart rate，HR**）。健康成年人在安静状态下，心率为 60～100 次/分，平均约 75 次/分。心率可随年龄、性别和不同生理状态而变动。临床上，成人安静时心率若低于 60 次/分，称为心动过缓；超过 100 次/分，称为心动过速。

二、心脏的泵血过程

心脏收缩时将血液射入动脉，并通过动脉系统将血液分配到全身各组织；心脏舒张时则通过静脉系统使血液回流到心脏。在同一时期内，左心室与右心室接受的血液回流量和输出量大致相等。

每一心动周期是以心房收缩为开始，但心室在泵血功能中起主要作用，因此，泵血功能以心室活动为标志。左、右心室的泵血是同步的，其射血和充盈过程极为相似。现以左心室为例，说明一个心动周期中心室收缩期的射血和舒张期的充盈过程（图 4-2），以便了解心脏泵血的过程和机制。

1. 心室收缩期 可分为等容收缩期、快速射血期和减慢射血期。

（1）等容收缩期 心房收缩结束后，心室开始收缩，心室内压力（室内压）开始升高；当室内压超过房内压时，心室内血液推动左房室瓣使之关闭，血液因而不能返流入心房。房室瓣

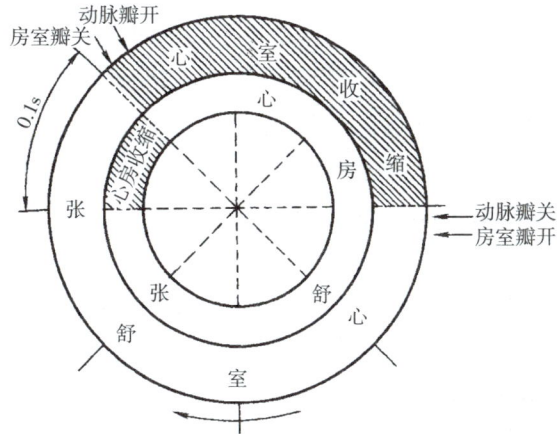

图 4-1 心动周期中心房、心室活动的顺序和时间关系

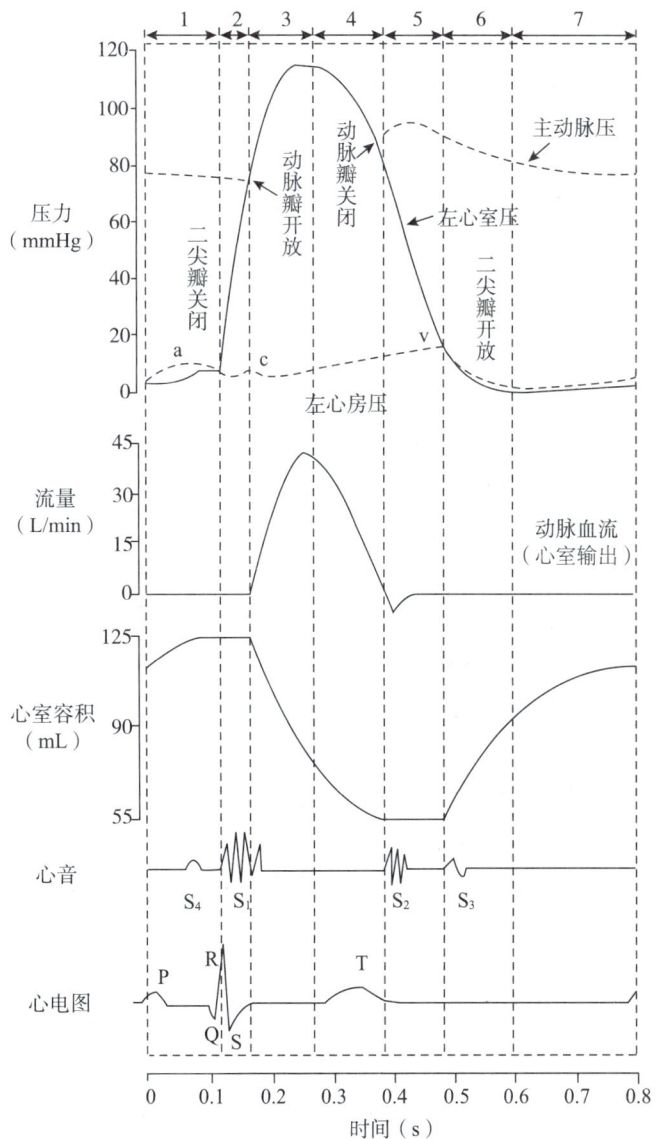

图 4-2 心动周期各时期中左房压、左室压、主动脉压、心输出量、心室容积、瓣膜启闭、心音与心电图变化示意图

1 代表心房收缩期，2 代表等容收缩期，3 代表快速射血期，4 代表减慢射血期，5 代表等容舒张期，6 代表快速充盈期，7 代表减慢充盈期

的关闭产生第一心音，标志心室收缩期的开始。此时室内压仍然低于主动脉压，主动脉瓣也处于关闭状态，因而心室容积并没有改变。由于血液是一种不可压缩的液体，此期房室瓣和动脉瓣都处于关闭状态，心室成为一个封闭腔，心室肌的强烈收缩导致室内压急剧升高，成为心动周期中室内压上升速率最快和上升幅度最大的时期，但心室容积没有改变，故称为**等容收缩期**（**isovolumic contraction phase**）。此期约持续0.05s。当主动脉压升高或心肌收缩力减弱时，等容收缩期延长。

（2）快速射血期　随着心室肌继续收缩，室内压继续上升并超过主动脉压时，主动脉瓣被强大的室内压推开，血液由心室射入主动脉，血流速度很快，故这段时期称为**快速射血期**（**rapid ejection phase**）。由于心室肌的强烈收缩，室内压则继续上升达峰值，成为心动周期中室内压最高的时期，同时主动脉压也相应升高。由于快速射血期的射血量约占总射血量的2/3，因而心室内容积明显缩小，并成为室内容积下降速率最快的时期。此期约占0.1s。

（3）减慢射血期　快速射血期后，心室容积减小，心室肌收缩强度减弱，射血速度也减慢，所以这段时期称为**减慢射血期**（**reduced ejection phase**）。在减慢射血期，室内压和主动脉压都相应由峰值逐渐下降。在快速射血期的中期或稍后，心室内压虽已略低于主动脉压，但心室内血流因受到心室肌收缩的作用而具有较高的动能，血液依其惯性作用仍可逆压力梯度继续射入主动脉。此期约占0.15s。

2. 心室舒张期　可分为等容舒张期、快速充盈期、减慢充盈期和心房收缩期。

（1）等容舒张期　心室收缩期结束后开始舒张，室内压急剧下降并低于主动脉压，主动脉内血液向心室方向返流，推动主动脉瓣关闭。动脉瓣的关闭产生第二心音，标志着心室舒张期的开始。这时室内压仍明显高于房内压，房室瓣依然处于关闭状态，心室再次成为封闭腔。此时，心室肌继续舒张，室内压大幅度下降，但容积不变，这段时期称为**等容舒张期**（**isovolumic relaxation phase**）。其特点为心室容积不变，室内压下降速率最快、下降幅度最大。此期持续约0.07s。

（2）快速充盈期　心室肌继续舒张，当室内压下降至低于房内压时，房室瓣开放，此时心房和大静脉内的血液受到心室内低压的"抽吸"作用而迅速流入心室，心室容积迅速增加，故称为**快速充盈期**（**rapid filling phase**）。此期流入心室的血液约为总充盈量的2/3，为心动周期中心室容积增加最多最快的时期，历时约0.11s。

（3）减慢充盈期　快速充盈期后，随着心室内血液不断增加，心室、心房、大静脉之间的压力差逐渐减小，血液以较慢的速度继续流入心室，心室容积进一步增大，故称为**减慢充盈期**（**reduced filling phase**），历时约0.22s。

（4）心房收缩期　在心室舒张期的最后0.1s，心房开始收缩，故称为**心房收缩期**（**atrium systole phase**）。心房的收缩使心房压力升高，容积缩小，将心房内的血液挤入心室，使心室在原有充盈的基础上进一步增加其充盈量，占总充盈量的约25%，所以心房收缩期末心室内容积达到最大，有利于心室射血。心房收缩可起初级泵或启动泵的作用。此期约占0.1s。

如上所述，心脏泵血功能的实现是由于心室肌收缩和舒张造成了室内压的变化，从而导致心房和心室之间以及心室和大动脉之间产生压力差，而压力差是推动血液流动的主要动力，房室瓣和动脉瓣的定向启闭使血液只能沿一定的方向流动。

右心室的泵血过程与左心室基本相同，但由于肺动脉压仅为主动脉压的1/6，因此右心室内压的变化幅度要比左心室小得多。

三、心脏泵血功能的评价

机体在不同生理状况下，心脏必须通过改变泵血活动以适应代谢的需求。因此，心脏泵血功能是衡量心脏功能的基本指标，对心脏泵血功能的正确评价在临床实践中非常重要。常用的心脏泵血功能评价指标主要有以下几种。

（一）心脏的输出量

1. 每搏输出量和射血分数　一侧心室在一次搏动中所射出的血液量，称为每搏输出量，简称**搏出量（stroke volume，SV）**。搏出量为**心室舒张末期容积（end-diastolic volume）**和**收缩末期容积（end-systolic volume）**之差。安静状态下，健康成年人的左心室舒张末期容积约 125mL，收缩末期容积约 55mL，搏出量约 70mL。可见，心室在每次射血时，并未将心室内充盈的血液全部射出。**射血分数（ejection fraction，EF）**为每搏输出量与心室舒张末期容积的百分比，即：

$$射血分数 =（每搏输出量 / 心室舒张末期容积）\times 100\%$$

射血分数反映心室泵血功能的效率。安静状态下，健康成年人的射血分数为 55%～65%，每搏输出量的变化始终与心室舒张末期容积增减相适应，射血分数的值基本保持在正常范围内。但心脏泵血功能异常时，射血分数比搏出量较早出现变化。例如，心功能减退导致心室扩大的情况下，每搏输出量虽可与健康人无明显差别，但已不能与扩大的心室舒张末期容积相适应，即射血分数明显下降。因此，与搏出量相比，射血分数更能准确地反映心脏的泵血功能。

2. 每分输出量和心指数　一侧心室每分钟射出的血液量，称为**每分输出量（minute volume）**，简称**心输出量（cardiac output）**。即：

$$心输出量 = 搏出量 \times 心率$$

左、右两侧心室的心输出量基本相等。心输出量与机体的新陈代谢水平相适应，可因性别、年龄及其他生理情况的不同而不同。安静状态下，健康成年男性搏出量约 70mL，心率平均为 75 次 / 分，则心输出量约为 5L/min（4.5～6.0L/min）。女性的心输出量比同体重男性低 10% 左右；青年人的心输出量较老年人高；成年人在剧烈运动时，心输出量可高达 25～35L/min；在麻醉情况下可降到 2.5L/min。

人体静息时的心输出量并不与体重成正比，而是与体表面积成正比。对比不同个体的心脏泵血功能时，只用心输出量作为指标比较是不恰当的。因此，临床常用心指数作为比较不同个体心功能的评定指标。**心指数（cardiac index）**是指单位体表面积（m^2）的心输出量值。中等身材的成年人体表面积为 1.6～1.7m^2，安静和空腹的情况下心输出量为 5～6L/min，故心指数为 3.0～3.5L/（min·m^2）。在安静和空腹情况下测定的心指数称为静息心指数。心指数随不同生理条件而不同，女性比男性低 7%～10%；新生儿较低，约 2.5L/（min·m^2），10 岁左右心指数最大，可达 4L/（min·m^2）以上，以后随年龄增加而逐渐下降，到 80 岁时接近于 2L/（min·m^2）。运动、妊娠、情绪激动和进食时心指数均不同程度增加。但是，对于心脏扩大患者的心功能评价不应使用心指数，因为心指数并不包含心室舒张末期容积的变化，所以不如射血分数作为评价指标适合。

（二）心脏做功量

心输出量虽然可以作为反映心脏泵血功能的指标，但不能全面反映心脏泵血的功能。例如，左、右心室尽管心输出量相同，但各自的做功量和能量消耗却明显不同，右心室做功量只有左心室的 1/6，因为肺动脉平均压仅为主动脉平均压的 1/6 左右，故相同的心输出量并不等同于相同的工作量或消耗相同的能量，所以要更全面地评价心脏泵血功能需测定心脏做功量。

1. 每搏功　心脏收缩将血液射入动脉时，心脏做功所释放的机械能量一方面转化为血流的动能以驱动血液快速流动，另一方面转化为压强能用于维持血压。心室一次收缩射血所做的功，称为**每搏功（stroke work）**，简称搏功。可用搏出血液所增加的压强能和动能来表示。压强能等于搏出量乘以射血压力，动能等于（血液质量 × 流速^2）× 1/2，即：

$$每搏功 = 搏出量 \times 射血压力 + 动能$$

生理状态下，血流动能在左心室每搏功的总量中所占比例甚小，约 1%，故一般可忽略不计。但在某些病理条件下，如严重主动脉瓣狭窄，由于血液流经狭窄的主动脉瓣口时流速大大增加，动能占比例可高达 50% 以上。因此，生理状态下每搏功基本上等于压强能。射血压力为射血期左心室内压与心室舒张末期压力差，为便于实际应用，以平均动脉压代替射血期左心室内压，以左心房平均压代替左心室舒张末期压，因此每搏功简化为：

$$每搏功（J）= 搏出量（L）\times 13.6（kg/L）\times 9.807 \times$$
$$（平均动脉压 - 左心房平均压）（mmHg）\times 0.001$$

如某人搏出量为 70mL，平均动脉压为 92mmHg，左心房平均压为 6mmHg，按上式计算，此人左心室的每搏功约为 0.803J。

2. 每分功　心室每分钟内收缩射血所做的功，称为**每分功（minute work）**，每分功等于每搏功乘以心率，亦即心室完成每分输出量所做的机械外功。若心率为 75 次 / 分，每搏功为 0.803J，则每分功为 60.2J/min。

心脏的收缩不仅仅是射出一定量的血液，而且使这部分血液具有较高的压强能和较快的流速。在搏出量相同的条件下，动脉血压越高，要克服动脉压所形成的阻力，心肌的收缩强度必须增加，才能完成相同的搏出量，因此心脏的做功量必定增加。比如两个人搏出量均为 70mL，但前者为高血压患者，后者为正常血压者，显然只有前者心脏加强收缩，即做功量大于后者，才能维持 70mL 的搏出量。由此可见，作为评定心脏泵血功能的指标，心脏做功量要比单纯的心搏出量或心输出量更为全面，尤其是在动脉血压高低不同的个体之间，或在同一个体动脉血压发生改变前后，用心脏做功量来比较心脏泵血功能更显其优越性。

四、影响心脏泵血功能的因素

心脏泵血功能具体体现在心输出量，心输出量等于搏出量与心率的乘积。因此凡能影响搏出量和心率的因素均可影响心输出量。其中搏出量的多少取决于心肌收缩的强度和速度，而心肌收缩的强度和速度与前负荷、心肌收缩能力和后负荷有关。因此，下面分别从心肌的前负荷、心肌收缩能力、后负荷和心率四个方面说明对心脏泵血功能的影响。

（一）前负荷

1. 心室肌的前负荷　前负荷为肌肉收缩前所承受的负荷，可用初长度来表示。由于心脏为中空、近似球形的器官，而心室舒张末期血液充盈量的多少决定了心室肌的初长度，也就是心室舒张末期容积相当于心室的前负荷。由于测量心室内压比较方便，且心室舒张末期容积与心室舒张末期压力在一定范围内具有良好的相关性，故常用心室舒张末期压力来反映前负荷。又由于测定心房内压更为方便，而正常人心室舒张末期的心房内压与心室内压几乎相等，故实验中更常用心室舒张末期心房内压表示心室的前负荷。

2. 心肌异长自身调节　与骨骼肌相似，心肌的初长度对心肌的收缩力具有重要影响。但心肌的初长度和收缩功能之间的关系又有其特殊性。为了便于分析前负荷和心室肌的初长度对心脏泵血功能的影响，在实验中，逐渐改变心室舒张末期压力，并测量心室的每搏功，将不同心室舒张末期压力所对应的每搏功数据绘制成曲线，称为**心室功能曲线**（ventricular function curve）（图 4-3）。心室功能曲线大致分以下三段。

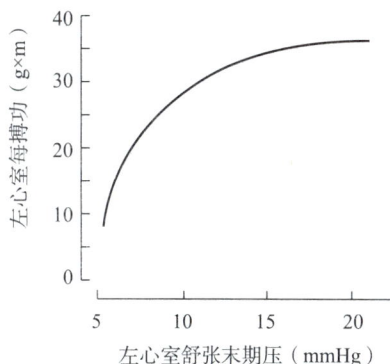

图 4-3　左心室功能曲线

（1）心室舒张末期压在 5 ～ 15mmHg 时，为曲线的上升部分，心室每搏功随着心室舒张末期压的增大而增大。通常情况下，左心室舒张末期压仅仅为 5 ～ 6mmHg，而心室舒张末期压在 12 ～ 15mmHg 时，为心室最适前负荷（初长度），说明心室有较大程度的初长度储备。与骨骼肌不同，通常状态下的心肌初长度与最适初长度之间距离较远，表明通过改变初长度调节心肌收缩功能的范围更大。

（2）心室舒张末期压在 15 ～ 20mmHg 时，曲线趋于平坦，说明前负荷在此范围变化时对每搏功的影响不大。

（3）心室舒张末期压高于 20mmHg 时，曲线平坦或略有轻度下降，但没有出现明显的降支，说明心室即使前负荷过大，每搏功仍不变或仅略有减小。心功能这一特点表明心肌有较强的抗过度延伸性，这是由于肌节内连接蛋白的存在以及心肌细胞外的间质内含有大量胶原纤维，可限制肌节的被动拉长，并且心室壁多层纤维交叉排列不易被伸展。心肌的这种抗过度延伸性的特性对心脏泵血功能具有重要意义，使得心脏在前负荷明显增加时一般不会发生泵血功能的下降；只有在发生严重病理变化的心室，当心脏被过度扩张时，心室功能曲线才会出现明显降支，表明心肌的收缩功能已经严重受损。

根据心室功能曲线，在一定范围内，前负荷越大，心肌的初长度越长，则心肌收缩力就越强，搏出量也越多，每搏功增大，这种不需要神经和体液因素参与，只是通过心肌初长度的变化而引起心肌收缩力改变的调节，称为**异长自身调节**（heterometric autoregulation）。其生理意义在于对搏出量进行精细的调节。例如，当体位改变或动脉压突然增高，以及当左、右心室搏出量不平衡等情况下所出现的充盈量微小变化，可通过此机制改变搏出量，从而使心室舒张末期容积和压力保持在正常范围内。

心室的前负荷主要取决于心室舒张末期充盈的血液量。在体内，心室舒张末期充盈量是静脉回心血量和心室射血后剩余血量的总和。心室射血后剩余血量增加时，舒张期心室内压也增高，静脉回心血量减少，心室充盈量不一定增加。因此，在多数情况下静脉回心血量的多少是决定心室前负荷大小的主要因素。静脉回心血量又受到心室充盈的持续时间、静脉回流速度、心包内压和心室顺应性等因素的影响。因此，凡能影响心室舒张末期充盈量的因素，都可通过异长自身调节改变搏出量。

（二）后负荷

后负荷为肌肉开始收缩时才遇到的负荷或阻力。因此，心室肌收缩时所遇到的后负荷即大动脉血压。心室收缩时必须克服大动脉压的阻力，推开动脉瓣才能将血液射入动脉。在前负荷、心肌收缩能力和心率均不变的情况下，如大动脉血压（后负荷）增高，等容收缩期延长，而射血期缩短，射血速度减慢，搏出量减少。然而在正常情况下，主动脉压在 80 ～ 170mmHg 之间变化时，心输出量一般不会发生明显变化。当动脉血压突然升高而使搏出量减少时，心室内剩余血量增加，若回心血量不变，则心室舒张末期容积（初长度）也增大，可通过异长自身调节提高搏出量到正常水平；同时还可通过神经体液因素引起等长调节加强心肌收缩能力，提高搏出量以适应后负荷的改变。在临床上，高血压患者多见左心室肥大、扩张并导致左心衰竭，其发病机制是由于长期持续的大动脉血压（后负荷）升高并超过一定范围，心室肌为克服后负荷的增加将加强收缩活动，心脏做功量增加，久而久之出现代偿性的心肌肥厚，最终导致泵血功能减退诱发左心衰竭。

（三）心肌收缩能力

前后负荷作为外在因素影响心脏泵血，而心肌本身的功能状态也决定了肌肉收缩的强度和速度。**心肌收缩能力（myocardial contractility）**是一种与前后负荷无关，但可改变心肌力学活动的内在特性。通过心肌收缩能力的改变调节心脏泵血功能的方式，称为**等长调节（homometric regulation）**。心肌收缩能力受到多种因素影响，兴奋-收缩耦联各个环节的变化都能影响心肌收缩能力，其中活化横桥数目和肌球蛋白 ATP 酶活性是关键因素。同一初长度下，如果心肌细胞活化的横桥增多，则心肌细胞的收缩能力增强，心输出量增加，而胞质内 Ca^{2+} 的浓度和（或）肌钙蛋白对 Ca^{2+} 亲和力的增加提高了活化横桥数目在全部横桥中所占的比例。支配心肌的交感神经及血液中的儿茶酚胺是调节心肌收缩力的重要因素。例如，去甲肾上腺素在激动心肌细胞的 β 肾上腺素能受体后，激活细胞膜上的 L 型 Ca^{2+} 通道增加 Ca^{2+} 内流，又进一步促进 Ca^{2+} 从肌质网进入胞质，使活化的横桥数目增多以及 ATP 酶活性增强，从而使心肌收缩能力增强。甲状腺激素增强心肌收缩能力则是通过提高肌球蛋白 ATP 酶的活性。心肌收缩能力增强可使心室功能曲线向左上方移位，表明在前后负荷不变的情况下，每搏功增加，心脏泵血功能增强（图 4-4）；而缺氧、酸性代谢产物增加及心脏迷走神经兴奋、乙酰胆碱等则使心肌收缩力减弱，心室功能曲线向右下方移位（图 4-4）。

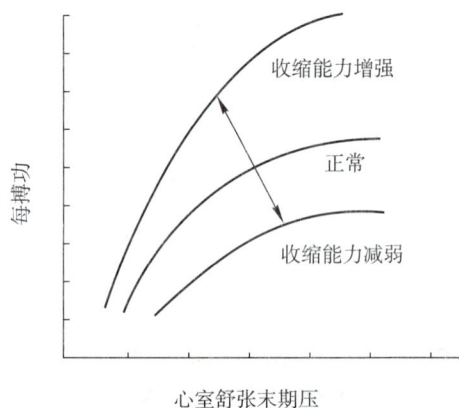

图 4-4　心肌收缩能力对心室功能曲线的影响

（四）心率

在一定范围内，心输出量可随着心率的加快而增加。这是由于心率在一定范围内加快虽然使心室充盈时间有所缩短，但由于大部分静脉回心血量是在快速充盈期内进入心室，因此心室的充盈量和搏出量不会明显减少，而心率的增加可使心输出量明显增加。但当心率过快（超过 180 次/分），心室舒张期明显缩短，充盈量不足，导致搏出量减少，心输出量反而下降；若心率过慢（低于 40 次/分），心室舒张期过长，心室充盈量早已接近最大限度，因此不能再额外增加充盈量，故搏出量也不会增加，反而由于心率过低导致心输出量明显减少。

五、心脏泵血功能的储备

健康成年人在安静状态下，心输出量约 5L；剧烈运动或强体力劳动时，心输出量可达 25～30L，为安静时的 5～6 倍。可见，正常心脏的泵血功能有很强的储备能力。心输出量随机体代谢需要而增加的能力，称为**心泵功能储备或心力储备（cardiac reserve）**，是人体适应环境变化的重要能力之一，反映心脏的健康程度。心泵功能储备可用心脏每分钟能够射出的最大血量，即心脏的最大输出量来表示。训练有素的运动员，心脏的最大输出量可达 35L 以上，是安静时心输出量的 7 倍。

心力储备的大小主要取决于搏出量和心率改变的程度，因此心泵功能储备包括搏出量储备和心率储备两部分。

（一）搏出量储备

搏出量是心室舒张末期容积和收缩末期容积之差，所以搏出量储备又可分为收缩期储备和舒张期储备两部分。前者是通过增强心肌收缩能力和提高射血分数来实现的，而后者则是通过增加舒张末期容积而获得的。静息时舒张末期容积约 125mL，由于心室腔不能过分扩大，一般只能达到 140mL 左右，故舒张期储备仅 15mL 左右；而当心肌最大限度缩短时，心室收缩末期容积可减小到 15～20mL，因而收缩期储备可达 35～40mL。因此，收缩期储备是搏出量储备的主要方面。

（二）心率储备

如搏出量保持不变，而使心率在一定范围内加快，心输出量可增加至静息时的 2～2.5 倍。但心率过快时，如前所述，由于舒张期过短，心室充盈不足，可导致搏出量和心输出量减少。在一般情况下，健康成年人能使心输出量随心率加快而增多的最高心率为 160～180 次 / 分。

因此，心力储备的意义在于当机体增强活动时，心输出量能够相应地增加，以满足代谢活动的需要。坚持体育锻炼能够增加心力储备，可能是通过增强心肌收缩能力、改善心肌血液供应、提高心肌对急性缺氧的耐受力等途径而实现的。

六、心音

在心动周期中，心肌收缩和舒张、瓣膜启闭、血流速度改变产生的湍流和血流撞击心室壁及大动脉壁引起的振动，可通过周围组织传播到胸壁，借助听诊器在胸部某些部位所听到的声音，称为**心音（heart sound）**。若用传感器将这些机械振动转换成电信号经放大并记录下来，所得到的图形称为**心音图（phonocardiogram）**。正常心脏在一个心动周期中可产生 4 个心音，即第一、第二、第三和第四心音。通常用听诊的方法只能听到第一和第二心音；在某些青年人和健康儿童可听到第三心音；单凭听诊器很难听到第四心音，但心音图可记录到低小的第四心音。

1. 第一心音 第一心音标志着心室收缩期的开始，在心尖搏动处（左第 5 肋间锁骨中线内侧）听诊时最清楚，其特点是音调低、持续时间较长。第一心音主要是由房室瓣突然关闭引起的振动，以及心室射出的血液撞击动脉壁引起的振动而产生的。第一心音可反映房室瓣的功能状态及心肌收缩力的强弱。

2. 第二心音 第二心音标志着心室舒张期的开始，在胸骨第 2 肋间（即主动脉瓣和肺动脉瓣听诊区）听诊时最清楚，其特点是音调高、持续时间较短。第二心音的产生主要是由主动脉瓣和肺动脉瓣关闭引起的振动，以及血流冲击大动脉根部和心室舒张引起的室壁振动而形成的。第二心音可反映动脉瓣状态及动脉压的高低。

第三心音发生在快速充盈期末，可在某些健康儿童和青年人听到。第四心音发生在心室舒张的晚期，与心房收缩引起心室充盈有关。

在某些心脏疾病时可产生杂音或其他异常心音，因此心音听诊或心音图的记录对于临床上心脏疾病的诊断具有重要意义。

第二节 心肌细胞的生物电现象和生理特性

一、心肌细胞的分类

心肌细胞作为可兴奋的肌细胞，当受到刺激后具有产生动作电位（兴奋）和收缩的特性。心肌细胞的动作电位是触发心肌细胞收缩和心脏泵血的始动因素。心肌细胞的生物电现象与骨骼肌细胞明显不同且更为复杂，不同类型心肌细胞的动作电位及其形成机制也不尽相同（图 4-5）。

根据组织学和电生理学特点，可将心肌细胞分为两类：一类是普通的心肌细胞，包括心房肌和心室肌，这类细胞具有稳定的静息电位，主要执行收缩功能，称为**工作细胞**（working cell）；另一类为特殊分化的心肌细胞，主要包括窦房结细胞、房室结（也称房室交界）、房室束（也称希氏束）和浦肯野纤维，它们组成**特殊传导系统**（specialized conduction system），这类细胞大多没有稳定的静息电位，并可自动产生节律性兴奋，称为**自律细胞**（autorhythmic cell）。根据心肌细胞动作电位去极化速度的快慢及其不同产生机制，又可将心肌细胞分成**快反应细胞**（fast response cell）和**慢反应细胞**（slow response cell）两类。前者包括心房肌细胞、心室肌细胞和浦肯野纤维等；后者则包括窦房结细胞和房室交界细胞等。

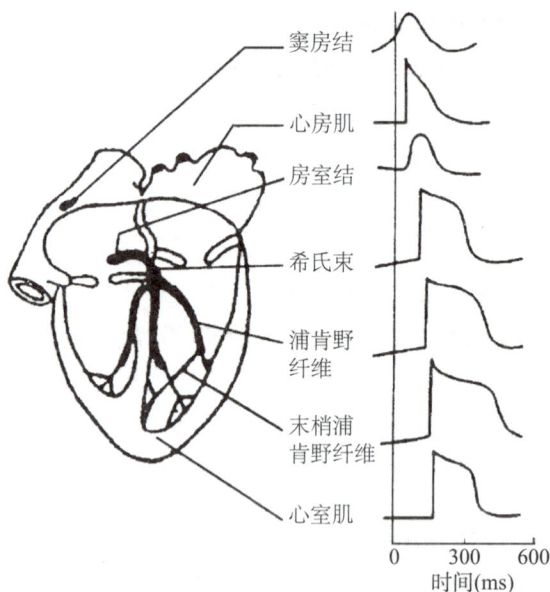

图 4-5 不同类型心肌细胞的跨膜电位

二、工作细胞的跨膜电位及其形成机制

心房肌和心室肌细胞直接参与心脏收缩功能，两者的跨膜电位及其形成机制基本相同，在此以心室肌细胞为例阐述工作细胞的跨膜电位及其形成机制。

（一）静息电位

人的心室肌细胞静息电位为 -90mV，其形成机制与骨骼肌细胞相似，即静息时心室肌细胞膜对 K^+ 的通透性较高，K^+ 顺浓度梯度向膜外扩散（K^+ 外流），是工作细胞静息电位的主要离子基础。另外，心室肌细胞膜在静息时也允许少量 Na^+ 内流，同时 Na^+-K^+ 泵活动也产生一定的超极化电流。因此，心室肌细胞静息电位的数值实际上为上述三种电活动的代数和。

（二）动作电位

心室肌细胞的动作电位明显不同于骨骼肌细胞，其主要特征是动作电位的升支和降支不对称，复极化过程复杂且持续时间长，通常被分为 0 期、1 期、2 期、3 期、4 期五个时期（图 4-6）。

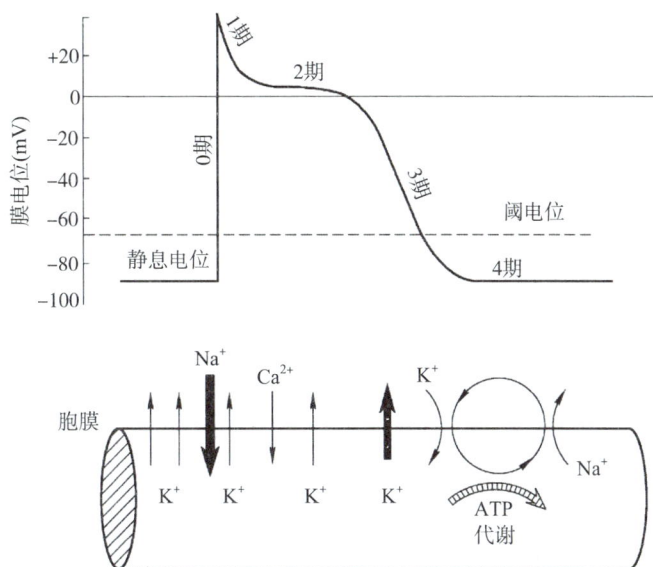

图 4-6 心室肌细胞动作电位和主要离子流示意图

1. 0 期（快速去极化期） 此期去极与 Na^+ 快速内流有关。在起搏点传来的兴奋以及邻近细胞电流的作用下，引起心室肌细胞膜上部分 Na^+ 通道开放，当膜电位去极化到达阈电位（-70mV）水平时，Na^+ 通道快速激活并大量开放，形成再生性 Na^+ 内流，膜电位迅速上升到 +30mV，形成动作电位的 0 期（动作电位升支）。0 期去极化的时间短，幅度大，因而去极化速度很快。介导 0 期去极化的 Na^+ 通道的激活与失活十分迅速，故称为**快通道（fast channel）**。这种 0 期去极化过程由快 Na^+ 通道介导的动作电位称为**快反应动作电位（fast response action potential）**，具有这种特性的心肌细胞称为快反应细胞，包括心房肌、心室肌细胞和浦肯野纤维等。快 Na^+ 通道可被河鲀毒素选择性阻断。

2. 1 期（快速复极化初期） 当心室肌细胞去极化达到峰值后，Na^+ 通道失活关闭，开始复极。1 期仅发生部分复极，0 期和 1 期形成的尖锋，称为锋电位。膜电位由锋电位迅速下降到 0mV 左右，占时约 10ms。在去极化到 -30mV 时，有一种**"瞬时性外向电流"（transient outward current，I_{to}）**产生，该电流主要由 K^+ 快速短暂外流所形成，从而促使膜电位迅速下降到 0mV 左右。I_{to} 可被 K^+ 通道的阻断剂 4- 氨基吡啶（4-AP）所阻断。

3. 2 期（平台期） 在 1 期复极膜电位达 0mV 左右后，复极化过程变得非常缓慢，动作电位图形变平坦，称为**平台期（plateau）**，占时 100 ～ 150ms。平台期是心室肌细胞动作电位持续时间较长的主要原因，也是区别于骨骼肌细胞动作电位的主要特征。平台期的形成主要是由于内向离子流（主要为 Ca^{2+} 内流）与外向离子流（K^+ 外流）的同时存在，平台期初期两种离子流，处于相对平衡状态，使膜电位稳定在零电位左右。随后，Ca^{2+} 通道逐渐失活，而 K^+ 外流逐渐增强，使膜电位缓慢地复极化，形成平台期的晚期。平台期的内向离子流主要是由 Ca^{2+} 和少量的 Na^+ 负载的。心室肌细胞膜上存在一种电压门控的 L（long-lasting）型 Ca^{2+} 通道，在膜去极化达 -40mV 时被激活，长时程持续开放，Ca^{2+} 顺着浓度梯度缓慢内流（允许少量 Na^+ 通透）。L 型 Ca^{2+} 通道由于激活慢、失活慢，故称慢钙通道。Ca^{2+} 通道可被 Mn^{2+} 和 Ca^{2+} 通道阻断剂维拉帕米等阻断。

4. 3 期（快速复极化末期） 由于平台期末膜电位逐渐下降，3 期 L 型 Ca^{2+} 通道失活关闭，

Ca^{2+} 内向离子流完全终止，而 K^+ 外向离子流继续外流，且随时间而逐步递增，导致复极速度加快，膜电位由 0mV 左右较快地复极到 -90mV，完成整个复极化过程。此期占时 100 ～ 150ms。

从 0 期去极化开始到 3 期复极化结束的这段时间，称为**动作电位时程（action potential duration）**。心室肌细胞的动作电位时程为 200 ～ 300ms。

5. 4 期（静息期） 3 期复极结束，膜电位已恢复到静息电位水平，基本稳定在 -90mV，但离子分布状态尚未恢复。由于动作电位期间 Na^+ 进入细胞，而 K^+ 流出细胞，导致膜内外离子浓度变化并激活了 Na^+-K^+ 泵，将 Na^+ 泵出膜外同时把 K^+ 泵回膜内，恢复静息状态时 Na^+ 和 K^+ 的膜内外浓度。动作电位期间流入的 Ca^{2+} 则通过细胞膜上 Na^+-Ca^{2+} 交换体和 Ca^{2+} 泵排出细胞外，从而最终恢复细胞内、外各种离子的正常浓度梯度，并保持心肌细胞的正常兴奋性。

三、自律细胞的跨膜电位及其形成机制

自律细胞是指具有自发产生动作电位或节律性兴奋的心肌细胞，又称特殊传导系统细胞。自律细胞与非自律细胞（工作细胞）跨膜电位的最大不同在于 4 期（图 4-7）。工作细胞 4 期的膜电位是基本稳定在静息电位水平；而自律细胞动作电位 3 期复极化末在达到**最大复极电位（maximal repolarization potential）**后，4 期的膜电位不稳定，立即开始自动去极化，当再次到达阈电位水平时，引起一次新的动作电位，称为**4 期自动去极化（phase 4 spontaneous depolarization）**。4 期自动去极化是自律细胞产生自动节律性的基础。不同类型自律细胞动作电位的特征和产生机制也不尽相同，现以窦房结 P 细胞和浦肯野细胞为代表介绍自律细胞动作电位特征及机制。

（一）窦房结 P 细胞

窦房结内的自律细胞为 P 细胞（Pacemaker cell），其动作电位具有以下特征：①最大复极电位（-70mV）和阈电位（-40mV）的绝对值较小。②0 期去极化速度慢（约 10V/s），时程长（约 7ms），幅度小（约 70mV）。③无明显的复极 1 期和 2 期，通常将其分为 0、3、4 三个时期。④4 期自动去极化速度快（约 0.1V/s）。图 4-7 示窦房结起搏细胞的动作电位形成过程及波形图。

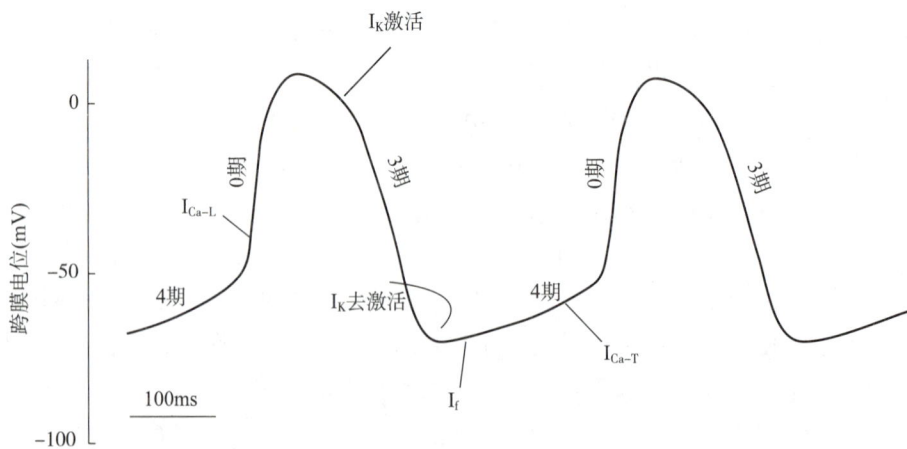

图 4-7　窦房结起搏细胞 4 期去极化和动作电位发生原理示意图

1. 0 期 即去极化过程。当自动去极化达阈电位水平（约 -40mV）时，L 型 Ca^{2+} 通道被激活，Ca^{2+} 内流，触发 0 期去极化。由于 Ca^{2+} 通道激活慢，导致 0 期去极化缓慢，持续时间长，此类 L 型 Ca^{2+} 通道称为**慢通道（slow channel）**。去极化过程由慢 Ca^{2+} 通道介导的动作电位称为

慢反应动作电位（slow response action potential），具有这种特性的心肌细胞称为慢反应细胞。

2. 3 期　即复极化过程。与心室肌细胞动作电位相比，窦房结起搏细胞由于很少表达 I_{to} 通道和缺乏 I_{K1} 通道，动作电位无明显的 1 期和 2 期，0 期去极化后直接进入 3 期。其复极化过程主要依赖于 I_K 通道来完成。由于 0 期达到 0mV 时，L 型 Ca^{2+} 通道逐渐失活，Ca^{2+} 内流逐渐减少，而 I_K 通道被进一步激活，K^+ 外流进一步增强，并达到最大复极电位约为 –70mV。

3. 4 期　即自动去极化过程。窦房结起搏细胞复极至最大复极电位后立即开始自动去极化，至少有三种离子参与自动去极化过程，包括一种外向离子流减弱和两种内向离子流增强共同作用，最后产生净内向电流所形成。①I_K 通道的时间依从性关闭（或称去激活），K^+ 外流逐渐减少。②Na^+ 负载的内向起搏电流（I_f）。③短时开放的 T（transient）型 Ca^{2+} 通道，在 4 期自动去极化到 –50mV 时被激活，引起的内向 Ca^{2+} 电流（I_{Ca-T}），其中 K^+ 外流（I_K）进行性衰减是窦房结 P 细胞 4 期自动去极化最重要的离子基础。

I_f 内向电流主要离子成分是 Na^+，负载这种内向电流的膜通道在动作电位 3 期复极电位达 –60mV 左右开始被激活而开放，随着复极化程度增加，其开放程度也增加，至 –100mV 左右被充分激活。I_f 内向电流有时间依从性，去极化程度随时间延长而增加，一旦去极化达到阈电位水平，便又产生一次动作电位；同时，当去极化达到 –50mV 时，由于膜通道失活，该内向电流也停止。可见动作电位 3 期复极电位是引起 I_f 内向电流启动和发展的因素，I_f 内向电流的增强又导致膜进行性去极化，进而产生另一次动作电位，而此动作电位反过来又终止 I_f 内向电流，如此浦肯野细胞周而复始地不断产生自动节律性兴奋。I_f 内向电流，也称起搏电流。I_f 的通道虽允许 Na^+ 通过，但不同于快钠通道，两者激活的电压水平不同，I_f 可被铯（Cs）所阻滞，而对河鲀毒素不敏感。

（二）浦肯野细胞

浦肯野细胞的动作电位分为 0 期去极化和复极的 1、2、3、4 共五个时期，其中 0、1、2、3 期的形态和形成的离子基础与工作细胞基本相同。不同的是浦肯野细胞 4 期的膜电位不稳定，当 3 期复极达最大复极电位（约 –90mV）后，即产生自动去极化，达阈电位后进而产生另一次动作电位。与窦房结起搏细胞相似，浦肯野细胞 4 期自动去极化产生机制，也包括外向离子流（I_K）的减弱和内向离子流（I_f）的增强两个方面。不同的是，I_f 在浦肯野细胞 4 期自动去极化过程中的作用更为重要。

四、心肌细胞的生理特性

兴奋性、自律性、传导性和收缩性是心肌细胞的四种生理特性。其中兴奋性、自律性和传导性是心肌的电生理特性，表现为心肌细胞膜的生物电变化；而收缩性是心肌的机械特性，表现为肌节变短的机械变化。工作细胞具有兴奋性、传导性和收缩性，但无自律性；自律细胞具有兴奋性、自律性和传导性，但无收缩性；而结区细胞有兴奋性和传导性，但无自律性和收缩性。四个生理特性密不可分，共同保证心脏有序而协调的功能活动，实现泵血功能。

（一）兴奋性

1. 兴奋性的周期性变化　心肌细胞每发生一次兴奋，引起产生动作电位的离子通道由备用状态经历激活、失活和复活等变化过程，导致膜电位发生一系列规律性的变化，兴奋性也随之出现相应的周期性改变，先后经历有效不应期、相对不应期和超常期等几个时期。现以心室肌细胞为例，说明在一次兴奋过程中兴奋性的周期性变化（图4-8）。

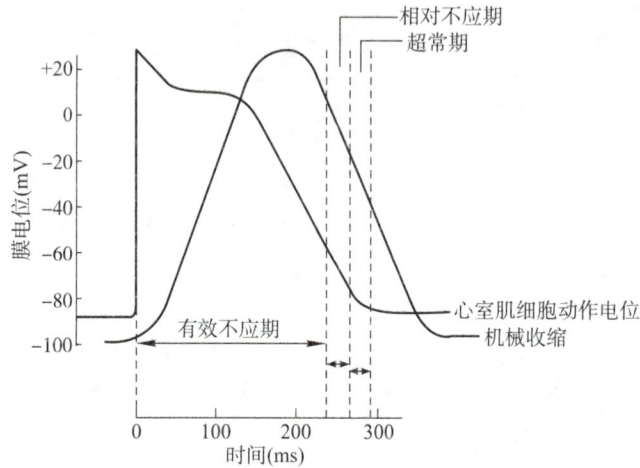

图4-8   心室肌细胞动作电位期间兴奋性的周期性变化及其与机械收缩的关系

（1）有效不应期   由于从0期去极化开始到3期膜电位恢复到−60mV这段时间内，心肌细胞不能产生新的可扩布的动作电位，这段时间称为**有效不应期**（effective refractory period，ERP）。其包括连续变化的两个时期：绝对不应期和局部反应期。**绝对不应期**（absolute refractory period，ARP），即从动作电位0期去极化开始到3期复极化−55mV的这段时期，膜的兴奋性完全丧失，对任何强度的刺激都不能产生去极化；**局部反应期**（local response period），即膜电位由−55mV继续恢复到约−60mV的这段时间，如果给予一个足够强的刺激，细胞膜可产生局部的去极化反应，但仍不能发生动作电位。产生有效不应期的离子基础是这段时间内Na$^+$通道全部失活，兴奋性为零（绝对不应期）；或仅少量复活但其激活产生的内向电流仍不足以使膜去极化到阈电位，因此兴奋性极低（局部反应期）。

（2）相对不应期   从有效不应期结束（膜电位−60mV）到复极化基本完成（−80mV）的期间内，当给予一个适当的阈上刺激，可产生一次新的动作电位，这段时间称为**相对不应期**（relative refractory period，RRP）。但所引起的动作电位0期去极化的幅度和上升速率都比正常的动作电位小，兴奋的传导速度也较慢。其离子基础是此时已有相当数量的Na$^+$通道恢复到备用状态，但尚未全部恢复，只有更强的刺激（阈上刺激）才能激活足够的Na$^+$通道产生动作电位，故相对不应期心肌细胞的兴奋性仍然低于正常。

（3）超常期   心肌细胞继续复极，膜电位由−80mV恢复至−90mV这段时间内，钠通道也基本恢复到备用状态，但由于此期膜电位水平正处于静息电位与阈电位之间，因此距阈电位的差值小于正常，此时给予一个阈下刺激就可引起一个新的动作电位，心肌的兴奋性高于正常，故这段时间称为**超常期**（supranormal period，SNP）。

2. 兴奋性的周期性变化与收缩活动的关系   所有神经和肌肉细胞经历了一次兴奋后，兴奋性发生周期性变化是其共同特性，但由于心肌细胞的动作电位存在平台期，因而其兴奋性变化的主要特点是有效不应期较长，历时200～300ms，相当于整个收缩期和舒张早期。心肌只有在舒张早期以后，才有可能接受另一刺激产生新的兴奋和收缩，所以心肌不会像骨骼肌那样发生完全性强直收缩，始终保持着收缩与舒张的交替出现，保证了心脏充盈和射血活动的正常进行（图4-9）。

在正常情况下，当窦房结产生的每一次兴奋传到心房肌和心室肌时，心房肌和心室肌前一次兴奋的不应期已结束，因此可产生新的兴奋，整个心脏就能按照窦房结的节律进行活动。如果在心室肌的有效不应期后、下一次窦房结兴奋到达前，心室肌受到外来刺激或异位节律点发放的冲动作用，则可提前产生一次兴奋和收缩，分别称为期前兴奋和**期前收缩**（premature systole）。期前兴奋也有其自身的有效不应期，当紧接在期前兴奋后的一次窦房结的兴奋传至心室时，常恰好落在期前兴奋的有效不应期内，则不能引起心室兴奋，须等下一次窦房结兴奋传来时才能引起兴奋和收缩。故在一次期前收缩之后常伴有一段较长的心室舒张期，称为**代偿间歇**（compensatory pause），然后再恢复窦性节律（图4-9）。

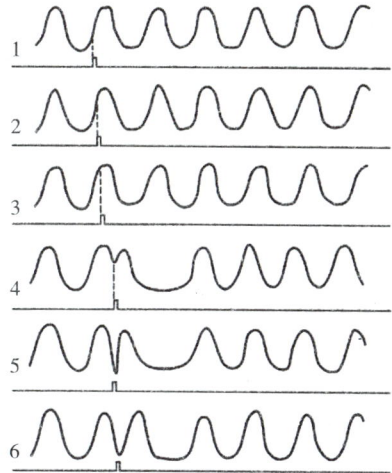

图4-9　期前收缩和代偿间歇

每条曲线下的电磁标记号指示给予电刺激的时间。曲线1～3：刺激落在有效不应期内，不引起反应；曲线4～6：刺激落在相对不应期内，引起期前收缩和代偿间歇

（二）自动节律性

在没有外来刺激的情况下，心肌细胞或组织具有自动发生节律性兴奋的能力或特性，称为**自动节律性**（autorhythmicity），简称自律性。衡量自动节律性的指标是频率和规律性。正常情况下，心肌组织自律性较规则，因此常以频率作为衡量自律性的指标。

1. 心脏的起搏点　心脏特殊传导系统中各部分的心肌细胞均具有自律性，但不同部位自律细胞的自律性高低存在差异。其中窦房结的自律性最高，约为100次/分；房室束及其分支约为40次/分；浦肯野纤维自律性最低，约为25次/分。生理情况下，由于窦房结自律性最高，它所产生的自律性兴奋依次扩布至心房肌、房室结、房室束、心室内传导组织和心室肌，最终控制了整个心脏的兴奋和收缩，因此窦房结被称为心脏的**正常起搏点**（normal pacemaker）。正常起搏点所形成的心脏节律称为**窦性节律**（sinus rhythm）。其他自律细胞的自律性较低，通常处于窦房结的控制之下，其本身的自律性并不表现出来，仅起传导兴奋的作用，故称为**潜在起搏点**（latent pacemaker）。在病理情况下，由于兴奋传导阻滞等原因窦房结不能控制其他自律组织的活动，潜在起搏点所发出的兴奋节律就会控制心脏的活动，从而成为**异位起搏点**（ectopic pacemaker）。

2. 影响自律性的因素　自律细胞的4期自动去极化使膜电位从最大复极电位达到阈电位的过程是形成心肌自律性的重要因素。因此，4期自动去极化的速率、最大复极电位水平与阈电位水平之间的差距均影响自律性的高低（图4-10），其中4期去极化速率最为重要。如果其

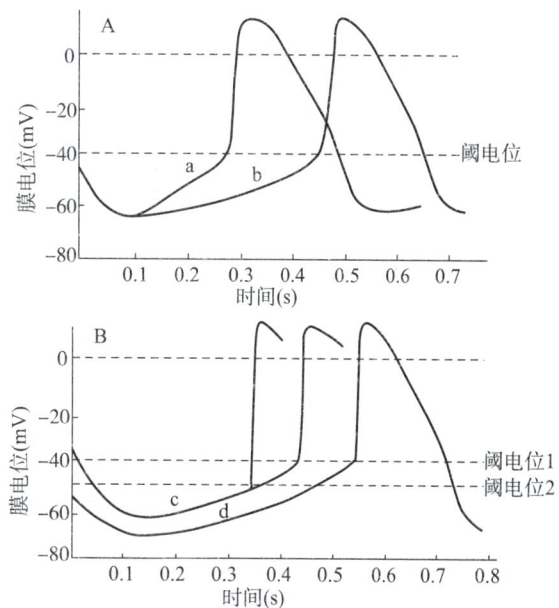

图4-10　影响自律性的因素示意图

A：4期去极化速率由a减到b时，自律性降低；
B：最大复极电位由c超极化到d，或阈电位由2上升到1时，自律性降低

他条件不变，4 期自动去极化的速率愈快，或者最大复极电位水平与阈电位水平之间的距离靠近，则达到阈电位所需时间愈短，单位时间内产生的兴奋次数愈多，自律性也愈高；反之，自律性就降低。

（三）传导性

心肌细胞具有传导兴奋（动作电位）的能力或特性，称为**传导性（conductivity）**。传导性的高低可用兴奋的扩布速度来衡量。相邻心肌细胞之间的兴奋是以局部电流的形式通过缝隙连接（闰盘）直接扩布，并引起整个心脏的同步性活动。因此，尽管心肌细胞在形态结构上是彼此隔开的，但在功能上如同一个细胞，可被看作是功能上的合胞体。

1. 兴奋在心脏内的传导　兴奋在心脏的传导过程是通过特殊传导系统有序进行的。生理情况下，窦房结发出的兴奋通过心房肌传播到整个右心房和左心房引发心房收缩，尤其是通过心房肌构成的所谓**优势传导通路（preferential pathway）**（此处的心房肌细胞排列方向一致，结构整齐，兴奋传导速度较一般心房肌细胞为快）将兴奋迅速传到房室结，再经房室束和左、右束支传至浦肯野纤维网，最终引起整个心室肌的兴奋。

由于各种心肌细胞的兴奋传导速度不同，构成了心肌兴奋传播的特点：①兴奋在两心房、两心室内传导速度较快。其原因，一是因为在心房肌细胞之间、心室肌细胞之间存在有闰盘结构，形成具有低电阻特性的缝隙连接，使得兴奋在心房肌内传导速度达到 0.4m/s、心室肌内传导速度达到 1m/s；二是心房内优势传导通路传导兴奋的速度可以达到 1.0 ～ 1.2m/s，心室内浦肯野纤维传导兴奋的速度可达 4m/s。兴奋在两心房、两心室传导速度较快这一特性有利于整个心房或整个心室发生同步兴奋和收缩，有利于射血。②房室结细胞的传导速度很慢，其中又以结区（0.02m/s）最慢，因此经过房室结的兴奋传播所需时间较长，称为**房室延搁（atrioventricular delay）**。这一特点同样也具有重要生理意义，因为房室结是正常时兴奋由心房传至心室的唯一通路，所以心室的收缩总是出现在心房收缩结束后，形成心房、心室先后有序的收缩活动，保证心室有足够的血液充盈。但是，由于房室结的兴奋传导速度最慢，因此房室传导阻滞在临床上极为常见。

2. 影响传导性的因素　影响传导性的因素包括结构因素和生理因素两个方面。

（1）结构因素　心肌细胞的直径大小决定兴奋传导速度，直径大的细胞电阻小，产生的局部电流大，传导速度就快；反之，则传导速度慢。心房肌、心室肌和浦肯野纤维的直径都较大，末梢浦肯野纤维的直径最大，兴奋的传导速度最快，且浦肯野纤维呈网状分布于整个心室壁，兴奋可沿浦肯野纤维网迅速而广泛地传到左、右两心室，有助于左、右两心室的同步兴奋。此外，细胞间的连接方式是影响传导性的又一重要结构因素。细胞间缝隙连接构成了细胞间的低电阻通道，缝隙连接通道数量越多，传导性越好。

（2）生理因素　主要包括 0 期去极化速度和幅度、膜电位水平和邻近未兴奋心肌细胞的兴奋性。如果心肌细胞 0 期去极化速度加快、幅度变大，邻近未兴奋区域兴奋性升高，传导速度加快；反之，亦然。

（四）收缩性

心肌细胞的收缩机制与骨骼肌相似，受到刺激后首先产生动作电位，通过兴奋 - 收缩耦联引起肌丝滑行，引起心肌细胞收缩。但心肌细胞的结构和电生理特性与骨骼肌细胞并不完全相同，因此心肌细胞的收缩还有其自身特点。

1. "全或无"式收缩或同步收缩 心肌细胞间相接触的闰盘部分电阻低,心房和心室内特殊传导组织的传导速度快,因此心房或心室可以分别看作是各自功能上的合胞体。兴奋传到心房或心室后几乎同时扩布至心房或心室的所有心肌细胞,引起左右心房肌、左右心室肌近乎同步收缩,称为"全或无"式收缩。同步收缩效果好、力量大,有利于心脏泵血。

2. 不发生强直收缩 心肌细胞有效不应期特别长,相当于整个收缩期和舒张早期,在此期间,任何刺激都不能引起心肌细胞兴奋,只有过了舒张早期,即有效不应期之后,心肌才能接受刺激并产生新的兴奋和收缩。因此正常情况下心脏不会产生强直收缩,始终保持着收缩与舒张交替的节律活动,这对于保证心脏射血与充盈正常进行具有重要的生理意义。

3. 对细胞外 Ca^{2+} 的依赖性 一是由于心肌细胞的肌浆网不如骨骼肌发达,储存的 Ca^{2+} 较少。二是肌浆网终池中的 Ca^{2+} 必须在胞外流入胞浆的 Ca^{2+} 触发下才能大量释放。由于 Ca^{2+} 少量内流触发肌浆网释放大量 Ca^{2+} 的过程或机制称为**钙诱导钙释放**(calcium induced calcium release,**CICR**)。

五、体表心电图

心脏各部分在兴奋过程中出现的生物电活动,可通过细胞外液等导电物质和组织传导至体表。利用电极和仪器在体表把心脏电变化记录出来所形成的曲线,称为**心电图**(electrocardiogram,**ECG**)。心电图所反映的是整个心脏兴奋过程中每个瞬间的综合心电向量变化,与单个心肌细胞兴奋时的电位变化曲线有明显的差别,与心脏的机械舒缩活动也完全不同。

心电图反映的是记录电极之间的电位差,通常将探测电极放置在体表规定部位,并通过导联线与心电图机连接。目前临床上使用的常规心电图记录是根据国际通用的标准导联系统测量出来的,共包含 12 个不同的导联方式:Ⅰ、Ⅱ、Ⅲ 三个标准肢体导联,aVR、aVL、aVF 三个加压单极肢体导联和 $V_1 \sim V_6$ 六个单极胸导联。由于放置电极位置不同,记录出来的心电图波形也不同,但都包含几个基本波形,即一个 P 波,一个 QRS 波群和一个 T 波,以及各个波形之间形成的间期和时间段(图4-11)。以下以标准 Ⅱ 导联为例,介绍一个心动周期中正常心电图各波和间期的形态及其生理意义。

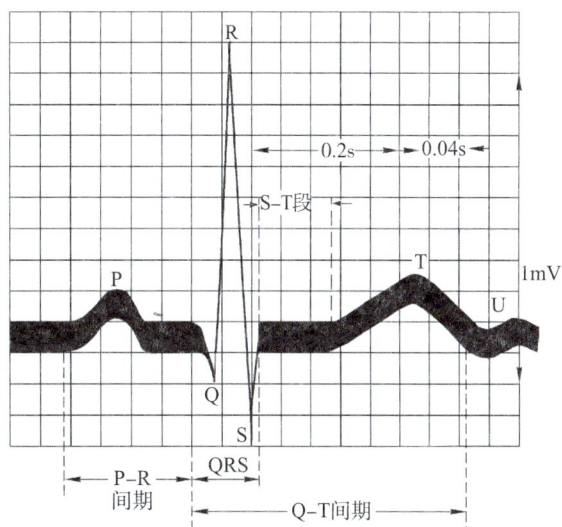

图 4-11 正常人心电图模式图

1. P 波 反映左右心房去极化过程。P 波波形小而圆钝,历时 $0.08 \sim 0.11s$,波幅不超过 0.25mV。

2. QRS 波群 反映左右心室去极化过程。典型的 QRS 波群包括三个紧密相连的电位波动,第一个向下的波为 Q 波,继 Q 波后一个高而尖向上的波为 R 波,紧接着的最后一个向下的波为 S 波。在不同导联的记录中,这三个波不一定都出现,各波波幅在不同导联中变化也较大。波群历时 $0.06 \sim 0.10s$,代表心室肌兴奋传播所需的时间。

3. T 波 反映左右心室复极化过程。T 波的方向与 QRS 波群的主波方向相同。T 波历时 $0.05 \sim 0.25s$,波幅为 $0.1 \sim 0.8mV$。如果出现 T 波低平、双向或倒置,主要反映心肌缺血。

4. U 波　T 波后出现的一个低而宽的波，方向一般与 T 波一致。U 波的意义和成因尚不十分清楚。

5. PR 间期（或 PQ 间期）　从 P 波起点到 QRS 波群起点的时程，代表兴奋从心房传到心室并引起心室开始兴奋所需的时间，即房室传导时间。其历时 0.12～0.20s，PR 间期延长常表示发生房室传导阻滞。

6. QT 间期　从 QRS 波起点到 T 波终点的时程，代表从心室开始去极化到完全复极化所经历的时间。QT 间期的长短与心率成反变关系，心率越快，QT 间期越短。

7. ST 段　从 QRS 波群终点到 T 波起点之间的线段，代表心室各部分心肌细胞均处于动作电位的平台期。各部分之间的电位差很小，正常时 ST 段应与基线平齐。ST 段的异常下降或抬高常表示心肌缺血或损伤。

第三节　血管生理

一、各类血管的结构及功能特点

血管系统与心脏共同构成一个密闭的循环通道，心脏主要完成泵血功能，血管起着输送血液、分配血量和物质交换的作用。血管可分为动脉、静脉和毛细血管。各类血管在整个血管系统中所处的部位不同，具有不同的结构和功能特点。根据各类血管的结构和功能特点，可将血管分为以下几类。

（一）弹性储器血管

弹性储器血管（windkessel vessel）是指主动脉和肺动脉主干及其发出的最大分支，这些血管壁厚，含丰富弹性纤维，富有弹性和可扩张性。弹性储器血管具有缓冲动脉血压和维持血液连续流动的作用。

（二）分配血管

分配血管（distribution vessel）指从弹性储器血管至小动脉之间的动脉管道，即中动脉，其功能是将血液输送至各组织器官。

（三）阻力血管

阻力血管指小动脉（直径 1mm 以下）和微动脉（直径 20～30μm），其管壁富含平滑肌，收缩性好。在神经或体液调节下，通过平滑肌的舒缩活动可改变其管径大小，从而改变血流阻力。由于此段血管口径小，形成的血流阻力很大，故称为**阻力血管**（resistance vessel）。

（四）交换血管

交换血管指真毛细血管，因其管壁薄，通透性好，数量多，分布广，与组织细胞的接触面积大，有利于血液与组织液进行物质交换，故称为**交换血管**（exchange vessel）。

（五）容量血管

容量血管指静脉系统，与同级的动脉相比，静脉的数量多，口径大，管壁薄，易扩张，因此容量大。安静时，循环系统的血量有 60%～ 70% 容纳于静脉系统中，故静脉系统称为**容量血管**（**capacitance vessel**），起储存血库的作用。

二、血流量、血流阻力和血压

血液在血管内流动的一系列物理学问题属于**血流动力学**（**hemodynamics**）范畴。血流动力学的基本内容是血流量、血流阻力和血压及其相互的关系。

（一）血流量和血流速度

单位时间内流经某一血管截面的血量称为**血流量**（**blood flow**），也称容积速度，通常以 mL/min 或 L/min 表示。血流量大小取决于两个因素，即血管两端的压力差和血管对血流的阻力。

根据流体力学原理，血流量（Q）与血管两端的压力差（ΔP）成正比，与血流阻力（R）成反比，即：

$$Q = \Delta P/R$$

因为循环系统是一个密闭的管道系统，按照流体力学规律，各个截面的流量是相等的。因此，在体循环中，各段血管总的血流量也是相等的，即都等于心输出量。

对于某一器官，则公式中的 Q 即为器官血流量，ΔP 为灌注该器官的平均动脉压和静脉压之差，R 为该器官的血流阻力。在整体内，供应不同器官血液的动脉血压基本相同，因此器官血流量的多少主要取决于该器官对血流的阻力。器官血流阻力的变化是调节器官血流量的重要因素。

血液在血管内流动的线速度，即一个质点在血流中的前进速度，称为血流速度。各类血管的血流速度与血流量成正比，与同类血管的总截面积成反比，因此血管各段的血流速度是不相等的。体内主动脉的横截面积最小，据估计，毛细血管的总截面积约是主动脉的 220 ～ 440 倍，因此血流速度在主动脉中最快，为 189 ～ 220mm/s，毛细血管中的血流速度最慢，为 0.3 ～ 0.7mm/s。动脉内的血流速度还受心脏活动的影响，心缩期的流速比心舒期的快。测定血流速度对判断心脏收缩功能有一定的参考意义。

（二）血流阻力

血液在血管内流动所遇到的阻力称为**血流阻力**（**blood flow resistance**）。血流阻力来源有两方面：①血液内部的摩擦力。②血液与血管间的摩擦力。血流阻力一般不能直接测量，需计算得出。计算血流阻力的公式如下：

$$R = 8\eta L/\pi r^4$$

此式中 R 为血流阻力，η 为血液黏滞度，L 为血管长度，r 为血管半径。一般而言，血管长度可看作不变的常数，故血流阻力与血液黏滞度成正比，与血管半径的 4 次方成反比。对于一个器官而言，如果血液黏滞度不变，器官的血流量主要取决于该器官阻力血管的口径大小。如果血管口径减小一半，则血流阻力将增加至原来的 16 倍。

（三）血压

血压（**blood pressure，BP**）是指血管内流动的血液对单位面积血管壁的侧压力，即压强。国际标准压强的计量单位为帕（Pa），Pa 的单位较小，故血压的单位通常用千帕（kPa）。由于长期以来人们都用水银检压计测量血压，因此习惯上用毫米汞柱（mmHg）为单位，1mmHg ＝ 0.133kPa。血管系统各部分都具有血压，分别称为动脉血压、毛细血管血压和静脉血压。静脉血压很低，常用厘米水柱（cmH$_2$O）表示，1cmH$_2$O = 0.098kPa。通常所指的血压指动脉血压。

三、动脉血压和动脉脉搏

（一）动脉血压

1. 动脉血压及正常值　动脉血压（arterial blood pressure）一般是指主动脉的血压。由于在大动脉内血压降低幅度较小，为测量方便，通常以肱动脉血压代表主动脉的血压。一个心动周期中，动脉血压随心室收缩和舒张而发生规律性波动。心室收缩射血时，动脉血压快速上升达最高值，称为**收缩压**（systolic pressure）。心室舒张，动脉血压降低，于心室舒张末期降至最低值，称为**舒张压**（diastolic pressure）。收缩压与舒张压的差值称为**脉搏压**（pulse pressure）。整个心动周期中各瞬间动脉血压的平均值，称为**平均动脉压**（mean arterial pressure）（图 4-12）。

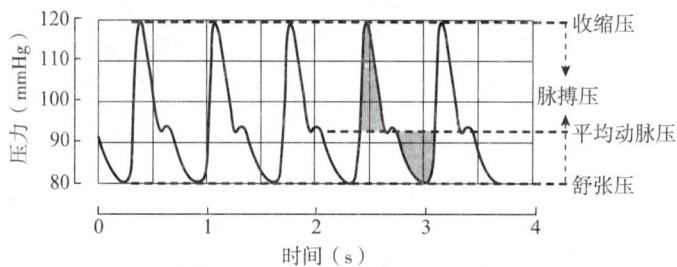

图 4-12　主动脉血压波形图

由于心室收缩期比舒张期短，故平均动脉压值较接近于舒张压值，其计算公式为：

$$平均动脉压＝舒张压 +1/3 脉搏压$$

动脉血压的习惯写法是：收缩压 / 舒张压 kPa（收缩压 / 舒张压 mmHg），如 16.0/10.7kPa（120/80mmHg）。通常以测量肱动脉血压为标准。我国健康青年人，安静时的收缩压为 100 ～ 120mmHg，舒张压为 60 ～ 80mmHg，脉搏压为 30 ～ 40mmHg，平均动脉压在 100mmHg 左右。临床上，安静时舒张压 ≥ 90mmHg，或收缩压 ≥ 140mmHg 则为高血压；如舒张压低于 60mmHg，或收缩压低于 90mmHg，则为低血压。

2. 动脉血压的形成　包括四个基本因素，血液对血管的充盈、心脏射血、外周阻力和大动脉的弹性。

（1）**血液对血管的充盈**　在整个循环系统内约有 5000mL 血液，有足量的血液充盈是形成血压的物质基础。在动物实验条件下使心搏停止，则血液停止流动，主动脉与右心房（即体循环）间压力差消失，体循环各段血管中压力相等，此时血管中的压力仍比大气压高 0.93kPa（7mmHg）。在循环系统中这种单纯由于血液充盈所产生的压力，称**循环系统平均充盈压**（mean circulatory filling pressure）。人的循环系统平均充盈压估计接近这一数值。

（2）**心脏射血**　心脏射血是产生动脉血压的基本条件。心室肌收缩，将血液射入主动脉，所释放的能量转化为两部分：一部分表现为动能，用于推动一定量的血液进入动脉；另一部分则转化为大动脉扩张所储存的势能。在循环过程中，随着血流动能的消耗，势能逐渐转变为推动血流前进的动能，使血液在血管中持续流动。所以血液从大动脉经体循环流向右心房的全过程中，由于不断消耗能量而血压逐渐降低，最后由大静脉回右心房时，压力已近于零。但各段血管的下降是不均匀的，这是因为血液在各段血管中所遇到的阻力不等。血液流经小动脉、微动脉时，血压下降幅度最大，这是因为血液流经此处所遇阻力最大，故势能消耗最多。

心脏射血呈周期性间断，故在主动脉及中等以上动脉系统中，血压也随心脏间断射血而呈现周期性波动。但在小动脉以下部分，这种波动随着血压下降而减少，以至消失。

（3）外周阻力 外周阻力是产生动脉血压的另一基本条件。循环系统的外周阻力主要是指小动脉和微动脉对血流的阻力。如仅有心室收缩射血，而无外周阻力，则心室收缩释放的能量将全部表现为动能，使血液全部迅速流至外周，因而不能维持动脉血压。由于外周阻力的存在，在收缩期心室每次射血只有 1/3 的血量流到外周，其余 2/3 则存在于主动脉和大动脉中，对血管壁产生侧压力。在心室舒张期，储存在主动脉和大动脉中的势能继续推动其余 2/3 的血量流向外周。

（4）弹性储器血管的作用 当心脏收缩射血时，由于大动脉的弹性储器作用以及外周阻力的存在，仅有 1/3 射出血量流向外周，其余 2/3 暂时储存在胸腔大动脉中。这样，心室收缩时释放的能量中有一部分以势能的形式被储存在弹性储器血管壁中。心室舒张停止射血时，扩张的大动脉发生弹性回缩，将在心缩期储存的血液继续推向外周（图 4–13）。大动脉的弹性储器作用一方面可使心室间断的射血变为动脉内持续的血液流动；另一方面，还能缓冲血压的波动，使收缩压不致过高，并维持舒张压于一定的水平。

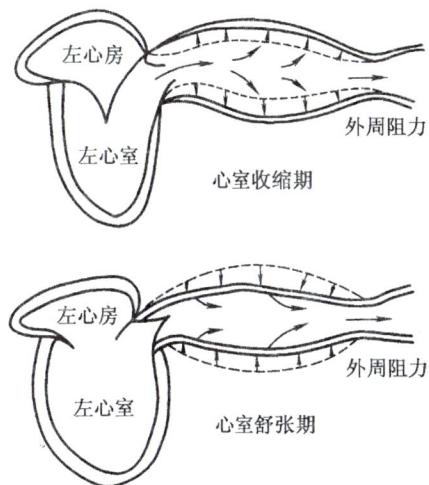

图 4–13 主动脉弹性对血流和血压的作用示意图

3. 影响动脉血压的因素

（1）每搏输出量 每搏输出量增加时，射入动脉的血量增多，管壁所承受的压强加大，故收缩压升高明显。由于收缩压升高使血流加速，致使舒张期末大动脉内存留血量增加不多，故舒张压增高不明显，从而使脉搏压增大。反之，当每搏输出量减少时，则收缩压降低。因此，收缩压高低主要反映心脏每搏输出量的多少。

（2）心率 在一定范围内，心率加快则心输出量增加，动脉血压升高；反之，心率减慢则动脉血压降低。如每搏输出量和外周阻力不变，心率加快时，则由于心舒期缩短，在心舒期流至外周的血量减少，心舒期末主动脉内存留的血量增多，故舒张压升高。由于心舒期末主动脉内存留的血量增多，致使心缩期主动脉内血量增多，收缩压也相应升高，但由于动脉血压升高可使血流加速，在心缩期内有较多血液流向外周，故收缩压升高不如舒张压升高显著，脉搏压减小。相反，心率减慢时，舒张压降低的幅度较收缩压降低幅度大，故脉搏压增大。心率过快或过慢，都可使心输出量减少，血压下降。

（3）外周阻力 如心输出量不变而外周阻力改变时，对收缩压、舒张压都有影响，以舒张压所受影响更显著。这是因为在心舒期血液流向外周的速度主要取决于外周阻力。当外周阻力增大时，动脉血流向外周的速度减慢，心舒期留在动脉内的血量增多，故舒张压升高；反之，外周阻力减小时则舒张压降低。因此，舒张压主要反映外周阻力的大小。

（4）大动脉管壁的弹性 大动脉管壁的弹性具有缓冲动脉血压变化的作用，即可使脉搏压减小。大动脉管壁弹性在短期内不会有明显变化，但老年时血管壁中胶原纤维增生逐渐取代平滑肌和弹性纤维，使血管的可扩张性和弹性减弱，因此老年人可表现为收缩压升高、舒张压降低、脉搏压增大。

（5）循环血量与血管容量的关系 循环血量与血管容量相适应，才能使血管有足够的血量充盈,这是形成动脉血压的物质基础。正常机体内,循环血量与血管容量相适应,故血管系统的充盈程度变化不大。若失血量不超过总血量的 20%,可通过小动脉、微动脉收缩以增加外周阻力,通过小静脉收缩以减小血管容量,经此调节后,仍可维持血管充盈,使动脉血压不致显著降低。若失血量超过 30%,体内调节作用已不能保持血管系统的正常充盈状态,血压将急剧下降,可引起休克;如果循环血量不变,而血管容量大大增加,则血液将充盈在扩张的血管中,造成回心血量减少,心输出量也减少,动脉血压也将下降。

(二)动脉脉搏

在每一心动周期中,随着心脏的收缩和舒张,动脉内压力发生周期性波动。这种周期性的压力变化可引起动脉血管产生搏动,称为**动脉脉搏**(arterial pulse),简称脉搏。动脉脉搏所反映的压力变化能以波的形式从主动脉开始沿着动脉管壁向外周传播,一般在身体的浅表动脉均可摸到。

四、微循环

微循环(microcirculation)是指微动脉和微静脉之间的血液循环。

(一)微循环的组成及血流通路

由于各组织器官的形态与功能不同,其微循环的组成和结构也不相同。典型的微循环一般由微动脉、后微动脉、毛细血管前括约肌、真毛细血管、通血毛细血管、动 – 静脉吻合支和微静脉 7 个部分组成(图 4-14)。微动脉管壁含有完整的平滑肌成分,后微动脉平滑肌成分减少,毛细血管前括约肌是围绕在真毛细血管入口处的平滑肌细胞,真毛细血管仅有单层内皮细胞,微静脉有较薄的平滑肌组织。

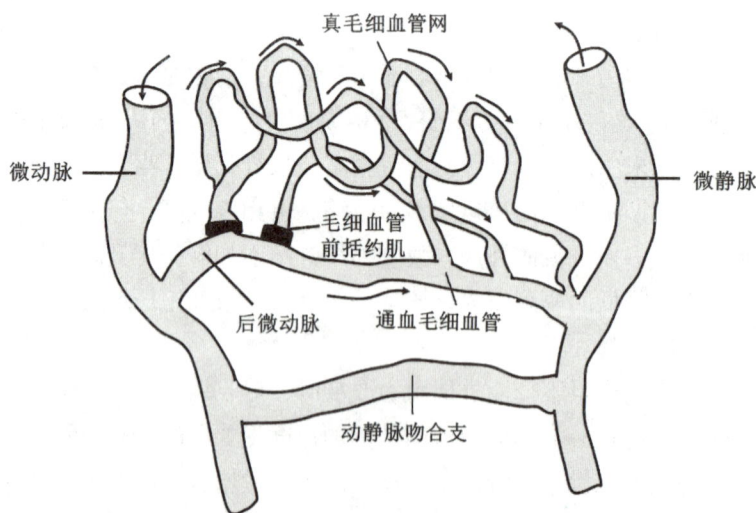

图 4-14 肠系膜微循环模式图

1. 直捷通路 血液从微动脉→后微动脉→通血毛细血管→微静脉的通路称为**直捷通路**(thoroughfare channel)。这一通路途径较短,血流速度快并经常处于开放状态,主要功能是促使血液迅速通过微循环由静脉回流入心。在骨骼肌中这类通路较多。

2. 动静脉短路 血液从微动脉→动静脉吻合支→微静脉的通路称为**动静脉短路**（arteriovenous shunt）。这一通路管壁较厚，途径最短，血流速度快，但经常处于关闭状态。当环境温度升高时，动 - 静脉短路开放，皮肤血流量增加，促进散热；当环境温度降低时，动 - 静脉短路关闭，皮肤血流量减少，有利于保存体热，故具有体温调节作用。在人的皮肤，特别是手掌、足底、耳郭等处，动静脉短路分布较多。

3. 迂回通路 血液从微动脉→后微动脉→毛细血管前括约肌→真毛细血管网→微静脉的通路称为**迂回通路**（circuitous channel）。这一通路管壁薄，途径长，血流速度慢，通透性好，有利于物质交换，故又称营养通路，是血液与组织细胞进行物质交换的主要场所。

（二）毛细血管的物质交换方式

毛细血管壁的结构很适宜血液与组织液之间的物质交换。经毛细血管壁进行的物质交换主要有以下几种方式。

1. 扩散 扩散是血液与组织液之间进行物质交换的最主要方式。其扩散动力是该溶质在毛细血管壁两侧的浓度差，即溶质由浓度高的一侧向浓度低的一侧发生净移动。扩散的速率与溶质的浓度差、毛细血管壁对该溶质的通透性及毛细血管壁的有效交换面积成正比，与毛细血管壁的厚度（扩散距离）成反比。脂溶性物质如 O_2、CO_2，可以直接通过毛细血管壁的内皮细胞进行扩散；水溶性物质，如 Na^+、Cl^-、葡萄糖、尿素等，则通过毛细血管壁的孔隙进行扩散。由于扩散速度很快，大于血流速度数十倍之多，因此血液流经毛细血管的时间虽然很短，但各种物质的交换仍然很充分。

2. 滤过和重吸收 在毛细血管壁两侧静水压差和胶体渗透压差的作用下，液体及小分子物质从毛细血管向组织液移动，称为滤过；液体及小分子物质从组织液向毛细血管内移动，则称为重吸收。在血液和组织液间的物质交换中，以滤过和重吸收方式进行交换的量远比以扩散方式交换的量少，但滤过和重吸收方式在组织液的生成中起很重要的作用。

3. 胞纳和胞吐 毛细血管的内皮细胞可将其一侧的液体物质包围和吞入细胞内，形成吞饮小泡，运送至另一侧，通过胞吐排出细胞外。一般认为大分子物质，如蛋白质，可通过这种方式进行交换。

五、组织液和淋巴液的生成与回流

存在于组织细胞间隙内的细胞外液，称为**组织液**（interstitial fluid）。机体每个细胞都浸润在组织液之中，所以组织液是细胞和血液进行物质交换的中介。部分组织液进入毛细淋巴管成为淋巴液。淋巴液经淋巴循环最后又回流入血液。

（一）组织液的生成与回流

组织液存在于组织细胞的间隙中，绝大部分呈胶冻状，它的基质是胶原纤维和透明质酸，不能自由流动。因此，组织液不会因重力作用而流至身体的低垂部分。组织液也有一小部分（约占组织液的 1%）呈液态，可自由流动。自由流动的组织液与不能自由流动的组织液经常保持动态平衡。

毛细血管血浆中的水和营养物质透过血管壁滤过进入组织间隙的过程，称为组织液生成。组织液中的水和代谢产物透过毛细血管壁重吸收入毛细血管的过程，称为组织液回流。

在组织液生成和回流的过程中，毛细血管壁对液体的通透性是滤过条件；滤过的动力则取决于血管内血液和组织液两方面4个因素，即毛细血管血压、血浆胶体渗透压、组织液静水压和组织液胶体渗透压。按这些因素的作用方向不同而归类为两种力量：①毛细血管血压和组织液胶体渗透压是组织液生成的动力。②血浆胶体渗透压和组织液静水压是阻止滤过、促进组织液回流的力量。滤过力量和回流力量之差称为**有效滤过压（effective filtration pressure）**，其关系可用下列公式表示：

有效滤过压=（毛细血管血压+组织液胶体渗透压）-（血浆胶体渗透压+组织液静水压）

当有效滤过压为正值时，液体就由毛细血管滤出生成组织液；有效滤过压为负值时，液体从组织间隙中被重吸收回毛细血管（图4-15）。

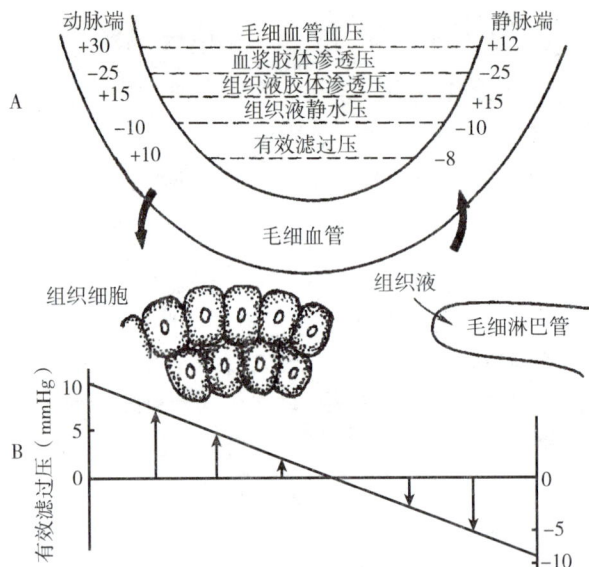

图4-15　组织液的生成与回流
图中数值单位为 mmHg

人体毛细血管动脉端平均压为30mmHg，静脉端平均压为12mmHg，组织液胶体渗透压约为15mmHg，组织液静水压约为10mmHg，血浆胶体渗透压为25mmHg，因此：

动脉端：

有效滤过压=（30+15）-（25+10）=10mmHg

静脉端：

有效滤过压=（12+15）-（25+10）=-8mmHg

上述数值说明，在毛细血管动脉端有效滤过压为正值，液体被滤出毛细血管；而毛细血管静脉端有效滤过压为负值，液体回流进入毛细血管。血液流过毛细血管时，血压从动脉端向静脉端逐步下降，因此有效滤过压也逐渐变化，即从动脉端的正值逐渐下降到零，再向负值变化。所以毛细血管中液体的滤出和回流是一个渐变过程，没有明显的界线。

组织液不断生成，又不断回流，形成动态平衡。在回流中，约90%的组织液由毛细血管静脉端回流，约10%的组织液流入毛细淋巴管形成淋巴液，再经淋巴系统汇入静脉。如因某些原因使组织液生成过多或组织液回流障碍，则生成与回流的动态平衡被破坏，以致组织间隙中潴留过多液体，导致组织水肿。

（二）影响组织液生成与回流的因素

上述决定有效滤过压的各种因素以及毛细血管壁通透性和淋巴循环的变化，都可影响组织液的生成和回流。

1. 毛细血管血压　毛细血管血压是促进组织液生成、阻止组织液回流的主要因素。其他条件不变，毛细血管血压增高，有效滤过压增大，组织液生成增多，回流减少，从而引起水肿。如右心衰竭时，静脉回流受阻，静脉淤血，使毛细血管后阻力增大，毛细血管血压逆行性升高，组织液生成增多，导致全身性水肿。

2. 血浆胶体渗透压　血浆胶体渗透压是促进组织液回流、阻止组织液生成的因素，它由血浆蛋白分子（主要是白蛋白）形成。某些肾脏疾病，由于大量蛋白随尿排出，使血浆蛋白含量减少；或肝脏疾病时，肝合成血浆蛋白减少，都可导致血浆胶体渗透压降低，有效滤过压增大，组织液生成增多，造成全身性水肿。

3. 毛细血管壁的通透性　正常情况下，血浆蛋白不易通过正常毛细血管壁，这就使血浆胶体渗透压和组织液胶体渗透压总能保持正常水平和一定的差值。在烧伤、过敏反应时，组织释放大量组胺，使毛细血管壁通透性显著升高，部分血浆蛋白渗出毛细血管，使病变部位组织液胶体渗透压升高，组织液生成增多而回流减少，导致局部水肿。

4. 淋巴回流　正常时约有10%的组织液经淋巴管回流入血液，从而保持组织液生成量和回流量的平衡。如果淋巴回流受阻，在受阻淋巴管远心端的组织液回流受阻而积聚，也可引起局部浮肿，如丝虫病引起的下肢水肿等。

（三）淋巴循环

从毛细血管动脉端滤过而生成的组织液中，约有10%进入毛细淋巴管，形成淋巴液。淋巴液在淋巴系统内流动称为**淋巴循环（lymphatic circulation）**。

1. 淋巴液的生成与回流　毛细淋巴管末端为袋状盲管，管壁由单层内皮细胞构成，没有基膜。相邻内皮细胞的边缘像瓦片状互相重叠覆盖，形成向管腔内开放的单向活瓣样结构（图4-16）。组织间隙中的液体和大分子物质，如蛋白质，甚至侵入组织间隙的细菌、血细胞等都可通过内皮细胞间隙的活瓣进入毛细淋巴管。毛细淋巴管内皮细胞有收缩性，每分钟能收缩若干次，推送淋巴液向大的淋巴管流动。毛细淋巴管弛缓时，由于瓣膜作用使淋巴液不能逆流。在淋巴液汇入淋巴管的途中经过淋巴结而获得淋巴细胞，最后汇聚至胸导管和右淋巴管注入静脉。

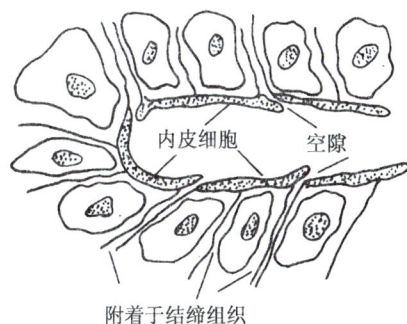

图4-16　毛细淋巴管盲端结构示意图

2. 淋巴循环的功能　淋巴循环是血液循环的辅助和补充，具有回收组织液中的蛋白质，运输脂肪及其他营养物质，调节血浆和组织液之间的液体平衡，清除组织中的红细胞、细菌及其他微粒等功能。

六、静脉血压和静脉回心血量

静脉系统容量大，血管壁薄，易扩张，因此静脉不仅是血液回流入心脏的通道，还起着储存血液的作用。静脉的舒缩可有效地调节回心血量和心输出量。

（一）静脉血压

静脉系统位于毛细血管网与右心房之间，因此静脉血压既能影响毛细血管的功能，又能影响心脏的功能。

1. 中心静脉压　通常将胸腔大静脉或右心房的压力称为**中心静脉压（central venous pressure，CVP）**，其正常值为 0.4～1.2kPa（4～12cmH$_2$O）。中心静脉压的高低取决于两个因素：①心脏射血能力：如心脏功能良好，能及时将回心的血液射入动脉，则中心静脉压较低；如心脏射血功能减弱（心肌损伤、心力衰竭时），右心房和腔静脉淤血，则中心静脉压升高。②静脉回心血量：在心脏射血能力不变时，静脉回心血量增多或减少，中心静脉压会相应升高或降低。心室充盈度也受中心静脉压的影响，中心静脉压过低，则心室充盈不足，心输出量将会减少。但中心静脉压过高又不利于静脉血回流入心房。因此，中心静脉压可以反映静脉回心血量和心脏的功能状态，也可用作控制补液速度和补液量的指标。中心静脉压过低，常提示血量不足或静脉回流障碍；如中心静脉压高于正常或呈进行性上升趋势，常提示输液过多、过快或心脏射血功能不全。中心静脉压常用心导管法直接测定。

2. 外周静脉压　各器官静脉的血压称为**外周静脉压（peripheral venous pressure）**，通常以人体平卧时的肘静脉压为代表，正常值为 0.5～1.4kPa（5～14cmH$_2$O）。当心功能减弱导致中心静脉压升高时，静脉回流减慢，血液滞留于外周静脉内而使外周静脉压升高。

（二）静脉回心血量及其影响因素

单位时间内静脉回心血量的多少取决于外周静脉压与中心静脉压之差，以及静脉对血流的阻力。此外，由于静脉管壁薄、易扩张，静脉血流还受重力和体位的影响。现分述如下。

1. 体循环平均充盈压　体循环平均充盈压是反映血管系统内血液充盈程度的指标。当血容量增加或容量血管收缩时，体循环平均充盈压升高，静脉回心血量增多；反之，当血容量减少或容量血管舒张时，体循环平均充盈压降低，静脉回心血量减少。

2. 心肌收缩力　心肌收缩力加强时，射血速度快、射血量多，使心室排空比较完全，在心舒期室内压较低，对心房和大静脉中血液的抽吸力量较大，故使静脉回心的血流速度加快，回心血量增加。反之，如心力衰竭患者，由于心肌收缩力减弱，不能及时将静脉回流的血液射入动脉，心舒期心室内压升高，以致大量血液淤积于心房和大静脉，造成心脏扩大、静脉高压和静脉回流受阻。如果心力衰竭发生于右心（右心衰竭），则患者出现颈静脉怒张、肝脾肿大、下肢浮肿等体循环静脉淤血的体征；若心力衰竭发生于左心（左心衰竭），则引起患者肺循环高压、肺淤血和肺水肿等。

3. 骨骼肌的挤压作用　下肢运动，骨骼肌收缩，位于肌肉内或肌肉间的静脉受到挤压，使静脉回流加快。同时由于四肢的静脉内存在向心方向的静脉瓣，肌肉收缩时，静脉内的血液只能向心脏方向流动而不能逆流。因此，骨骼肌与静脉瓣共同发挥推动静脉血向心流动的泵作用，称为静脉泵或肌肉泵。长期站立工作的人，不能发挥肌肉泵的作用，易引起下肢静脉淤血，乃至形成静脉曲张。

4. 呼吸运动　胸膜腔内压低于大气压，称为胸膜腔负压。吸气时，胸廓扩大，胸膜腔负压值加大，胸腔内的大静脉和右心房被牵拉而扩张，中心静脉压降低，静脉回流加快。呼气时，胸膜腔负压值减小，则静脉回心血量减少。因此，呼吸运动对静脉回流也起着泵的作用。

5. 重力和体位　由于静脉壁薄，易扩张，故静脉血压和静脉血流易受重力的影响。人体平卧时全身静脉基本与心脏处于同一水平，重力对静脉压和静脉血流不起重要作用。当由平卧转为站立时，由于重力影响，使心脏水平以下的容量血管扩张，可多容纳 500mL 血液，故静脉回心血量减少，心输出量降低。这种变化在健康人由于神经系统迅速调节而不被察觉。但长期卧床患者，由于静脉管壁的紧张较低，可扩张性较大，同时腹壁和下肢肌内收缩力下降，因而由平卧突然站立时，回心血量减少导致脑供血不足而发生晕厥等症状。一般人由卧位或蹲位突然站立时，偶尔也会发生眩晕、眼前发黑等现象，但很快就可通过调节得以恢复。

第四节　心血管活动的调节

人体在不同的生理状况下，各器官组织的代谢水平不同，对血流量的需求也不同。机体对心脏和各部分血管的活动进行调节，使它随组织器官或机体代谢水平的变化而改变。对心脏主要是改变心肌收缩力和心率以调节心输出量，对血管则是改变阻力血管和容量血管的口径以调节外周阻力和回心血量。

一、神经调节

心肌和血管平滑肌接受交感和副交感神经双重支配。机体对心血管活动的神经调节是通过各种心血管反射而实现的。

（一）心脏的神经支配及其作用

支配心脏的传出神经为心交感神经和心迷走神经。前者加强心脏活动，后者抑制心脏活动，两者对心脏的作用是相互拮抗的。

1. 心交感神经及其作用　心交感神经的节前纤维起自脊髓胸段 1 ～ 5 节的灰质侧角，在星状神经节或颈交感神经节中更换神经元。节后神经在心脏附近形成心脏神经丛，支配窦房结、心房肌、房室交界、房室束和心室肌。两侧心交感神经在心脏的分布有差别，支配窦房结的主要来自右侧心交感神经，支配房室交界的主要来自左侧心交感神经。

心交感节后纤维属肾上腺素能纤维，其末梢释放的递质为**去甲肾上腺素（norepinephrine，NE）**，与心肌细胞膜上的 β_1 受体结合，产生大量的 cAMP，使心肌细胞膜上的 Ca^{2+} 通道激活，Ca^{2+} 内流增加，使心率加快（正性变时作用）、心缩力加强（正性变力作用）、房室交界传导速度加快（正性变传导作用）。心交感神经对心脏的兴奋作用可被 β 受体阻滞剂如普萘洛尔（心得安）等阻滞。

2. 心迷走神经及其作用　心迷走神经的节前神经元位于延髓的迷走神经背核和疑核区域。节前纤维下行进入心脏，在心内神经节换元，节后纤维支配窦房结、心房肌、房室交界、房室束及其分支，只有少量纤维支配心室肌。右侧心迷走神经主要影响窦房结的活动，左侧心迷走神经主要影响房室传导的功能。

心迷走神经节后纤维末梢释放的神经递质是乙酰胆碱，与心肌细胞膜上 M 型受体结合，使细胞膜对 K^+ 的通透性增大，K^+ 外流增多，并降低了对 Ca^{2+} 的通透性，Ca^{2+} 内流减少，从而导致心率减慢（负性变时作用）、房室传导速度减慢（负性变传导作用）、心房肌收缩力减弱（负性变力作用）。心迷走神经对心脏的抑制作用可被 M 受体阻滞剂阿托品等药物所阻滞。

一般而言，心迷走神经和心交感神经对心脏的作用相互拮抗。但当两者同时对心脏发挥作用时，在多数情况下，心迷走神经的作用比心交感神经占有更大优势。

（二）血管的神经支配及其作用

支配血管平滑肌的神经纤维称为血管运动神经纤维，分为缩血管神经纤维和舒血管神经纤维两类。人体大多数血管只受缩血管神经的单一支配，只有一小部分血管兼受缩血管和舒血管神经的双重支配。

1. 交感缩血管神经 其节前神经元位于脊髓第 1 胸段至第 2 ～ 3 腰段灰质侧角，节后神经元位于椎旁和椎前神经节内，发出的节后纤维分布到除真毛细血管以外的所有血管平滑肌，末梢释放 NE，它主要与血管平滑肌细胞膜上的 α 受体结合，产生缩血管效应。

在安静状态下，交感缩血管神经纤维持续发放低频冲动（1 ～ 3 次 / 秒），称为交感缩血管神经的紧张性活动。这种紧张性活动使血管平滑肌维持一定程度的收缩。当交感缩血管神经紧张性加强时，血管平滑肌可进一步收缩，口径更小；反之，当紧张性减弱时，血管平滑肌收缩程度减弱，血管舒张。

体内几乎所有的血管都受交感缩血管神经支配，但不同部位的血管中交感缩血管神经纤维的分布密度不同。皮肤血管中交感缩血管神经纤维分布最密，骨骼肌和内脏的血管次之，冠状血管和脑血管中分布较少。在同一器官中，动脉中交感缩血管神经纤维的密度高于静脉，而动脉中又以微动脉分布最密，但在毛细血管前括约肌中交感缩血管神经纤维分布很少。

2. 舒血管神经 舒血管神经分布较为局限，主要有两种类型：①交感舒血管神经：主要分布于骨骼肌血管。其节后纤维释放的递质是乙酰胆碱，与血管平滑肌的 M 受体结合，使血管舒张。交感舒血管神经纤维在平时没有紧张性活动，当情绪激动、恐慌或进行防御性反应时才发放冲动，使骨骼肌血管舒张、血流量增多，对平时的血压调节作用较小。②副交感舒血管神经：仅分布于少数器官如脑膜、唾液腺、胃肠道腺体和外生殖器等的血管平滑肌，作用范围较局限。其末梢释放的递质是乙酰胆碱，与血管平滑肌细胞上 M 受体结合，引起血管舒张。舒血管神经一般无紧张性活动，只对所支配器官的血流起调节作用，对循环系统的总外周阻力影响不大。

（三）心血管中枢

在中枢神经系统中，与调节心血管活动有关的神经元群，称为**心血管中枢**（**cardiovascular center**）。它分布于中枢神经系统从脊髓到大脑皮层的各个部位，它们各具有不同功能，又密切联系，使整个心血管系统功能协调统一，并与整体活动相适应。

1. 延髓心血管中枢 延髓是调节心血管活动的最基本中枢。动物实验结果表明，只要保持延髓及其以下中枢部分的完整，血压就能接近正常水平，并能完成一定的心血管反射，高位中枢的作用也是通过延髓中枢下传到脊髓交感节前神经元而产生效应。延髓心血管中枢包括心交感中枢、心迷走中枢和交感缩血管中枢。心交感中枢与心迷走中枢之间存在相互拮抗的作用。在平时机体处于安静情况下，延髓心血管中枢均有紧张性活动，分别称为心迷走紧张、心交感紧张和交感缩血管紧张。这些神经元的紧张性活动表现为神经纤维维持持续的低频放电活动。

2. 延髓以上的心血管中枢 在延髓以上的脑干、小脑、下丘脑乃至大脑皮层中都存在与心血管活动有关的神经元。它们在心血管活动调节中所起的作用较延髓心血管中枢更为复杂，特别表现在对心血管活动和机体其他功能之间复杂的整合方面。

（四）心血管活动的反射性调节

神经系统对心血管活动的调节是通过各种心血管反射而实现的。机体内、外环境中的各种变化可以被机体各种相应的内外感受器所感受，通过反射引起各种心血管效应。

1. 颈动脉窦和主动脉弓压力感受性反射

（1）反射弧 在颈动脉窦和主动脉弓血管壁的外膜下有丰富的感觉神经末梢，其分支末端膨大呈卵圆形，分别称颈动脉窦压力感受器和主动脉弓压力感受器。动脉的压力感受器并不是直接感受血压的变化，而是感受血管壁受机械牵张的程度，因此它们是机械感受器或血管壁牵张感受器。颈动脉窦压力感受器传入神经为窦神经，它与舌咽神经合并进入延髓，主动脉弓压力感受器的传入神经为主动脉神经，走行于迷走神经而后进入延髓。兔的主动脉神经在颈部自成一束，与迷走神经和颈交感神经伴行，称为降压神经，在颅底并入迷走神经干。压力感受性反射的传出神经为心迷走神经、心交感神经和交感缩血管神经，效应器为心脏和血管。

（2）反射效应 当动脉血压突然升高时，颈动脉窦和主动脉弓压力感受器受到的牵张刺激加强，使其发放冲动的频率增高，分别经窦神经与主动脉神经传至延髓心血管中枢，使心迷走中枢紧张性增强，心交感中枢和交感缩血管中枢紧张性减弱，分别通过各自的传出神经作用于心脏和血管，使心率减慢、心肌收缩力减弱、心输出量减少；同时使血管舒张、外周阻力下降。由于心输出量减少和外周阻力下降，因而动脉血压降低。反之，当动脉血压降低时，则发生相反的效应，使心率加快，心肌收缩力加强，心输出量增加；血管收缩，外周阻力增加，则使动脉血压回升（图4-17）。由于正常血压对动脉管壁已具有一定的牵张作用，因此，颈动脉窦和主动脉弓压力感受器经常发放一定数量的传入冲动，使心迷走中枢紧张性加强，心交感中枢和交感缩血管中枢紧张性减弱，其效应使血压下降，故颈动脉窦和主动脉弓**压力感受性反射（baroreceptor reflex）**又称**降压反射（depressor reflex）**。

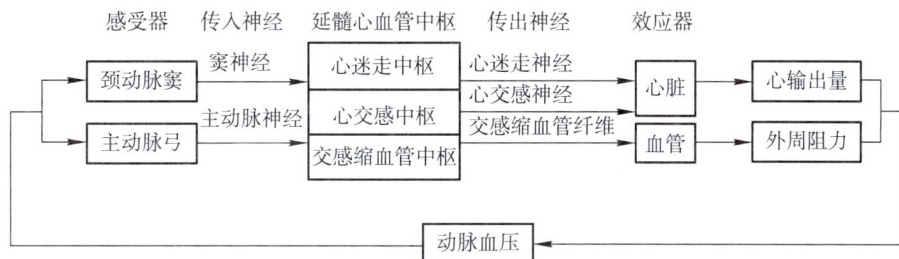

图 4-17 颈动脉窦和主动脉弓压力感受性反射途径示意图

（3）反射的特点及生理意义 压力感受性反射的作用特点：①窦内压在8.0～24.0kPa（60～180mmHg）范围内，压力感受器的传入冲动频率与动脉管壁的扩张程度成正比，且对搏动性的压力变化要比稳定的压力变化更为敏感。这一特征与正常机体动脉血压随心动周期而波动的特点相适应。②窦内压在13.33kPa（100mmHg）左右时，窦内压的轻微变化即可引起主动脉血压的明显改变。这表明窦内压在这一段范围内变动时，压力感受性反射的调节最为灵敏。③当窦内压在8.0kPa（60mmHg）以下时，压力感受器无传入冲动，即压力感受器反射不发挥作用，表明颈动脉窦压力感受器的刺激阈值为8.0kPa（60mmHg）。当灌注压超过24.0kPa（180mmHg）时，压力感受器的传入冲动不再增加，主动脉血压也不再出现明显降低，说明压力感受器的兴奋已达饱和。可见降压反射在血压正常波动范围内反应最为灵敏，因此降压反射对于维持正常血压的相对稳定起重要作用。④血压缓慢、持续升高时，反射可以重调定。如高血压患者的压力感受器已产生适应现象，对牵张刺激的敏感性降低，此时反射的调节范围上移，使血压在较高的水平上维持稳定。

颈动脉窦和主动脉弓压力感受性反射是一种负反馈调节机制，其生理意义是短时间内快速调节动脉血压，使动脉血压保持相对稳定。由于颈动脉窦和主动脉弓压力感受器正好位于脑和心脏供血通路的起始部，因此，此反射对于维持脑和心脏等重要脏器的正常血供具有特别重要的意义。

2. 颈动脉体和主动脉体化学感受性反射　位于颈总动脉分叉处的颈动脉体及主动脉弓下方的主动脉体是化学感受器，对血液内 O_2 分压下降、CO_2 分压升高及 H^+ 浓度升高等刺激特别敏感。该反射通常对心血管不起调节作用，只调节呼吸运动，只有在低氧、窒息、动脉血压低于 8.0kPa（60mmHg）或酸中毒等情况下，才发挥比较明显的作用，其效应是心率加快、心输出量增加、心脏和脑的血流量增加，而腹腔内脏和肾脏的血流量减少。

3. 心肺感受器反射　在心房、心室和肺循环大血管壁存在许多感受器，总称为心肺感受器。当心房、心室和肺循环大血管内压力升高或血容量增多使心脏和血管壁受到牵拉刺激，感受器兴奋，引起交感紧张性降低，心迷走紧张性加强，导致心率减慢、心输出量减少、外周血管阻力降低，故血压下降；也可通过肾交感神经活动的抑制，导致肾素和血管升压素释放减少，使肾血流量增加，肾排水和排钠量增多。这表明心肺感受器引起的反射在血量及体液量和成分的调节中有重要的生理意义。

二、体液调节

心血管活动的体液调节是指血液和组织液中所含的化学物质对心脏和血管平滑肌活动的调节。这些体液因素主要通过血液运输广泛作用于心血管系统，有些则主要作用于局部的血管平滑肌，对局部组织的血流量起调节作用。

（一）肾上腺素和去甲肾上腺素

肾上腺素（epinephrine，E）和 NE 在化学结构上都属**儿茶酚胺（catecholamine）**类。循环血液中的 E 和 NE 主要由肾上腺髓质分泌，其中 E 约占 80%，NE 约占 20%。交感神经节后纤维末梢释放的 NE 一般均在局部发挥作用，仅少量进入血液。

E 和 NE 对心血管的作用既有共性，又有特殊性。

1. 对心脏的作用　在心肌细胞膜上分布有 β_1 受体，E 与 NE 都可与它结合，使心率加快，心缩力加强，心输出量增加。但在整体内，静脉注射 NE 常出现心率减慢，这是因为 NE 主要作用于血管平滑肌上的 α 受体，使多数血管收缩，血压升高，再通过降压反射使心率减慢，从而掩盖了 NE 对心脏的直接兴奋效应。

2. 对血管的作用　在血管平滑肌上分布有 α 和 β_2 受体，兴奋 α 受体可使血管收缩，兴奋 β_2 受体则使血管舒张。E 与 α 和 β_2 受体的结合能力都很强，因此对血管的效应取决于两种受体在血管上的分布情况。在皮肤、肾脏、胃肠道等器官的血管平滑肌细胞膜上，α 受体数量占优势，故 E 可使这些器官的血管收缩；而在骨骼肌、肝脏和冠状血管中 β_2 受体分布占优势，因此 E 可使这些血管舒张。所以 E 对血管的作用主要在于重新分配血量，而无明显改变外周阻力和升压作用。NE 与 α 受体结合能力较强，可使全身各器官的血管广泛收缩，外周阻力明显加大，动脉血压升高。

鉴于 E 有明显的强心作用，故临床常作为强心急救药。NE 有明显的升压作用，临床上常用作升压药。

（二）肾素 – 血管紧张素系统

肾脏近球细胞释放**肾素（renin）**进入血液后，可将血浆中的血管紧张素原水解为**血管紧张素Ⅰ（angiotensin Ⅰ）**，经肺循环时，在肺血管紧张素转换酶的作用下，转变为**血管紧张素Ⅱ（angiotensin Ⅱ）**，后者又在氨基肽酶作用下转变为血管紧张素Ⅲ。

血管紧张素Ⅱ是一种活性很高的升血压物质，其主要作用如下。

1. 强力收缩全身小动脉和静脉 前者可加大外周阻力，后者可增加静脉回心血量，使心输出量增加，两者共同作用使动脉血压升高。

2. 促进肾上腺皮质分泌醛固酮 醛固酮作用于肾远曲小管和集合管，促进对 Na^+ 和水的重吸收，使血容量增加，血压升高。

此外，血管紧张素Ⅱ还有促进交感神经末梢递质释放和提高交感缩血管中枢紧张性的作用。

由于肾素、血管紧张素和醛固酮之间功能上相连续而密切相关，因此特称**肾素 – 血管紧张素 – 醛固酮系统（renin-angiotensin-aldosterone system，RAAS）**。此系统也是动脉血压长时程稳定调节的重要因素之一。血管紧张素Ⅲ的缩血管作用只有血管紧张素Ⅱ的 1/5 左右，但它刺激肾上腺皮质合成和释放醛固酮的作用较强，使血浆中醛固酮的浓度升高。血管紧张素Ⅰ的作用不明显，但对肾上腺髓质分泌 E 和 NE 有一定的刺激作用。

（三）血管升压素

血管升压素（vasopressin，VP）是由下丘脑视上核和室旁核神经元合成，经下丘脑 – 垂体束轴浆运输到神经垂体储存，平时少量释放入血液循环。正常情况下，血管升压素在调节血压中不起明显作用，而主要是促进肾远曲小管和集合管对水的重吸收，使尿量减少，起抗利尿作用，故又称为**抗利尿激素（antidiuretic hormone，ADH）**。在禁水、外科手术、大失血等情况下，血管升压素浓度明显高于正常，此时才能引起血管收缩和血压升高。

（四）心房钠尿肽

心房钠尿肽（atrial natriuretic peptide，ANP）是由心房肌细胞合成和释放的一类多肽。它具有强烈的利尿排钠的作用，并使血管平滑肌舒张，外周阻力降低，使心率减慢，每搏输出量减少，心输出量减少，血压降低。此外，它还有抑制肾素 – 血管紧张素 – 醛固酮系统的作用，间接地促进 Na^+ 的排泄和抑制血管升压素的作用。当血容量增加和血压升高时，心房肌细胞释放心房钠尿肽，引起利尿和排钠效应。因此，它是体内调节水盐平衡的一种重要体液因素。

（五）血管内皮细胞生成的血管活性物质

血管内皮细胞可生成和释放若干种血管活性物质，引起血管平滑肌的舒张和收缩。比较重要的有以下两种。

1. 内皮舒张因子 目前已明确，**内皮舒张因子（endothelium-derived relaxing factor，EDRF）**是**一氧化氮（nitric oxide，NO）**。NO 也是乙酰胆碱引起血管舒张的中介物质。NO 可使血管平滑肌细胞内 Ca^{2+} 浓度降低，导致血管舒张；还可与前列环素等舒血管物质共同对抗交感神经末梢释放的 NE 及其他缩血管物质的作用，保证正常血压与器官灌流量。

2. 内皮缩血管因子 **内皮缩血管因子（endothelium-derived vasoconstrictor factor，EDCF）**是由血管内皮细胞产生的多种缩血管物质，其中研究得较深入的是**内皮素（endothelin，ET）**。

ET 是目前已知血管活性物质中最强的缩血管物质。

（六）激肽释放酶 – 激肽系统

激肽释放酶 – 激肽系统（kallikrein–kinin system） 在体内参与多种功能活动，在此主要讨论其对心血管活动的作用。

1. 激肽的生成和降解 激肽是由激肽原在激肽释放酶作用下生成的。体内有两种来源的激肽释放酶。一种存在于血浆中，称血浆激肽释放酶；另一种存在于组织（肾、唾液腺、胰腺）中，称为组织激肽释放酶。前者可将高分子量激肽原（存在于血浆中）转变为缓激肽；后者可将低分子量激肽原转变为血管舒张素，血管舒张素在氨基肽酶作用下转变为缓激肽。缓激肽在激肽酶作用下水解失活。

2. 激肽对血管的作用 激肽可使血管平滑肌舒张和毛细血管通透性增强，但对其他平滑肌则引起收缩。缓激肽和血管舒张素是已知的最强烈的舒血管物质，可使局部血管舒张，血流量增加。

（七）组胺

组胺（histamine） 是组氨酸在脱羧酶的作用下生成的，广泛存在于各种组织中，特别是皮肤、肺、肠黏膜的肥大细胞中。当组织受损伤发生炎症或过敏反应时，均可引起组胺释放。组胺有强烈的舒血管作用，并能使毛细血管和微静脉的管壁通透性增强，血浆漏入组织，形成局部组织水肿。

（八）前列腺素

前列腺素（prostaglandin，PG） 是一类活性强、种类多、功能各异的脂肪酸衍生物。对心脏的作用，前列腺素 E、前列腺素 A、前列腺素 F 均起加强作用，使心输出量增加；对血管的作用，前列腺素主要是使血管舒张，只有前列腺素 F 通常引起血管收缩。

三、自身调节

心肌和血管平滑肌不依赖神经和体液因素的影响，对环境的变化产生一定的适应性反应，称为心血管的自身调节。在排除神经、体液调节的实验条件下，血压在一定范围内变化时，各器官血流量仍能通过局部血管自身的舒缩活动而得到适当的调节；心脏的自身调节表现为心脏在一定范围内收缩时产生的张力或缩短速度随心肌纤维初长度的增加而增加。

第五节 冠脉循环

一、冠脉循环的解剖特点

冠脉循环（coronary circulation） 是营养心脏本身的血液循环。冠状动脉的主干行走于心脏表面，其小分支常以垂直于心脏表面的方向穿入心肌，并在心内膜下层分支成网。这种分支方式使血管在心肌收缩时容易受到压迫。通常一根心肌纤维有一根毛细血管供血，使心肌和冠脉之间的物质交换能很快进行。如心肌发生病理性肥厚时，肌纤维直径增加，但毛细血管数量则不能相应增加，故肥厚的心肌容易发生供血不足。冠脉之间有吻合支，但很细小，如突然发生阻塞时，则不易很快产生侧支循环导致心肌梗死。

二、冠脉循环的血流特点

1. 途径短、血压高、流速快、血流量大 左右冠状动脉起自主动脉根部，故冠脉循环血压较高，流速快，血流量大。安静时，人体冠脉血流量为每100g心肌60～80mL/min。心脏占人体体重的0.5%左右，但中等体重的人安静时，全部冠脉的血流量为200～250mL/min，占心输出量的4%～5%。当心肌活动加强，冠脉达到最大舒张状态时，血流量可增加到安静状态时的4～5倍。

2. 心舒期供血为主 一是因为心舒期时心室肌舒张，解除了对冠脉的挤压，血流阻力明显降低；二是因为在心动周期中，舒张期较长。

3. 摄氧率高、耗氧量大 一般情况下，100mL动脉血含氧量20mL，经过组织气体交换后，成为静脉血，含氧量降低。安静情况下，动脉血流经骨骼肌后，100mL静脉血的含氧量约为15mL，即被骨骼肌摄取和利用了5mL氧；在同样条件下，100mL动脉血流经心脏后，被摄取和利用的氧近12mL，静脉血的氧含量仅剩下8mL左右。因此，冠脉循环供血不足时，极易出现心肌低氧的症状。

三、冠脉循环血流量的调节

调节冠脉血流量的各种因素中，最重要的是心肌本身的代谢水平，神经调节作用较为次要。

1. 心肌代谢水平对冠脉血流量的调节 心肌收缩的能量来源几乎依靠有氧代谢。在剧烈活动时，心肌耗氧量增加时，主要通过冠脉血管舒张，增加冠脉血流量而实现。引起冠脉舒张的原因并不是低氧本身，而是心肌的某些代谢产物，其中最重要的是腺苷。心肌其他的代谢产物如H^+、CO_2、乳酸等也能使冠脉舒张，但作用较弱。在冠状动脉硬化时，心肌代谢的增加难以使冠脉舒张，故较易发生心肌缺血。

2. 神经调节 冠状动脉受迷走神经和交感神经的双重支配。交感神经末梢释放NE，可与冠脉上的α、β受体结合，前者可使冠脉收缩，后者则使冠脉舒张。在整体内，交感神经兴奋常表现为血管舒张。迷走神经在冠脉上分布较少，在整体内刺激迷走神经，对冠脉血流量影响较小。

第五章

呼　吸

机体与外界环境之间的气体交换过程称为**呼吸**（respiration）。呼吸过程包括以下三个环节：①**外呼吸**（external respiration）：包括肺通气和肺换气，前者是指肺泡与外界环境之间的气体交换，后者是指肺泡与肺毛细血管血液之间的气体交换。②气体在血液中的运输：即氧和二氧化碳在血液中的运输。③**内呼吸**（internal respiration）：是指细胞通过组织液与血液之间的气体交换过程，又称为组织换气，有时也将细胞内的氧化过程包括在内。这三个环节是相互衔接且同时进行的。

呼吸系统的主要功能是从外界环境摄取 O_2，并排出机体代谢产生的 CO_2。因此，呼吸是机体维持正常代谢和生命活动所必需的基本功能之一。

第一节　肺通气

肺通气（pulmonary ventilation）是指肺泡与外界环境之间的气体交换过程。实现肺通气的结构包括呼吸道、肺泡、胸膜腔、膈和胸廓等。呼吸道是沟通肺泡与外界的通道，肺泡是气体交换的场所，胸膜腔是连接肺和胸廓的重要结构，胸膜腔负压使肺在呼吸过程中能随胸廓的张缩而张缩，膈与胸廓则以其节律性的呼吸运动产生肺通气的动力。

一、呼吸道和肺泡的结构与功能

（一）呼吸道的结构与功能

呼吸道是气体进出肺泡的通道。临床上通常以环状软骨下缘为界，把鼻、咽、喉称为上呼吸道，气管、支气管及其在肺内的分支称为下呼吸道。通气功能是呼吸道的主要功能。呼吸道黏膜内壁有丰富的血管网，并有黏液腺分泌黏液，它的这些结构特征可以对吸入的空气进行加湿和加温，并通过鼻毛或呼吸道黏膜上皮对吸入气体中的尘埃等异物起到防御作用。

气管是由气管软骨、平滑肌和弹性纤维所组成的。呼吸时，气管的管腔容积变化很小，也不因平滑肌收缩而有显著改变。但在支气管和细支气管，却因软骨组织减少，平滑肌的舒缩对管腔口径的影响较大，从而成为影响气道阻力的主要部位。

呼吸道的平滑肌受迷走神经和交感神经的双重支配。迷走神经兴奋时，节后纤维末梢释放乙酰胆碱，与 M 型胆碱能受体结合，使气管平滑肌收缩，细支气管口径变小，气道阻力增加；交感神经兴奋时，其节后纤维末梢释放去甲肾上腺素，与 β_2 型肾上腺素能受体结合，使气管平滑肌舒张，气道阻力减小。

组胺、5-羟色胺和缓激肽等体液因素，可以引起呼吸道平滑肌的强烈收缩。此外，某些过敏原在支气管黏膜上发生抗原抗体反应时，产生一种"慢反应物质"，能引起平滑肌痉挛。

（二）肺泡的结构与功能

肺泡由肺泡上皮细胞构成，是肺的基本结构和功能单位。

1. 肺泡的结构 肺泡直径大小不一，在 $80\sim250\mu m$ 之间，正常成年人两肺约有 3 亿个肺泡。肺泡上皮细胞分为两型：Ⅰ型细胞（又称扁平细胞）呈鳞状，覆盖约95%的肺泡表面；Ⅱ型细胞（又称分泌上皮细胞）呈圆形或立方形，分散存在于Ⅰ型细胞之间，约占肺泡总面积的5%，具有分泌功能，能够合成和分泌肺表面活性物质。肺泡与肺泡之间的结构为肺泡隔，其内有丰富的毛细血管、弹性纤维及少量的胶原纤维等，使肺泡具有一定的弹性，起到回缩肺泡的作用。

2. 呼吸膜 肺泡与肺毛细血管血液之间进行气体交换所通过的组织结构，称为**呼吸膜**（respiratory membrane）。其平均厚度不到 $1\mu m$，易于气体扩散通过。正常成年人两肺呼吸膜的总面积可达 $70m^2$。呼吸膜在电子显微镜下可分为6层，自肺泡内表面向外依次为：含表面活性物质的液体层，肺泡上皮细胞层，上皮基底膜层，肺泡与毛细血管之间的间质层，毛细血管基膜层和毛细血管内皮细胞层（图5-1）。

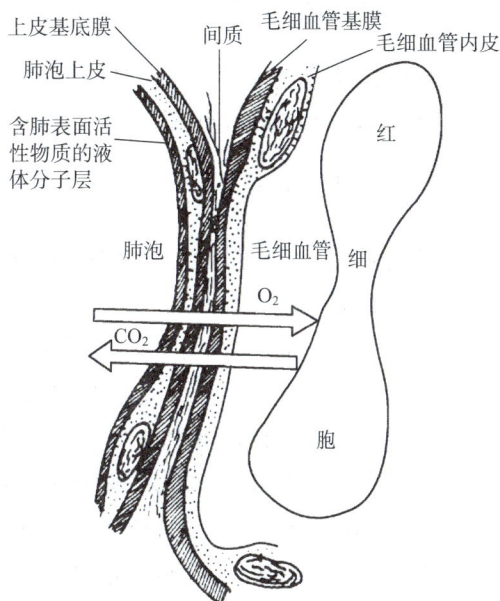

图 5-1 呼吸膜结构示意图

（三）肺表面活性物质

肺泡Ⅱ型细胞分泌的**肺表面活性物质**（pulmonary surfactant），是一种复杂的脂蛋白混合物，其主要成分是**二棕榈酰卵磷脂**（dipalmitoylecithin，DPL；或 **dipalmitoyl phosphatidyl choline，DPPC**），其密度随肺泡的张缩而改变。

肺表面活性物质的作用是降低肺泡表面张力。肺泡内表面液体层与肺泡气形成液-气界面，因而产生表面张力。肺泡表面张力是一种使肺泡缩小的力量。肺扩张后的回缩力，约1/3来自肺弹性组织，约2/3来自肺泡表面张力。

肺表面活性物质降低肺泡表面张力的作用具有重要的生理意义，现分述如下。

1. 维持肺泡容积的相对稳定 根据 Laplace 定律，吹胀的液泡的内缩压（P）与液泡表面张力（T）成正比，与液泡的半径（r）成反比，即：P=2T/r。因此，两个大小不等的液泡有孔道相连时，小泡的内缩压较高，其中的气体将流入大泡，使小泡萎缩。但是通常在肺泡中，这种情况并不发生，其原因在于肺表面活性物质有降低肺泡表面张力的能力，与其在肺泡内表面的分子分布密度成正比，肺泡缩小时，肺泡内表面的表面活性物质的密度增大，降低表面张力的作用加强，肺泡表面张力减小，因而可防止肺泡萎陷；因肺泡扩大时，表面活性物质的密度减小，肺泡表面张力增强，可防止肺泡过度膨胀。

2. 防止体液在肺泡积聚 肺泡表面张力使肺泡回缩，导致肺组织间隙扩大，组织间隙静水压下降，使毛细血管滤出的液体增多而导致肺水肿。但由于肺表面活性物质能减少肺泡回缩、降低肺泡表面张力引起的液体自肺毛细血管滤出的滤过压力，从而有效防止了液体在肺泡的积聚，以保证肺换气的正常进行。

3. 降低吸气阻力，减少吸气做功 由于肺表面活性物质能有效降低肺泡表面张力，使肺泡易于扩张，从而降低了吸气阻力，减少吸气做功。成年人患肺炎、肺血栓等疾病时，可因肺表面活性物质减少而发生肺不张，表现为吸气困难。

二、肺通气原理

气体能够进出肺是由于肺泡内气体与外界空气之间存在压力差，此压力差是通过胸廓与肺的张缩使肺内压改变而引起的，呼吸肌收缩和舒张产生的呼吸运动是肺通气的原动力。

（一）呼吸运动

呼吸肌收缩和舒张引起的胸廓扩大和缩小称为**呼吸运动（respiratory movement）**，包括吸气运动和呼气运动。

呼吸运动的频率和深度经常随着机体活动而变化。正常成年人在安静状态下呼吸运动平稳缓和，频率为 12 ～ 18 次 / 分，这种安静状态下的自然呼吸称为平静呼吸（eupnea）。平静呼吸时，吸气运动主要是由膈肌和肋间外肌收缩完成的。吸气时膈肌收缩，膈顶下移，使胸腔上下径增大；当肋间外肌收缩时，肋骨沿肋脊关节旋转轴上举，胸骨也随之上移，使胸腔前后径增大；同时肋骨向上移位时，其下缘也略向外侧偏转，从而使胸腔的左右径也增大，产生吸气运动。

平静呼气时，膈肌与肋间外肌舒张，肋骨和胸骨借重力作用而恢复原位，膈肌被腹腔器官推挤和胸腔负压吸引而恢复原位，胸腔随之缩小，产生呼气。可见，在平静呼吸过程中，吸气运动是主动的，而呼气运动则是被动的。

当人体活动增强、新陈代谢加快时，呼吸将加深加快，此时的呼吸称为用力呼吸（forced breathing）。用力吸气时，不仅有膈肌和肋间外肌的收缩，还有吸气的辅助肌（如斜角肌、胸锁乳突肌、胸肌及背肌等）参与吸气运动，呼气时则有肋间内肌和腹肌等参与。肋间内肌的肌纤维走行是从前上到后下，当其收缩时，肋骨和胸骨则是下移并向前偏斜，使胸腔前后径和左右径缩小，以加强呼气运动。可见，用力呼吸时，无论吸气还是呼气都是主动的过程。

在呼吸运动中，以肋间肌舒缩、胸部起伏为主的呼吸运动称为**胸式呼吸（thoracic breathing）**，以膈肌舒缩、腹部起伏为主的呼吸运动称为**腹式呼吸（abdominal breathing）**。小儿及男性以腹式呼吸为主；女性在妊娠时，膈肌活动受限，以胸式呼吸为主。一般情况下，正常成年人多以腹胸混合式呼吸完成呼吸运动。

（二）肺内压

肺内压（intrapulmonary pressure） 是指肺泡内气体的压力。吸气之初，由于肺随着胸廓扩大而增大了容积，肺泡内原有气量未变，致使肺内压下降而低于大气压，此压力差使空气通过呼吸道从外界进入肺泡；至吸气末，进入肺内的空气已充满了扩大的肺，肺内压与大气压相等，吸气停止。呼气时，肺容积缩小，气体被压缩，肺内压高于大气压，肺泡内气体通过呼吸道流向外界；至呼气末，肺内压又与大气压相等。

平静呼吸时，呼吸平缓，进出气量较少。吸气时，肺内压低于大气压 $-0.13 \sim -0.27$ kPa（$-1 \sim -2$ mmHg）；呼气时，肺内压则高于大气压 $0.13 \sim 0.27$ kPa（$1 \sim 2$ mmHg）（图 5-2）。

用力呼吸时，呼吸运动加深加快，肺内压的升降幅度也随之增大。当呼吸道不通畅或阻塞时，肺内压变化更大。如紧闭声门而尽力做强烈的呼吸运动，则吸气时肺内压可降低到 –4.0 ～ –13.3kPa（–30 ～ –100mmHg），而呼气时则可高于大气压 8.0 ～ 18.6kPa（60 ～ 140mmHg）。

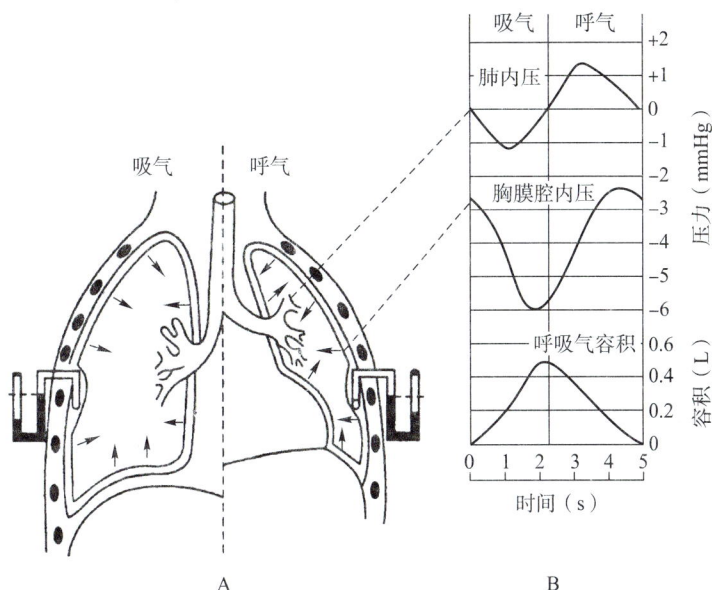

图 5-2　肺内压、胸膜腔内压、呼吸气容积的变化以及胸膜腔内压直接测量示意图

（三）胸膜腔内压

胸膜腔内压（intrapleural pressure）是指胸膜腔内的压力，简称胸内压。胸膜腔是由脏层胸膜和壁层胸膜紧密相贴形成的密闭潜在腔隙，其内有少许浆液。浆液有润滑和吸附作用。

胸内压可用连有检压计的针头刺入潜在的胸膜腔内测得。在平静呼吸过程中，胸内压比大气压低，故称为负压。胸内负压实际上是由加于胸膜表面的压力间接形成的。胸膜外层的表面受到胸廓组织的保护（骨骼和肌肉），故不受大气压的影响。胸膜内层表面受到的压力有两方面：一是肺泡内的压力，使肺扩张；二是肺组织由于被动扩张而产生的弹性回缩力，其作用方向与肺内压相反，因此胸膜腔内的实际压力是：

胸内压＝肺内压 – 肺回缩力

在吸气末或呼气末，肺内压力等于大气压，此时：

胸内压＝大气压 – 肺回缩力

若以大气压力为 0，则：

胸内压＝ – 肺回缩力

由于胸内负压是肺回缩力造成的，故当吸气时胸廓扩大，肺被扩张，回缩力增大，胸内负压也增大。呼气时相反，胸内负压减小。正常人平静呼气末胸内压为 –0.4 ～ –0.7kPa（–3 ～ –5mmHg），平静吸气末为 –0.7 ～ –1.3kPa（–5 ～ –10mmHg），用力吸气时可达 –4.0 ～ –10.7kPa（–30 ～ –90mmHg），紧闭声门做用力呼气动作，胸内压也可以成为正值。

胸膜腔负压具有重要的生理意义：①使肺和小气道维持扩张状态，不致因肺回缩力而使肺完全塌陷。②有助于静脉血和淋巴液的回流。位于胸腔内的腔静脉、胸导管等管壁薄胸内负压可使其被动扩张，管内压力下降，有利于回流。

（四）肺通气阻力

呼吸时，呼吸肌运动产生的动力必须克服肺通气的阻力才能实现肺的通气功能。肺通气的阻力包括弹性阻力和非弹性阻力两种。

1. 弹性阻力　弹性阻力包括肺的弹性阻力和胸廓的弹性阻力两方面，是平静呼吸时的主要阻力，约占总阻力的 70%。

（1）肺的弹性阻力　肺的弹性阻力由两部分构成，其中 2/3 左右来自肺泡表面液 – 气界面所产生的肺泡表面张力，1/3 左右来自肺内弹性纤维。在正常情况下，肺总是处于一定的扩张状态，因此肺总是表现有弹性阻力。

（2）胸廓的弹性阻力　胸廓的弹性阻力来自胸廓的弹性成分，胸廓处于自然位置时的肺容量，相当于肺总容量的 67% 左右，此时胸廓无变形，不表现有弹性阻力。当肺容量小于肺总容量的 67% 时，胸廓被牵引向内而缩小，其弹性阻力向外，是吸气的动力、呼气的阻力；当肺容量大于肺总容量的 67% 时，胸廓被牵引向外而扩大，其弹性阻力向内，成为吸气的阻力、呼气的动力。所以胸廓的弹性阻力既可能是吸气或呼气的阻力，也可能是吸气或呼气的动力，这要视胸廓的位置所定，与肺的情况不同，肺的弹性阻力总是吸气的阻力。

2. 非弹性阻力　非弹性阻力（non-elastic resistance）包括气道阻力、惯性阻力和黏滞阻力。非弹性阻力的大小主要与呼吸运动的速度和深度有关，平静呼吸时，气流速度缓慢，非弹性阻力很小。

三、肺通气功能的评价指标

（一）基本肺容积和肺容量

1. 肺容积　肺容积（pulmonary volume）是指不同状态下肺所能容纳的气体量，随呼吸运动而变化，分为潮气量、补吸气量、补呼气量和残气量，它们互不重叠，全部相加后等于肺总容量。

（1）潮气量　平静呼吸时每次吸入或呼出的气体量称为**潮气量**（tidal volume，TV）。因一吸一呼，似潮汐涨落，故名潮气量。平静呼吸时为 400～600mL，平均约 500mL。

（2）补吸气量　平静吸气末，再尽力吸入的气体量称为**补吸气量**（inspiratory reserve volume，IRV），反映吸气储备量。正常成年人为 1500～2000mL。

（3）补呼气量　平静呼气末，再尽力呼出的气体量称为**补呼气量**（expiratory reserve volume，ERV），反映呼气储备量。正常成年人为 900～1200mL。

（4）残气量　**残气量**（residual volume，RV）指最大呼气末存留于肺内不能再呼出的气体量。正常成年人为 1000～1500mL。

2. 肺容量　肺容量（pulmonary capacity）是肺容积中两项或两项以上的联合气量（图 5-3）。

（1）深吸气量　**深吸气量**（inspiratory capacity，IC）是指平静呼气末做最大吸气时所能吸入的气体量。补吸气量加潮气量为深吸气量，是衡量最大通气潜力的一个重要指标。胸廓、胸膜、肺组织和呼吸肌等的病变可使深吸气量减少，而降低最大通气潜力。

（2）功能残气量　**功能残气量**（functional residual capacity，FRC）指平静呼气末肺内存留的气体量，等于补呼气量和残气量之和。功能残气量代表了吸气肌处于松弛状态时的肺容量，它对每次呼吸时肺泡内 PO_2 和 PCO_2 变化起着缓冲作用。肺弹性降低、呼吸道狭窄致通气阻力增大时可使功能残气量增加。

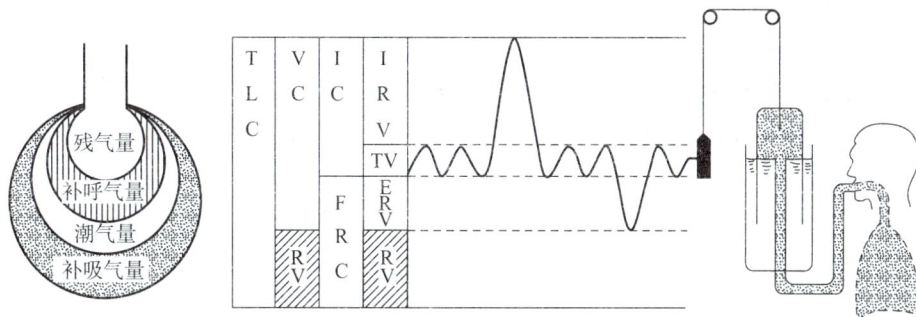

图 5-3　肺容量组成示意图

TV：潮气量；TLC：肺总容量；RV：残气量；IC：深吸气量；VC：肺活量；
FRC：功能残气量；IRV：补吸气量；ERV：补呼气量

（3）肺活量和时间肺活量　肺活量（vital capacity，VC）是指在最大吸气后，用力呼气所能呼出的气体量。它是补吸气量、潮气量和补呼气量三者之和。正常成年男性平均约为 3500mL，女性约为 2500mL。肺活量可反映一次呼吸的最大通气量，是肺功能测定时常用的指标。但由于测定肺活量时不限制呼气的时间，因此该项指标尚不能充分反映肺通气功能的好坏，为此，人们进一步提出**用力肺活量（forced vital capacity，FVC）和用力呼气量（forced expiratory volume，FEV）**（图 5-4）的概念。FVC 是指在最大吸气后，以最快速度呼气所能呼出的最大气量，正常时略小于没有时程和速度要求的肺活量。在临床最为常用的是用力呼气量，也称为时间肺活量。它是指一次最大吸气后尽力尽快呼气，在一定时间内所能呼出的气量，通常以第 1、2、3 秒 FEV 占 FVC 的百分数表示。正常成年人 $FEV_1\%$ 约为 83%，$FEV_2\%$ 约为 96%，$FEV_3\%$ 约为 99%。$FEV_1\%$ 临床意义最大，$FEV_1\%$ 如低于 65%，则提示有一定程度的气道阻塞。

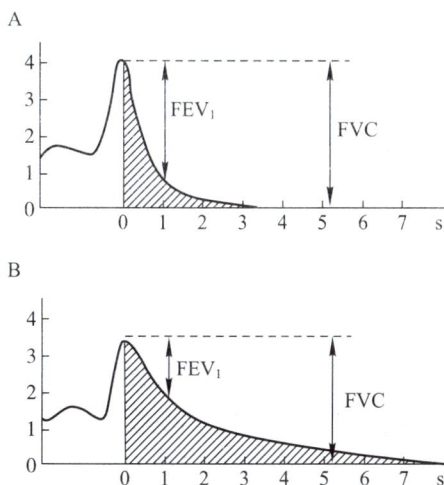

图 5-4　用力呼气量示意图

A：正常人；B：气道狭窄患者。纵坐标的 "0" 等于残气量

（4）肺总容量　肺所能容纳的最大气量，即为**肺总容量（total lung capacity，TLC）**，它等于肺活量与残气量之和。正常成年男性平均约 5000mL，女性约 3500mL。

（二）肺通气量

肺通气量是指单位时间内进出肺的气体量。与肺容量变化相比，肺通气量能更好地反映肺通气的功能。

1.每分通气量 每分通气量（minute ventilation volume）是指每分钟呼出或吸入肺的气体总量。每分通气量的多少取决于呼吸深度（潮气量大小）和呼吸频率，即：

$$每分通气量 = 潮气量 \times 呼吸频率$$

平静呼吸时，呼吸频率随年龄、性别的不同有所不同。新生儿 $60 \sim 70$ 次/分，随着年龄增长逐渐减慢，正常成人为 $12 \sim 18$ 次/分。每分通气量随体内新陈代谢率而变化，正常成年人在平静呼吸时为 $6 \sim 8L/min$。

人体以最大的呼吸深度和呼吸速度所达到的每分通气量称为**最大通气量**（maximal voluntary ventilation）。正常成年人最大通气量可达 $70 \sim 120L/min$。

2.肺泡通气量 上呼吸道至呼吸性细支气管以前的呼吸道内的气体，因不参与气体交换，故将这部分呼吸道容积称为**解剖无效腔**（anatomical dead space），正常成年人其容积约为 150mL。因此从气体交换的角度考虑，真正有效的通气量是肺泡通气量。**肺泡通气量**（alveolar ventilation）是指每分钟进入肺泡或由肺泡呼出的气体量，由下式表示：

$$肺泡通气量 = （潮气量 - 无效腔气量）\times 呼吸频率$$

如某人潮气量为 500mL，解剖无效腔气量为 150mL，则每次吸入肺泡的新鲜空气量是 350mL，若呼吸频率为 12 次/分，则肺泡通气量为 $4.2L/min$。

由于无效腔的存在，浅快呼吸时的肺泡通气量比深慢呼吸时明显减少，从气体交换的效果看，适当深而慢的呼吸，肺泡通气量较大，有利于气体交换。

第二节　呼吸气体的交换

呼吸气体的交换是指肺泡和血液之间、血液和组织之间的氧和二氧化碳的交换过程，前者称为肺换气，后者称为组织换气。呼吸气体的交换是通过气体扩散完成的。所谓扩散是指气体分子从分压高处向分压低处发生的净转移，气体分压差是气体扩散的动力。

一、气体交换的原理

（一）气体的扩散

按照物理学的规律，两个含有不同浓度气体的容器如果相互交通，浓度较高一侧的气体就向浓度较低的一侧扩散。肺泡和血液之间的呼吸膜厚度仅 $0.2 \sim 0.6\mu m$，脂溶性的 O_2、CO_2 和 N_2 等气体分子能够自由扩散通过呼吸膜，扩散的方向只决定于各气体本身的分压差，而不受其他气体或其分压的影响。

（二）气体扩散速率及影响因素

单位时间内气体扩散的容积为气体扩散速率（D），它受下列因素影响。

1.气体分压差 在混合气体中，每一种气体运动所产生的压力称为分压（P）。混合气体的总压力等于各气体的分压之和。气体分压也等于总压力乘以该气体的容积百分比。空气是混合气体，在标准状态下大气压约为 101.3kPa（760mmHg），空气中氮（N_2）约占 79%，氧（O_2）约占 20.96%，二氧化碳（CO_2）约占 0.04%，其中氮分压（PN_2）为 80kPa（600mmHg），氧分压（PO_2）为 21.2kPa（159mmHg），二氧化碳分压（PCO_2）为 0.04kPa（0.3mmHg）。不同区域之间的某一种气体的分压差（ΔP）是该气体扩散的动力。分压差大，则扩散快，扩散速率大；分压差小，则扩散慢，扩散速率小。

2. 气体的分子量和溶解度 在相同条件下，气体扩散速率和气体分子量（MW）的平方根成反比，故而分子量小的气体扩散较快。在液体中或气 - 液交界面上，气体的扩散速率还与它在液体中的溶解度（S）成正比。气体溶解度一般以 1 个大气压、38℃时、100mL 液体中溶解的气体的毫升数来表示。气体溶解度与其分子量的平方根之比（$S/\sqrt{MW}$）为扩散系数，它取决于气体分子本身的特性。CO_2 在血浆中的溶解度（51.5mL）比 O_2（2.14mL）大 24 倍，但 CO_2 的分子量（44）略大于 O_2（32）的分子量，两者分子量平方根之比为 1.14∶1，所以 CO_2 的扩散系数约为 O_2 的 21 倍（24/1.14）。

3. 扩散面积和距离 气体扩散速率与扩散面积（A）成正比，与扩散距离（d）成反比。

4. 温度 气体扩散速率与温度（T）成正比。

综上所述，气体扩散速率与各影响因素的关系是：

$$气体扩散速率（D）\propto \frac{气体的分压差（\Delta P）\times 温度（T）\times 扩散面积（A）\times 气体溶解度（S）}{气体扩散距离（d）\times \sqrt{气体分子量（MW）}}$$

二、气体交换的过程

（一）呼吸气体及人体不同部位气体的分压

机体吸入的空气，主要成分是 O_2 和 N_2，其中 O_2 占 20.96%，N_2 占 79.00%，CO_2 只占约 0.04%。N_2 既不是动物组织需要的气体，也对机体无害，可视为无关气体。

肺泡气与呼出气的成分不同，因为呼出气除来自肺泡气外，还混有上次吸入的存留于解剖无效腔中的新鲜空气，故含 O_2 量较肺泡气高，而 CO_2 量则低于肺泡气。干燥肺泡气总压力为 95kPa（713mmHg），按各气体所占容积计算，则 PO_2 为 13.83kPa（104mmHg），PCO_2 为 5.32kPa（40mmHg）。

流经肺毛细血管的静脉血，可以不断从肺泡气中获得 O_2 并释放出 CO_2 成为动脉血；而动脉血在流经组织毛细血管时，O_2 被组织细胞摄取利用，而组织代谢产生的 CO_2 则扩散进入血中，使动脉血成为静脉血。动脉血中 PO_2 约为 13.3kPa（100mmHg），PCO_2 约为 5.32kPa（40mmHg）；混合静脉血中 PO_2 约为 5.32kPa（40mmHg），PCO_2 约为 6.12kPa（46mmHg）。

组织代谢消耗 O_2 的同时产生 CO_2，所以组织中的 PO_2 仅为 4.0kPa（30mmHg），PCO_2 则可达 6.65kPa（50mmHg），见表 5-1。

表 5-1 海平面空气、肺泡气、血液和组织内 O_2 和 CO_2 的分压 [kPa（mmHg）]

	空气	肺泡气	混合静脉血	动脉血	组织
PO_2	21.15（159）	13.83（104）	5.32（40）	13.3（100）	4.0（30）
PCO_2	0.04（0.3）	5.32（40）	6.12（46）	5.32（40）	6.65（50）

（二）肺泡气体交换过程

混合静脉血流经肺毛细血管时，其 PO_2 为 5.32kPa（40mmHg），比肺泡气 PO_2 低，肺泡气中的 O_2 顺分压差由肺泡向血液扩散；混合静脉血的 PCO_2 约为 6.12kPa（46mmHg），肺泡气的 PCO_2 为 5.32kPa（40mmHg），所以 CO_2 由血液扩散进入肺泡。O_2 和 CO_2 的扩散都极为迅速，仅需约 0.3s 即可达到平衡。通常情况下，血液流经肺毛细血管的时间约 0.7s，所以当血液流经肺毛细血管全长约 1/3 时，肺换气过程已基本完成（图 5-5）。

（三）组织气体交换过程

气体在组织中的交换机制与在肺泡处相似。在组织内由于 O_2 被细胞利用，PO_2 降到 4.0kPa（30mmHg）以下，组织代谢产生的 CO_2 可使 PCO_2 上升至 6.65kPa（50mmHg）以上。当动脉血流经组织毛细血管时，在分压差的驱动下，O_2 由血液向组织扩散，CO_2 则由组织向血液扩散，动脉血因失去 O_2 和得到 CO_2 而变成了静脉血（图 5-5）。CO_2 分压差虽不如 O_2 的分压差大，但它的扩散速度比 O_2 快，故仍能迅速完成气体交换。

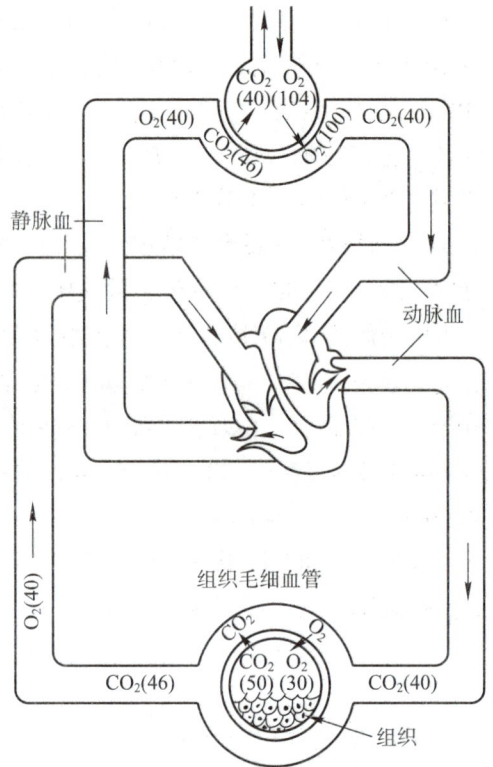

图 5-5 肺换气和组织换气示意图

〔图中数字为气体分压（mmHg）〕

三、影响肺泡气体交换的因素

影响肺泡气体交换的因素除前文所述的气体分压差、气体溶解度、温度和分子量外，还有扩散面积、扩散距离等因素。其中气体分压差、气体溶解度、温度和分子量的影响，前文已述及，现简要介绍扩散面积和扩散距离等因素的影响。

1. 呼吸膜的面积 在肺部，扩散面积指肺与毛细血管血液进行气体交换的呼吸膜面积。单位时间内气体扩散量与扩散面积成正比。正常成年人两肺约有 3 亿多个肺泡，总面积达 $60 \sim 100m^2$。安静时，呼吸膜的扩散面积约为 $40m^2$，运动或劳动时，则因肺毛细血管舒张和开放数量增多，扩散面积可增大到 $70m^2$ 以上。扩散面积可因肺本身的病变而减少（如肺不张、肺实变和肺气肿等），也可因毛细血管关闭和阻塞而减少。

2. 呼吸膜的厚度 呼吸膜的厚度即是气体的扩散距离。气体扩散速率与呼吸膜的厚度成反比，正常呼吸膜的厚度为 $0.2 \sim 0.6\mu m$，故气体扩散速度很快。在病理情况下，任何使呼吸膜增厚即气体扩散距离增加的因素都会降低气体扩散速率，使气体扩散量减少，如肺纤维化和肺水肿等。

3. 通气 / 血流比值 通气 / 血流比值（ventilation/perfusion ratio，V_A/Q）是指每分钟肺泡通气量（V_A）与每分钟肺血流量（Q）的比值。肺泡气体交换在肺泡和肺毛细血管之间通过呼吸膜来完成，其交换效率不仅受呼吸膜的影响，也受肺泡通气量、肺血流量以及两者比值的影响。正常成年人处于安静平卧状态时，肺泡通气量约为 4.2L/min，心输出量（右心输出量也就是肺血流量）约为 5L/min，则通气 / 血流比值（V_A/Q）为 0.84，此比例最为合适，即流经肺部的混合静脉血能充分地进行气体交换，全部变成动脉血。如通气 / 血流比值增大，说明通气过度或血流减少，表示有部分肺泡气不能与血液充分进行气体交换，使生理无效腔增大；如通气不良或血流过多，则通气 / 血流比值减小，表明有部分静脉血未能充分进行气体交换而混入动脉血中，如同发生动 – 静脉短路。以上两种情况都使气体交换的效率或质量下降，因此 V_A/Q 比值可作为评价肺换气功能的指标。

第三节　气体在血液中的运输

由肺换气摄取的 O_2 扩散入血液，需经过血液循环才能运输到机体各组织，由组织细胞代谢产生的 CO_2 扩散入血液后，也需要经过血液循环才能运输到肺排出体外。因此，血液是 O_2 和 CO_2 运输的媒介，血液循环通过对气体的运输将肺换气和组织换气紧密联系起来。

O_2 和 CO_2 在血液中的运输形式有物理溶解和化学结合两种形式，物理溶解的量很少，但它是化学结合的必经环节，起桥梁作用。O_2 和 CO_2 物理溶解和化学结合的量见表 5-2。

表 5-2　血液中 O_2 和 CO_2 的含量（mL/L）

	动脉血			混合静脉血		
	物理溶解	化学结合	合计	物理溶解	化学结合	合计
O_2	3.0	200.0	203.0	1.2	152.0	153.2
CO_2	26.2	464.0	490.2	30.0	500.0	530.0

一、氧的化学结合运输

在血液中运输的 O_2，其中 98.5% 是与**血红蛋白（hemoglobin，Hb）** 进行化学结合，只有约 1.5% 的 O_2 是以物理溶解的形式存在。

（一）O_2 与血红蛋白的结合

Hb 分子由 1 个珠蛋白和 4 个血红素组成。每个血红素由 4 个吡咯基组成一个环，每个环的中心有一个 Fe^{2+}。一个 Fe^{2+} 可以和一分子 O_2 结合，故 1 个 Hb 分子可结合 4 分子 O_2。1g Hb 能结合 O_2 的最大量是 1.39mL。由于正常红细胞含有少量不能结合 O_2 的高铁 Hb，所以 1g Hb 实际结合的 O_2 量一般按 1.34mL 计算。通常，100mL 血液中 Hb 所能结合 O_2 的最大量称为 **Hb 氧容量（oxygen capacity of Hb）**，实际结合的 O_2 量称为 **Hb 氧含量（oxygen content of Hb）**，Hb 氧含量占氧容量的百分比称为 **Hb 氧饱和度（oxygen saturation of Hb）**。按 100mL 血液中含 15g Hb 计算，则氧容量为 20.1mL，如果 Hb 氧含量为 20.1mL（如动脉血），则 Hb 氧饱和度为 100%。如果氧含量为 15mL（如静脉血），则氧饱和度为 75%。O_2 与 Hb 的结合或解离主要受血液 PO_2 的影响，当血液流经 PO_2 高的肺部时，Hb 和 O_2 结合形成氧合血红蛋白（HbO_2）；当血液流经 PO_2 低的组织时，HbO_2 发生解离释放出 O_2 成为去氧血红蛋白。反应如下式：

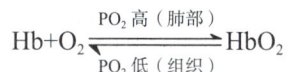

$$Hb+O_2 \underset{PO_2 低（组织）}{\overset{PO_2 高（肺部）}{\rightleftharpoons}} HbO_2$$

该反应速度快，可逆，不需酶的催化。由于 Fe^{2+} 与 O_2 结合仍是二价铁，所以此反应是氧合，而非氧化。HbO_2 呈鲜红色，而去氧 Hb 呈蓝紫色。因此，当血液中的去氧 Hb 含量达到

5g/100mL 以上时，皮肤、甲床和黏膜将呈现青紫色，这种现象称为**发绀（cyanosis）**。发绀是缺氧的一种表现，但也有例外，比如高原性红细胞增多症者的去氧 Hb 含量可达 5g/100mL 以上而出现发绀，却不一定缺氧。相反，CO 中毒或严重贫血时，机体缺氧但并不出现发绀。

（二）氧解离曲线及其影响因素

氧解离曲线（oxygen dissociation curve）是表示血液 PO_2 与 Hb 氧饱和度关系的曲线（图 5-6）。

1. 氧解离曲线 当 PO_2 升高时，氧解离曲线反映 O_2 与 Hb 的结合情况；当 PO_2 降低时，氧解离曲线反映 O_2 与 Hb 的解离情况。因此，氧解离曲线也可称为氧合曲线。由图可见，氧解离曲线呈"S"形。根据氧解离曲线的变化趋势和功能意义，将其分为上、中、下三段。

（1）氧解离曲线上段 相当于 PO_2 在 $60 \sim 100$ mmHg 之间时的 Hb 氧饱和度。这段曲线较平坦，表明 PO_2 在这个范围发生变化对 Hb 氧饱

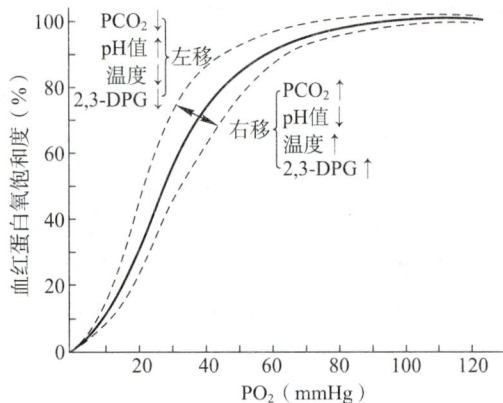

图 5-6 氧解离曲线及其影响因素

和度的影响不大。例如，当 PO_2 在 100mmHg 时，Hb 氧饱和度为 97.4%，当 PO_2 降至 60mmHg 时，Hb 氧饱和度仍可达 90%，只下降了 7.4%，此时血液仍可结合足够的 O_2，以保持较高的血氧含量。因此，即使在高原、高空或某些呼吸系统疾病时，吸入气或肺泡 PO_2 虽有所下降，但只要不低于 60mmHg，Hb 氧饱和度仍能维持 90% 以上，组织不会出现明显的低氧血症。

（2）氧解离曲线中段 相当于 PO_2 在 $40 \sim 60$ mmHg 之间时的 Hb 氧饱和度。这段曲线较陡，表面 Hb 氧饱和度随着 PO_2 的下降迅速降低，即 O_2 与 Hb 的解离加速，亲和力降低，有利于 O_2 的释放。安静时的混合静脉血 PO_2 为 40mmHg，Hb 氧含量为 15mL，Hb 氧饱和度为 75%，即每 100mL 动脉血流经组织时，释放了约 5mL 的 O_2 供组织利用。

（3）氧解离曲线下段 相当于 PO_2 在 $15 \sim 40$ mmHg 之间时的 Hb 氧饱和度，这段曲线也反映 Hb 与 O_2 的解离。该曲线坡度最陡，表明在此范围，PO_2 稍有降低，Hb 氧饱和度就会明显下降，即 HbO_2 释放出大量的 O_2 供组织利用。当组织活动加强时，PO_2 可降至 15mmHg，HbO_2 进一步解离，Hb 氧饱和度下降至更低，Hb 氧含量可降到 4.4mL/100mL。这样，每 100mL 动脉血流经组织时释放了约 15mL 的 O_2 供组织细胞利用，相当于安静时的 3 倍。因此，该段曲线代表了 O_2 的储备。

2. 影响氧解离曲线的因素 Hb 与 O_2 的亲和力受多种因素的影响，主要有血液的 pH 值、PCO_2、温度和 2,3- 二磷酸甘油酸等，见图 5-6。

（1）pH 值和 PCO_2 的影响 pH 值降低或 PCO_2 升高时，Hb 与 O_2 的亲和力下降，氧解离曲线右移，利于 O_2 的释放；反之，pH 值升高或 PCO_2 下降，则 Hb 与 O_2 的亲和力增高，氧解离曲线左移，利于 Hb 与 O_2 的结合。pH 值和 PCO_2 对氧解离曲线的影响称为**波尔效应（Bohr effect）**。波尔效应既有利于肺部毛细血管血液摄取 O_2，又有利于组织毛细血管血液释放 O_2。当血液流经肺部时，CO_2 从血液扩散入肺泡，血中 PCO_2 降低，pH 值升高，促进 Hb 与 O_2 的结合。当血液流经组织时，组织中的 CO_2 进入血液，血液中的 PCO_2 升高，pH 值下降，Hb 与 O_2 的亲和力降低，促进 O_2 向组织的释放。

（2）温度的影响 当温度升高时，氧解离曲线右移，促进 O_2 释放；当温度降低时，氧解离

曲线左移，Hb 与 O_2 亲和力增加，不利于 O_2 释放。组织代谢活动加强时，局部组织温度上升，酸性产物增加，利于 Hb 与 O_2 的解离，使组织能获得更多的 O_2。

（3）2,3-二磷酸甘油酸的影响 2,3-二磷酸甘油酸（2,3-DPG）是红细胞无氧酵解的产物。在缺 O_2 时，无氧代谢加强，2,3-DPG 浓度升高，氧解离曲线右移，利于 O_2 的释放。反之，氧解离曲线左移，Hb 与 O_2 亲合力增高，不利于 O_2 释放。

二、二氧化碳的化学结合运输

在血液中运输的 CO_2，其中 95% 是化学结合形式，物理溶解约占 5%。化学结合形式有碳酸氢盐（约占 88%）和氨基甲酰血红蛋白（约占 7%）。

（一）碳酸氢盐结合方式

组织代谢产生的 CO_2 扩散入血液后，与 H_2O 结合生成 H_2CO_3，再解离为 HCO_3^- 和 H^+，反应如下式：

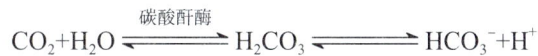

$$CO_2 + H_2O \xrightleftharpoons{\text{碳酸酐酶}} H_2CO_3 \rightleftharpoons HCO_3^- + H^+$$

由于碳酸酐酶大量存在于红细胞中，而在血浆中缺乏，故此反应主要在红细胞内进行，速度快且可逆。反应中产生的 HCO_3^- 在红细胞内与 K^+ 结合，形成 $KHCO_3$，随着 HCO_3^- 的浓度不断增加，HCO_3^- 便通过细胞膜扩散入血浆，在血浆中与 Na^+ 结合，生成 $NaHCO_3$，与此同时血浆中 Cl^- 向红细胞内扩散，以保持红细胞膜两侧的电荷平衡，这种现象称为**氯转移（chloride shift）**。由于红细胞膜不允许正离子自由通过，反应产生的 H^+ 大部分与 Hb 结合形成 HHb 而被缓冲，同时释放出 O_2，如图 5-7。

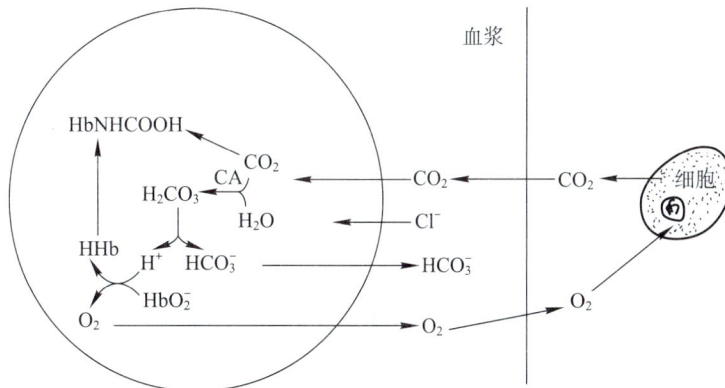

图 5-7 CO_2 在血液中的运输示意图

在肺部，该反应则向相反方向进行。碳酸氢盐解离成 HCO_3^- 和阳离子，在红细胞内 HCO_3^- 与 H^+ 结合形成 H_2CO_3，在碳酸酐酶催化下 H_2CO_3 分解成 CO_2 和 H_2O，CO_2 出红细胞膜进入血浆，由于肺泡气中 PCO_2 比静脉血 PCO_2 低，血浆中的 CO_2 扩散入肺泡，这样一来，以碳酸氢盐形式运输的 CO_2，便在肺部释放而排出体外。

（二）氨基甲酰血红蛋白结合方式

进入红细胞内的 CO_2，部分与 Hb 的氨基结合，生成**氨基甲酰血红蛋白（HHbNHCOOH）**，这一反应无需酶的催化，反应迅速可逆，见下式：

$$HbNH_2O_2+H^++CO_2 \underset{\text{肺}}{\overset{\text{组织}}{\rightleftharpoons}} HHbNHCOOH+O_2$$

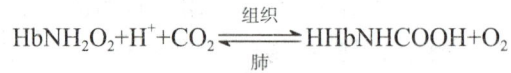

此反应的主要调节因素是氧合作用。去氧 Hb 与 CO_2 结合形成 HHbNHCOOH 的能力比 HbO_2 大。在组织，HbO_2 解离释放出 O_2，生成去氧 Hb 的含量多，CO_2 便与去氧 Hb 结合生成 HHbNHCOOH。此外，去氧 Hb 酸性比 HbO_2 弱，去氧 Hb 与 H^+ 结合也能促进以上反应向右进行，并缓冲 pH 值的变化。在肺部，HbO_2 生成增多，促使 HHbNHCOOH 释放出 CO_2 和 H^+。以氨基甲酰血红蛋白形式运输的 CO_2 约占总运输量的 7%，但肺部排出的 CO_2 中却有 17.5% 是从氨基甲酰血红蛋白释放出来的，可见这种运输形式效率较高。

（三）二氧化碳解离曲线

CO_2 解离曲线（carbon dioxide dissociation curve）是表示血液中 CO_2 含量与 PCO_2 之间关系的曲线（图 5-8）。

由图可知，血液 CO_2 的含量随 PCO_2 升高而升高，二者几乎呈线性关系，而前述氧解离曲线则呈 "S" 形曲线。图中 A 点表示静脉血 PO_2 为 40mmHg、PCO_2 为 45mmHg 时的 CO_2 含量，约为 52mL/100mL（血液）；B 点表示动脉血 PO_2 为 100mmHg，PCO_2 为 40mmHg 时的 CO_2 含量，约为 48mL/100mL（血液）。可见血液流经肺时，每 100mL 血液可释放出 $4mLCO_2$。

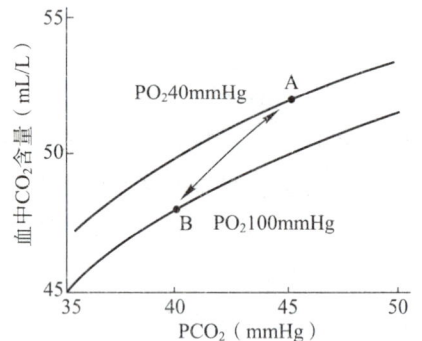

图 5-8　CO_2 解离曲线示意图
A：静脉血；B：动脉血

（四）O_2 与 Hb 的结合对 CO_2 运输的影响

O_2 与 Hb 的结合可促进 CO_2 释放，这种现象称为**何尔登效应（Haldane's effect）**。在相同的 PCO_2 下，动脉血携带的 CO_2 比静脉血少。由于去氧 Hb 易与 CO_2 结合，也容易与 H^+ 结合，使 H_2CO_3 和 HHbNHCOOH 解离过程中产生的 H^+ 被及时移去，有利于反应向右进行，而提高血液中 CO_2 的运输量。因此，在组织部位，由于 HbO_2 释放 O_2 成为去氧 Hb，何尔登效应促使血液结合 CO_2；在肺部，由于 Hb 与 O_2 结合成 HbO_2，促进 CO_2 的释放。

第四节　呼吸运动的调节

呼吸运动是由呼吸肌舒缩完成的一种节律性活动。当机体内外环境发生改变时，可反射性引起呼吸频率和深度的改变，从而适应机体的需要。

一、呼吸中枢和呼吸节律的形成

（一）呼吸中枢

呼吸中枢（respiratory center）是中枢神经系统内产生和调节呼吸运动的神经元群所在的部位，分布在脊髓、延髓、脑桥、间脑和大脑皮层等部位，各级部位对呼吸节律有不同的调节作用。

1. 脊髓 支配呼吸肌的运动神经元，其胞体位于脊髓第 3～5 颈段（支配膈肌）和胸段（支配肋间肌和腹肌等）的灰质前角。在脊髓和延髓之间做一横切，则呼吸运动立刻停止，表明呼吸节律不是由脊髓产生。脊髓是联系上位脑和呼吸肌的中继站，并在某些呼吸反射活动中起初级整合作用。

2. 低位脑干（延髓和脑桥） 1923 年，英国生理学家 Lumsden 在动物实验中发现，不同平面横断脑干，呼吸运动会发生不同的变化。在动物的中脑和脑桥之间（图 5-9，A 平面）横切脑干时，呼吸节律基本正常；在延髓和脊髓交界处（图 5-9，D 平面）横切，呼吸运动停止。这表明呼吸节律产生于低位脑干。如果在脑桥和延髓之间（图 5-9，C 平面）横断脑干，不论迷走神经是否完整，均出现不规则呼吸节律的喘息样呼吸，这表明延髓有产生最基本呼吸节律的中枢，即延髓是呼吸活动的基本中枢。如果在脑桥上、中部之间（图 5-9，B 平面）横切，则呼吸变得深而慢；如果再切断双侧迷走神经，吸气过程大大延长，仅偶尔出现短暂的呼气，这种形式的呼吸被称为长吸式呼吸。此结果提示，脑桥上部有促进吸气转换为呼气，从而调整呼吸运动的中枢结构，因此称为呼吸调整中枢。

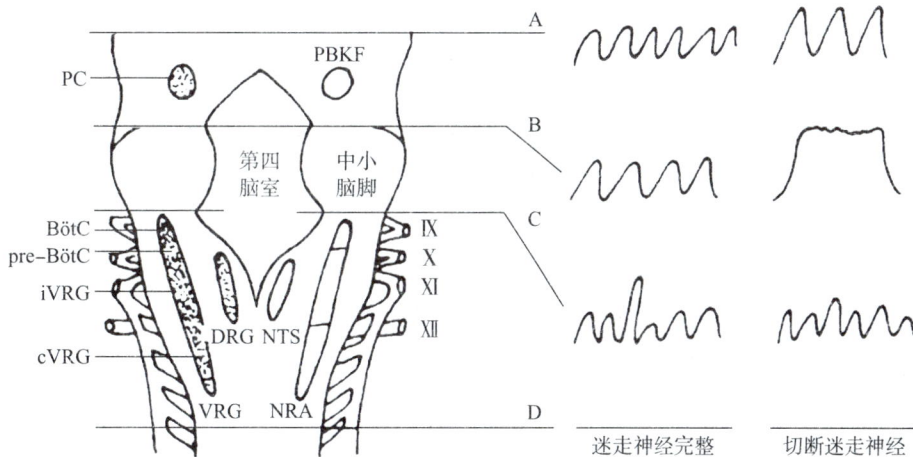

图 5-9 脑干与呼吸有关的核团（左）和在不同平面横切脑干后呼吸的变化（右）示意图

BötC：包钦格复合体；pre-BötC：前包钦格复合体；cVRG：尾段 VRG；iVRG：中段 VRG；DRG：背侧呼吸组；VRG：腹侧呼吸组；NRA：后疑核；NTS：孤束核；PBKF：臂旁内侧核和 Kölliker-Fuse 核；PC：呼吸调整中枢；A、B、C、D 为不同平面横切

在低位脑干集中分布呼吸神经元的部位，是以下左右对称的三个区域：①延髓背侧呼吸组（DRG）：分布于延髓的背内侧部。DRG 主要含吸气神经元，作用是引起吸气肌收缩。②延髓腹侧呼吸组（VRG）：分布于延髓的腹外侧区。VRG 含有多种类型的呼吸神经元，作用是机体代谢活动增强时引起呼吸肌收缩，进而加强吸气并引起主动呼气，也可调节咽喉部辅助呼吸肌的活动。③脑桥呼吸组（PRG）：分布于脑桥头端的背侧区。相当于臂旁内侧核（NPBM）及相邻的 Kölliker-Fuse（KF）核，二者合称为 PBKF 核群。PBKF 核主要含呼气神经元，作用是限制吸气，促使吸气向呼气的转换。

3. 高位脑 呼吸运动还受脑桥以上高级中枢如大脑皮层、边缘系统、下丘脑等的影响。大脑皮层可随意控制呼吸运动，以确保说话、唱歌、进食、咳嗽等与呼吸相关活动的顺利完成。而低位脑干是不随意的自主呼吸调节系统。

（二）呼吸节律的形成

基本的**呼吸节律**（respiratory rhythm）起源于延髓，关于呼吸节律形成的确切机制目前尚未完全阐明。目前主要有两种学说，即起搏细胞学说和神经网络学说。起搏细胞学说认为，延髓内具有类似窦房结起搏细胞的起搏样活动的神经元。实验表明，起搏神经元的所在部位可能是前包钦格复合体（pre-Bötc）。神经网络学说认为，延髓内呼吸神经元之间相互联系构成的复杂的神经元网络，是呼吸节律产生的基础。延髓内存在中枢吸气活动发生器和吸气切断机制的神经元，当中枢吸气活动发生器启动，产生吸气，然后吸气切断机制启动，吸气切断转为呼气。对于这两种学说，一般认为，在整体活动中，起搏神经元是呼吸节律产生的基础，而神经元的网络作用可维持正常的呼吸节律性活动。

二、呼吸运动的反射性调节

呼吸的节律性活动起源于脑，但呼吸运动的频率、深度等还受到机体各种感受器传入信息的反射性调节，以适应机体的需要。本节主要讨论肺牵张反射和化学感受性反射。

（一）肺牵张反射

当肺扩张或向肺内充气时可引起吸气抑制，而在肺萎陷或从肺内抽气则引起吸气活动加强。切断双侧迷走神经后，上述反应消失，说明这是迷走神经参与的一种反射性反应。这种由肺扩张或肺萎陷引起的吸气抑制或兴奋的反射称为**肺牵张反射**（pulmonary stretch reflex），也称**黑－伯反射**（Hering-Breuer reflex）。它包括肺扩张反射和肺萎陷反射。

1. 肺扩张反射　肺扩张反射是肺扩张时抑制吸气活动的反射。该反射的感受器位于气管至细支气管的平滑肌中，其阈值低，适应慢。当肺扩张时牵拉呼吸道，感受器兴奋，产生的冲动经迷走神经传入延髓，通过一定的神经联系兴奋吸气切断机制，促使吸气转为呼气。该反射的生理意义在于加速吸气向呼气转换，使呼吸频率加快。动物实验中，切断双侧迷走神经后，吸气过程延长、加深，呼吸变深变慢。

2. 肺萎陷反射　肺萎陷反射是肺萎陷时增强吸气活动的反射。感受器也位于气道平滑肌内，但其性质尚不清楚。肺萎陷反射在肺明显缩小时才出现，故在平静呼吸调节中意义不大，但对于防止呼气过深以及肺不张等情况可能起到一定作用。

（二）化学感受性反射

化学因素对呼吸运动的调节也是一种反射性活动。化学因素指的是动脉血、组织液或脑脊液中的 O_2、CO_2 和 H^+。

1. 化学感受器　化学感受器指的是能感受动脉血、组织液或脑脊液中化学物质刺激的感受器。根据其所在部位不同，可分为**外周化学感受器**（peripheral chemoreceptor）和**中枢化学感受器**（central chemoreceptor）。

（1）外周化学感受器　外周化学感受器位于颈动脉体和主动脉体，此处的血液供应非常丰富。当动脉血 PO_2 降低、PCO_2 升高或 H^+ 浓度升高时，外周化学感受器受到刺激而兴奋，冲动分别沿窦神经和迷走神经传入延髓，反射性引起呼吸加深加快和心血管活动的改变。颈动脉体主要参与呼吸调节，主动脉体主要参与循环调节。实验研究表明，外周化学感受器对动脉血中 PO_2 下降、PCO_2 升高或 H^+ 浓度增加敏感，而对动脉血中 O_2 含量降低不敏感。

（2）中枢化学感受器 中枢化学感受器（图5-10）位于延髓腹外侧的浅表部位，左右对称，可分为头、中、尾三个区，头端区和尾端区有化学感受性，中间区不具化学感受性。中枢化学感受器的适宜刺激是脑脊液和局部细胞外液中的 H^+。但血液中的 CO_2 能迅速自由地通过血-脑屏障，与脑脊液中的 H_2O 结合，在碳酸酐酶作用下生成 H_2CO_3，解离出 H^+，使化学感受器周围细胞外液中的 H^+ 浓度升高，从而刺激中枢化学感受器。血液中的 H^+ 不易透过血-脑屏障，故血液中 H^+ 对中枢化学感受器的刺激作用较小。此外，与外周化学感受器不同，中枢化学感受器不感受缺氧刺激。

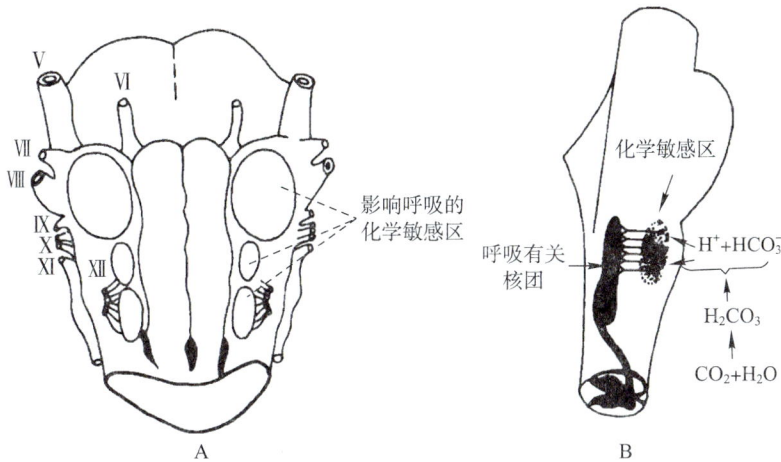

图5-10 中枢化学感受器示意图

A：延髓腹外侧的三个化学敏感区；B：血液或脑脊液 PCO_2 升高刺激呼吸的中枢机制

2. CO_2、H^+ 和低 O_2 对呼吸的调节

（1）CO_2 对呼吸的调节 CO_2 是调节呼吸最重要的生理性化学因素，一定水平的 PCO_2 对维持呼吸中枢的兴奋性是必需的。当吸入气中 CO_2 浓度升高，肺泡气和动脉血中 PCO_2 随之升高，使呼吸加深加快，肺通气量增加。肺通气量增加可促进 CO_2 排出增多，使肺泡气和血液中 PCO_2 恢复至正常水平。当吸入气中 CO_2 浓度超过一定水平，肺通气量不再相应增加，动脉血中 PCO_2 过高会导致呼吸中枢活动抑制，引起呼吸困难、头痛、头昏，甚至昏迷，出现 CO_2 麻醉。

CO_2 刺激呼吸有两条途径：一是刺激外周化学感受器，产生的冲动通过窦神经和迷走神经传入延髓，使延髓呼吸中枢兴奋，呼吸加深加快；二是刺激中枢化学感受器兴奋呼吸中枢。这两条途径中，以中枢化学感受器的作用为主。

（2）H^+ 对呼吸的调节 当动脉血中 H^+ 浓度升高时，呼吸加深加快；相反，当动脉血中 H^+ 浓度降低时，呼吸运动受到抑制。H^+ 对呼吸运动的调节也是通过外周化学感受器和中枢化学感受器这两条途径实现的。但血液中的 H^+ 很难通过血-脑屏障进入脑脊液，因此限制了它对中枢化学感受器的作用，所以以外周化学感受器的作用为主。

（3）低 O_2 对呼吸的调节 当动脉血中 PO_2 降低时，反射性引起呼吸加深加快，肺通气量增加。通常当动脉血 PO_2 下降到 80mmHg 以下时，肺通气量才会出现可觉察的增加。因此，动脉血 PO_2 对正常呼吸运动的调节作用不大，仅在机体严重缺 O_2 时有重要意义。低 O_2 对呼吸的刺激作用完全是通过刺激外周化学感受器实现的。如果切断动物外周化学感受器的传入神经，低 O_2 对呼吸的刺激效应便完全消失。低 O_2 对中枢的直接作用是抑制。但是低 O_2 可以通过对外周化学感受器的刺激而兴奋呼吸中枢，这在一定程度上可以对抗低 O_2 对中枢的直接抑制作用。不过在严重低 O_2 时，外周化学感受性反射已不足以克服低 O_2 对中枢的抑制作用，将导致呼吸运动减弱。

以上三个因素中，CO_2 对呼吸运动的刺激作用最强，H^+ 的作用次之，低 O_2 的作用最弱。但三者之间是相互影响、相互作用的，可以发生协同作用而增强，也可以相互抵消而减弱。PCO_2 升高时，H^+ 的浓度也升高，二者的刺激作用叠加，肺通气量比 PCO_2 单独作用时明显加大。当 H^+ 浓度增高，肺通气量增大，CO_2 排出增加，使 PCO_2 下降，H^+ 浓度有所降低，此时的肺通气量比单独 H^+ 浓度升高时减小。PO_2 下降时，也因肺通气量增加而呼出较多 CO_2，使 PCO_2 降低，因而减弱了低 O_2 对呼吸的刺激作用。

（三）呼吸肌本体感受性反射

肌梭和腱器官是骨骼肌的本体感受器。当肌梭受到牵张刺激时，反射性引起其所在的骨骼肌收缩，这属于本体感受性反射。对麻醉猫切断双侧迷走神经并在第 7 颈段横断脊髓以排除相应传入冲动的影响后，牵拉膈肌引起膈肌电活动增强；而切断动物的胸段脊神经背根，则呼吸运动减弱。这表明呼吸肌本体感受性反射在调节呼吸运动时发挥一定的作用。

第六章

消化和吸收

扫一扫,查阅本章数字资源,含PPT、音视频、图片等

第一节　概　述

消化系统的主要生理功能是对食物进行消化和吸收,为机体新陈代谢提供营养物质和能量以及水和电解质。此外,消化系统还具有内分泌功能,分泌多种胃肠激素及某些肽类物质。

食物中的糖类、蛋白质、脂肪都是结构复杂的大分子物质,不能被机体直接利用,必须经过消化分解为小分子物质后才能被机体吸收利用。小分子物质,如维生素、无机盐和水则不需要分解而可直接被机体吸收利用。

一、消化与吸收的概念

(一)消化及消化的两种方式

食物在消化道内被分解为可被吸收的小分子物质的过程称为**消化**(digestion)。

消化有两种方式:其一,通过咀嚼、消化道肌肉的运动将食物磨碎,使之与消化液充分混合,并将食糜向消化道远端推送的过程,称为**机械性消化**(mechanical digestion);其二,通过各种消化酶的化学分解作用,将大分子物质分解为小分子物质的过程,称为**化学性消化**(chemical digestion)。两种消化方式同时进行,相互促进,共同完成对食物的消化。

(二)吸收

食物经过消化后形成的小分子物质,以及维生素、无机盐和水通过消化道黏膜上皮细胞进入血液或淋巴循环的过程称为**吸收**(absorption)。

消化和吸收是相辅相成、紧密联系的过程,并受神经、体液的调节。未被吸收的食物残渣和消化道脱落的上皮细胞通过粪便排出体外。

二、消化道平滑肌生理特性

在整个消化道中,除口、咽、食管上端的肌组织及肛门外括约肌属于骨骼肌外,其余均为平滑肌。消化道平滑肌具有兴奋性、传导性及收缩性等肌肉组织的共性,同时又具有其自身的特性。

（一）消化道平滑肌一般生理特性

1. 兴奋性低　消化道平滑肌的兴奋性较骨骼肌低，收缩缓慢，其收缩的潜伏期、收缩期和舒张期占时均比骨骼肌长。

2. 富有伸展性　消化道平滑肌富有伸展性，胃的伸展性尤为明显。当进食后，消化道平滑肌可根据实际需要而伸展，可比原来长度大 2～3 倍，使之暂时储存食物，而压力却不发生明显的变化。这一特性有利于中空容纳器官受纳食物。

3. 具有紧张性　消化道平滑肌经常保持一种轻微持续的收缩状态，是消化道各种运动形式的基础。其生理意义在于使消化道管腔内具有一定基础压力，维持胃、肠的形状及位置。

4. 自动节律性　离体后的消化道平滑肌，在适宜的环境下仍能产生节律性舒缩活动，但与心肌相比，节律缓慢且不规则。

5. 对不同刺激的敏感性不同　消化道平滑肌对机械牵张、化学及温度变化刺激比较敏感，但对电刺激不敏感。

（二）消化道平滑肌电生理特性

消化道平滑肌是可兴奋细胞，有三种电位变化。

1. 静息电位　消化道平滑肌静息电位较低，实测值为 $-50mV$～$-60mV$，产生机制主要是 K^+ 由膜内向膜外扩散引起，并与生电性钠泵活动有关。

2. 慢波电位或基本电节律　消化道平滑肌在静息电位的基础上，能自发地有节律地产生去极化和复极化，形成缓慢的节律性电位变化，其频率较慢，故称为**慢波电位**（**slow wave potential**）。慢波可决定消化道平滑肌的收缩节律，故又称**基本电节律**（**basic electrical rhythm，BER**）（图 6-1）。慢波电位波幅为 $5mV$～$15mV$，持续时间数秒至十几秒。不同部位频率有所不同，胃体约为 3 次/分，十二指肠为 12 次/分，回肠末端为 8～9 次/分。

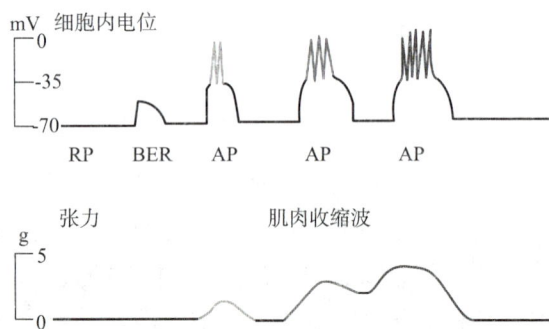

图 6-1　消化道平滑肌电位变化与收缩关系
RP：静息电位；BER：基本电节律；AP：动作电位

目前认为慢波电位是由胃部的环行肌和纵行肌交界处间质中的 Cajal 细胞启动的节律性电活动。Cajal 细胞被认为是胃肠运动的起搏细胞。Cajal 细胞兼有成纤维细胞和平滑肌细胞的特性，其慢波电位以电紧张形式通过缝隙连接传导至平滑肌细胞。实验证明，去除平滑肌的神经支配或用药物阻断神经冲动后，慢波依然存在，提示慢波的产生并不依赖于神经支配，但受自主神经的调节。因为当副交感神经兴奋时，慢波幅度增加；交感神经兴奋时，漫波幅度减小。

3. 动作电位　在慢波基础上，消化道平滑肌受到刺激后，可进一步去极化，达到阈电位（$-40mV$）时，即可产生动作电位，引发平滑肌收缩。动作电位频率越快，平滑肌收缩程度越强（图 6-1）。动作电位去极相主要由 Ca^{2+} 内流引起（少量 Na^+ 内流）；复极相主要由 K^+ 外流引起。

三、消化道的神经支配及其作用

消化道由外来神经系统和内在神经系统支配，两者相互协调，共同调节消化道平滑肌运动、腺体分泌及血管舒缩活动。

（一）外来神经系统

消化道外来神经系统即自主神经系统，包括交感神经和副交感神经（图6-2）。

1. 交感神经　支配消化道的交感神经起自脊髓第5胸段至第2腰段侧角，其节前纤维在腹腔神经节、肠系膜神经节或腹下神经节更换神经元后，发出节后神经纤维（属肾上腺素能纤维），与内在神经系统的壁内神经丛胆碱能神经元形成突触联系，抑制其兴奋；少数交感神经节后纤维也可以直接支配消化道平滑肌、血管平滑肌及消化道腺体。当交感神经兴奋时，其末梢释放去甲肾上腺素，引起消化道运动减弱，腺体分泌减少，但可使消化道括约肌收缩。

2. 副交感神经　支配消化道的副交感神经起自延髓迷走神经背核和脊髓骶段，其节前纤维进入消化道壁内，主要与肌间神经丛和黏膜下神经丛的神经元形成突触联系，再发出节后纤维（属胆碱能纤维）支配消化道平滑肌、血

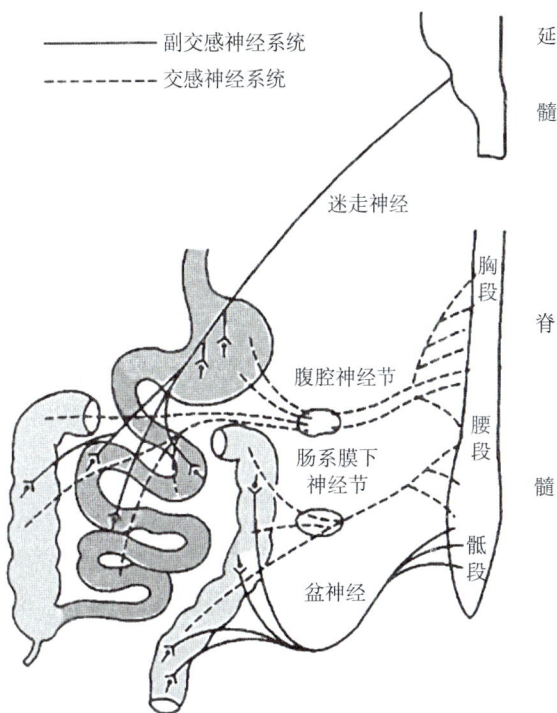

图6-2　消化道自主神经支配示意图

管平滑肌及消化道腺体。其中支配横结肠及其以上消化道的副交感神经节后纤维是迷走神经；支配降结肠及其以下消化道的副交感神经节后纤维是盆神经。当副交感神经兴奋时，其末梢释放乙酰胆碱，激活M受体，引起消化道运动增强，腺体分泌增多，但消化道括约肌舒张。近年发现，支配消化道的小部分副交感神经节后纤维（属肽能神经纤维）末梢可释放一些肽类物质，如血管活性肠肽、生长抑素、脑啡肽、P物质等，使消化道平滑肌、血管平滑肌舒张。

（二）内在神经系统

消化道内在神经系统是由存在于消化道壁内感觉神经元、运动神经元和大量的中间神经元构成的复杂的神经网络，又称肠神经系统。其包括位于纵行肌与环行肌之间的肌间神经丛和环行肌与黏膜层之间的黏膜下神经丛。它们既接受外来神经的支配，又是一个完整而相对独立的整合系统，通过局部反射来调节消化道的活动（图6-3）。当肠神经系统兴奋时，其神经元释放多种递质和调质，如乙酰胆碱、一氧

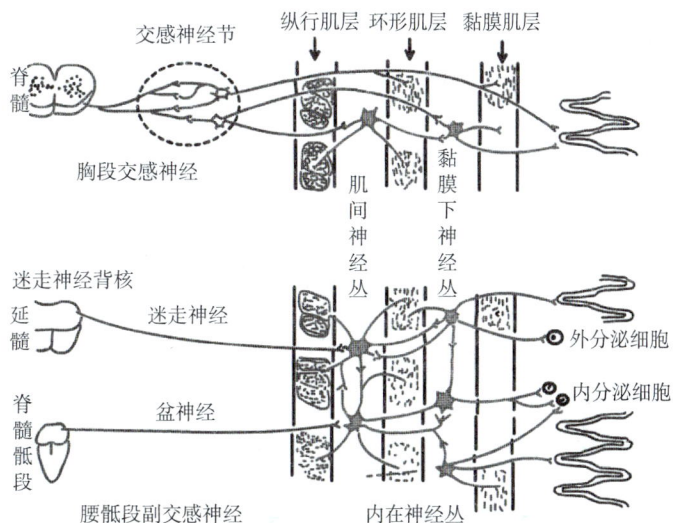

图6-3　消化道内在神经丛与外来神经关系示意图

化氮、5-HT、多巴胺、血管活性肠肽、P物质等。肌间神经丛运动神经元主要支配消化道平滑肌，调节消化道运动；黏膜下神经丛运动神经元主要支配腺细胞，调节消化腺和消化道内分泌活动。虽然肠神经系统能独立完成一些局部反射活动，但副交感神经和交感神经能加强或减弱其活动。

四、消化道内分泌功能

消化道不仅是消化器官，同时也是体内内分泌细胞最多、功能最复杂的内分泌器官。由消化道内分泌细胞合成和分泌的物质统称为**胃肠激素（gastrointestinal hormone）**，这类物质在化学结构上都属于肽类物质，故又称为胃肠肽。目前已发现，一些胃肠肽也存在于中枢神经系统，而原来认为只存在于中枢神经系统的神经肽，消化道中也存在。这些双重分布的肽类激素统称为**脑–肠肽（brain–gut peptides）**，包括促胃液素、缩胆囊素、血管活性肠肽、P物质、生长抑素、神经降压素、脑啡肽等20余种。脑–肠肽概念的提出揭示了神经系统与消化系统之间存在着密切的内在联系。

（一）消化道内分泌细胞

胃肠道内存在40多种内分泌细胞，分为开放型和闭合型两类。开放型细胞顶端有微绒毛突起伸入胃肠腔内，直接感受胃肠内食物成分和pH值的刺激，引起细胞分泌活动，如分泌促胃液素的G细胞；闭合型细胞无微绒毛，不与肠腔直接接触，其分泌活动受神经和局部体液变化的调节，如机械性刺激、温度变化、组织液及局部血液的变化。消化道主要内分泌细胞类型、分布部位及分泌产物见表6-1。

表6-1　消化道内分泌细胞类型、分布部位及分泌产物

细胞类型	分布部位	分泌产物
A细胞	胰岛	胰高血糖素
B细胞	胰岛	胰岛素
D细胞	胰岛、胃、小肠、结肠	生长抑素
D_1细胞	胃、小肠、大肠	血管活性肠肽
G细胞	胃窦、十二指肠	促胃液素
I细胞	小肠上段	缩胆囊素
K细胞	小肠上段	抑胃肽
Mo细胞	小肠	促胃动素
N细胞	回肠	神经降压素
PP细胞	胰岛、胃、小肠、大肠	胰多肽
S细胞	十二指肠、空肠	促胰液素
ECL细胞	胃、小肠	组胺
L细胞	回肠、结肠	肠高血糖素

（二）主要胃肠激素及其作用

胃肠激素的主要作用是调节消化器官的功能，但对体内其他器官的活动也有一定影响。

1. 调节消化腺分泌和消化道运动　不同的胃肠激素对不同的消化腺、平滑肌和括约肌的作用不同，主要胃肠激素及其生理作用见表 6-2。

表 6-2　消化道主要激素及其生理作用

激素	生理作用	引起分泌的因素
促胃液素	刺激盐酸和胃蛋白酶原分泌，促进胃窦和幽门括约肌收缩，延迟胃排空，促进胃肠运动	蛋白质分解产物，乙酰胆碱，胃扩张
促胰液素	促进胰液和胆汁中水及碳酸氢盐的分泌，抑制胃酸分泌及胃肠运动，抑制胃排空	盐酸，蛋白质分解产物，脂肪酸
缩胆囊素	促进胰液中胰酶的分泌，促进胆囊收缩，促进小肠和大肠收缩，抑制胃排空，使幽门括约肌收缩、奥迪（Oddi）括约肌舒张	蛋白质分解产物，脂肪酸，盐酸
胃动素	进食后刺激胃及小肠的运动	乙酰胆碱，盐酸，脂肪
抑胃肽	刺激胰岛素分泌，抑制胃酸及胃蛋白酶原分泌，抑制胃排空	葡萄糖，脂肪酸，氨基酸

2. 调节其他激素的分泌　例如，抑胃肽有很强的促进胰岛素分泌的作用。进食后血糖升高能刺激抑胃肽的分泌，而抑胃肽又能促进胰岛素分泌，这对防止餐后血糖升高具有重要意义。生长抑素、血管活性肠肽、胰多肽等对生长激素、胰岛素、胰高血糖素及促胃液素的分泌均有调节作用。

3. 营养作用　一些胃肠激素具有促进消化道组织代谢和生长的作用，称为营养作用。例如，促胃液素能刺激胃窦黏膜和十二指肠黏膜的 DNA、RNA 和蛋白质的合成；缩胆囊素则具有促进胰腺外分泌组织生长的作用。

第二节　口腔内消化

消化过程从口腔开始，食物经过咀嚼被磨碎，并与唾液混合后被吞咽，通过食管进入胃内。

一、唾液

口腔内有三对大的唾液腺，即腮腺、颌下腺及舌下腺。此外，口腔黏膜还有众多散在分布的小腺体。唾液就是由这些腺体分泌的混合液。

（一）唾液的性质及成分

唾液是无色、无味、近中性的低渗液体，pH 值 6.7 ～ 7.1。在正常唾液中，水占 99%，其余为无机物、有机物。无机物有 Na^+、K^+、Ca^{2+}、Cl^-、HCO_3^-，以及气体分子，如 O_2、CO_2、N_2、NH_3 等；有机物主要含有黏蛋白、黏多糖、唾液淀粉酶、溶菌酶、免疫球蛋白、乳铁蛋白、尿素、尿酸、氨基酸及血型物质等。成人每天唾液分泌量可达 1 ～ 1.5L。

（二）唾液的生理作用

1. 湿润作用 唾液可湿润口腔和食物，便于说话和吞咽。

2. 溶解作用 唾液能溶解食物，并移动味蕾上的食物微粒，不断刺激味蕾而产生味觉。

3. 清洁作用 唾液可清洁和保护口腔，冲洗和清除食物残渣，稀释并中和有害物质。

4. 杀菌或抑菌作用 唾液中的溶菌酶、免疫球蛋白具有杀菌或抑菌作用。

5. 消化作用 唾液淀粉酶可分解淀粉为麦芽糖。唾液淀粉酶最适 pH 值为中性，当 pH 值低于 4.5 时将完全失去活性。

6. 排泄作用 有些重金属，如铅、汞，以及氰化物和某些药物进入体内，可随唾液排出；有些毒性很强的微生物，如狂犬病毒、脊髓灰质炎病毒等，也可随唾液分泌，且具有传染性。

（三）唾液分泌的调节

在未进食时唾液也不断地分泌，以湿润口腔，称为基础分泌。唾液分泌的调节完全是神经反射性的，包括非条件反射和条件反射。

进食过程中，食物对舌、口腔、咽部黏膜的机械性、化学性及温热性刺激所引起的唾液分泌为非条件反射；而食物的形状、颜色、气味及进食环境，甚至语言文字的描述等刺激所引起的唾液分泌为条件反射。非条件反射的传入纤维通过第 Ⅴ、Ⅶ、Ⅸ、Ⅹ 对脑神经，到达延髓上涎核和下涎核（初级中枢）；条件反射的传入纤维通过第 Ⅰ、Ⅱ、Ⅷ 对脑神经到达延髓上涎核和下涎核（初级中枢）及下丘脑和大脑皮层味觉、嗅觉感觉区（高级中枢）。传出纤维均通过副交感神经（第 Ⅶ、Ⅸ 对脑神经）及交感神经作用于唾液腺。副交感神经兴奋时，其末梢释放乙酰胆碱，作用于腺细胞上的 M 受体，可引起水含量多、固体成分少的大量稀薄唾液的分泌，同时伴有唾液腺的血管扩张，M 受体阻断剂阿托品可阻断此作用。交感神经兴奋时，其节后纤维末梢释放去甲肾上腺素，作用于腺细胞上的 β 受体，可引起含酶量多的少量黏稠唾液的分泌。

二、咀嚼与吞咽

（一）咀嚼

咀嚼（mastication）是咀嚼肌群顺序收缩而完成的一系列复杂的反射活动，是一种随意运动。其作用是：①磨碎食物，使之与唾液充分混合，有利于吞咽。②促进食物与唾液中的淀粉酶接触，有利于化学性消化。③刺激口腔内感受器，反射性引起胃、胰、肝、胆等消化器官的活动，为食物进一步消化做准备。

（二）吞咽

吞咽（deglutition）是食物经过咽及食管被推送入胃的一种随意发动的复杂反射活动。根据食团经过的部位不同，可将吞咽动作分为三期：①口腔期：食团由口腔进入咽，此过程是大脑皮层控制下的随意运动。②咽期：食团由咽进入食管上段，是食团刺激软腭和咽部感受器所引起的一系列反射动作，包括：软腭上举，咽后壁向前突出，封闭鼻咽通道；声带合拢，声门关闭，喉头上举并前移，紧贴会厌，封闭咽与气管的通道，呼吸暂停；咽肌收缩，食管上括约肌舒张，食团被推入食管上段。③食管期：食团通过食管括约肌后，该括约肌产生收缩，食管随即产生自上而下的蠕动波，将食团推送入胃。吞咽过程所需时间与食物的性状有关，一般很短，不超过 15

秒。昏迷或脑神经功能障碍的患者（如偏瘫），其吞咽功能障碍，进食时易误入气管。

蠕动（peristalsis）是消化道的平滑肌顺序收缩和舒张而形成的一种向前推进的波形运动，它是消化道平滑肌的一种基本运动形式。蠕动波包括两部分：食团前面是舒张波，后面是收缩波，形成将食团向前推送的力量。

正常情况下，胃内食糜不会逆流入食管。形态学观察表明，在食管下段与胃贲门连接处并无解剖括约肌结构，但这段食管（长度为 3～6cm）是高压区，其压力比胃内压力高 5～10mmHg，可防止胃内容物返流入食管，起到了生理括约肌的作用，故称为**食管下括约肌**（**lower esophageal sphincter，LES**）。目前认为，LES 受迷走神经抑制性纤维和兴奋性纤维双重支配。迷走神经抑制性纤维末梢释放血管活性肠肽（VIP）或一氧化氮（NO），使 LES 舒张；迷走神经兴奋性纤维末梢释放乙酰胆碱，使 LES 收缩，防止胃内容物逆流。此外，LES 还受体液因素的调节，食物进入胃后，引起促胃液素、促胃动素释放，可加强 LES 收缩，而促胰液素、缩胆囊素、前列腺素 A_2、咖啡因及酒精等使 LES 舒张。

第三节　胃内消化

胃是消化道中最膨大的部分，其主要功能是暂时储存食物和消化食物。成人胃的容量为 1.5～2L。食物进入胃后，经过胃的化学性和机械性消化形成食糜，然后借助胃的运动排空进入十二指肠。

一、胃液

胃的化学性消化是通过胃腺分泌胃液完成的。

（一）胃液性质、成分和作用

正常的胃液是无色酸性液体，pH 值为 0.9～1.5，成人每日分泌量为 1.5～2.5L。胃液主要成分有盐酸、胃蛋白酶原、内因子、黏液，此外还含有水、HCO_3^-、Na^+、K^+ 等无机物。

1. 盐酸　由胃腺的壁细胞分泌，又称胃酸。其以两种形式存在，即游离酸及与蛋白质结合的结合酸，且以游离酸为主，两者的总浓度为胃液的总酸度。空腹时正常排出量为 0～5mmol/h，称为基础胃酸分泌。在食物或某些药物的刺激下，盐酸排出量增加。正常人最大排出量可达 20～25mmol/h。由于盐酸来源于壁细胞，因此其排出量主要取决于壁细胞数量及其功能状态。正常人空腹胃液总酸度为 10～50 临床单位，其中游离酸为 0～30 临床单位。

（1）**盐酸分泌的机制**　胃液中 H^+ 浓度高达 150mmol/L，比血浆 H^+ 浓度高 300 万倍。胃液中 Cl^- 浓度约为 170mmol/L，比血浆 Cl^- 浓度高 1.7 倍。因此，壁细胞分泌 H^+ 是逆浓度差进行的主动转运过程。壁细胞顶端膜（靠近胃腔）内陷形成分泌小管，在此膜上镶嵌着质子泵，又称 H^+ 泵（H^+–K^+–ATP 酶），同时膜上还有 K^+ 和 Cl^- 通道。在壁细胞基底侧膜上分布有 Na^+–K^+ 泵（Na^+–K^+–ATP 酶）及 Cl^-–HCO_3^- 逆向转运体。盐酸合成过程：① H^+ 分泌：壁细胞内含有丰富的碳酸酐酶（CA），可催化细胞内 CO_2 与 H_2O 结合形成 H_2CO_3，H_2CO_3 迅即解离为 H^+ 和 HCO_3^-；H_2O 的解离也可产生 H^+。H^+ 则逆浓度差被膜上的 H^+ 泵分泌入管腔，每分解 1 分子 ATP 所释放的能量，可驱使 1 个 H^+ 分泌入管腔，同时从管腔内换回 1 个 K^+，进入壁细胞内的 K^+ 又经 K^+ 通道再次进入管腔。壁细胞基底侧膜上 Na^+–K^+ 泵可将细胞内 Na^+ 泵出细胞，进入血液，与 HCO_3^- 结合形成 $NaHCO_3$，同时将 K^+ 泵入壁细胞内，以补充转运到管腔中的部分 K^+，并维持细胞内低

Na^+ 浓度。② Cl^- 分泌：细胞内的 HCO_3^- 通过 Cl^-–HCO_3^- 逆向转运体与 Cl^- 交换运出细胞，而 Cl^- 进入细胞内再通过分泌小管膜上的 Cl^- 通道进入管腔。③ HCl 的合成：分泌到管腔中的 H^+ 和 Cl^- 结合，形成 HCl（图 6-4）。

在消化期，由于胃酸大量分泌，因此大量 HCO_3^- 进入血液，形成餐后碱潮。壁细胞分泌小管膜上的质子泵可被质子泵抑制剂如奥美拉唑抑制，故临床可用此类药物抑制胃酸分泌。

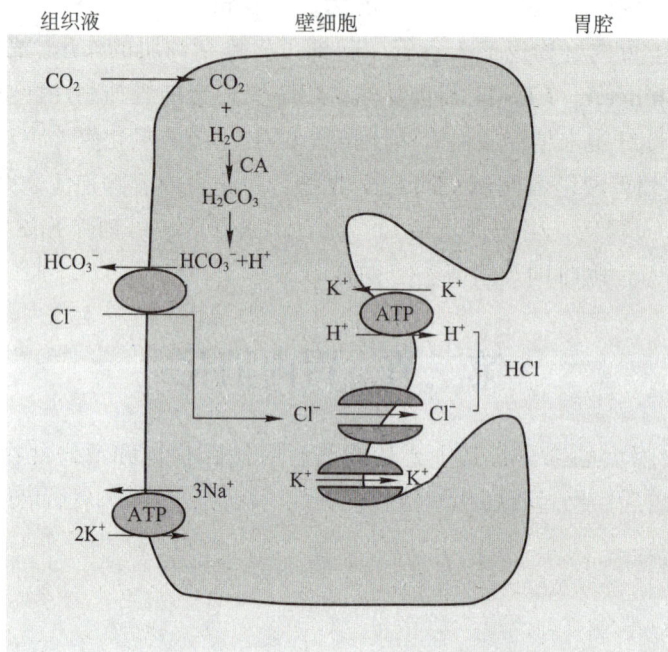

图 6-4 壁细胞分泌盐酸的基本过程

（2）盐酸的生理作用 ①可激活无活性的胃蛋白酶原为有活性的胃蛋白酶，并为胃蛋白酶提供适宜的酸性环境。②促使食物中蛋白质变性，易于分解。③可杀死进入胃内的细菌。④盐酸进入小肠后可促进促胰液素和缩胆囊素的分泌，从而刺激胰液、胆汁和小肠液的分泌。⑤在酸性环境下，Ca^{2+} 或 Fe^{2+} 可形成可溶性盐，有助于小肠对 Ca^{2+} 和 Fe^{2+} 的吸收。

如果胃酸分泌不足可引起腹胀、腹泻、食欲不振等消化不良症状；若胃酸分泌过多对胃及十二指肠黏膜产生侵蚀作用，可诱发或加重消化性溃疡。

2. 胃蛋白酶原 主要由胃腺的主细胞合成和分泌，黏液颈细胞、贲门腺和幽门腺的黏液细胞及十二指肠近端腺体也能分泌胃蛋白酶原。这些细胞以无活性的酶原形式分泌，酶原在盐酸的作用下转变为有活性的胃蛋白酶，已激活的胃蛋白酶也能自身激活胃蛋白酶原变为胃蛋白酶。胃蛋白酶最适 pH 值约是 2.0，随着 pH 值的升高，胃蛋白酶活性逐渐降低，当 pH 值超过 5.0 时，失去活性并不可逆转。

胃蛋白酶的生理作用是分解蛋白质为䏡和胨，以及少量多肽和氨基酸。

3. 内因子 是由壁细胞分泌的一种糖蛋白，分子量为 50 ~ 60kDa。内因子的生理作用是保护维生素 B_{12} 不被蛋白水解酶破坏，并促进维生素 B_{12} 的吸收。其作用机制是内因子有两个活性部位，一个活性部位与维生素 B_{12} 结合形成内因子 - 维生素 B_{12} 复合物，可保护维生素 B_{12} 免受小肠内水解酶的破坏；当此复合物运至远端回肠后，另一活性部位与回肠黏膜上皮细胞膜相应受体结合，可促进维生素 B_{12} 的吸收。若机体缺乏内因子，可致维生素 B_{12} 吸收障碍，从而影响红细胞生成，导致巨幼红细胞性贫血。

4.黏液和碳酸氢盐　黏液的主要成分为糖蛋白，主要由胃黏膜表面上皮细胞、泌酸腺黏液颈细胞、贲门腺和幽门腺的黏液细胞共同分泌。黏液的黏稠度为水的 30 ～ 260 倍，覆盖在胃黏膜表面形成厚度约为 500μm 的凝胶层。

胃黏液的生理作用：①润滑作用，有利于食糜在胃内运动。②保护胃黏膜免受坚硬食物的机械性损伤。③中和胃酸，防止 H^+ 侵蚀胃壁，降低胃蛋白酶的活性。

胃内有两种屏障机制：①黏液 – 碳酸氢盐屏障（图 6-5）：由大量凝胶黏液和碳酸氢盐共同构成，覆盖于胃黏膜上皮细胞表面。此屏障从胃腔侧至上皮细胞侧形成 pH 梯度，靠近胃腔侧黏液层 pH 值约为 2.0，靠近上皮细胞侧黏液层 pH 值约为 7.0，其作用是有效地保护胃黏膜不受 H^+ 的侵蚀，也防止胃蛋白酶对胃黏膜的消化作用。②胃黏膜屏障：由

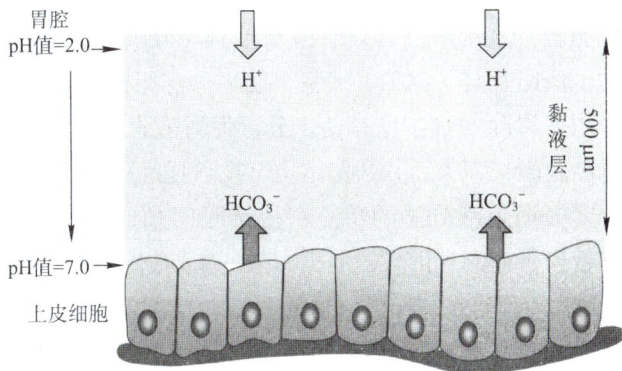

图 6-5　胃黏液 – 碳酸氢盐屏障

胃上皮细胞顶端膜和相邻细胞之间形成的紧密连接构成。其作用是防止 H^+ 由胃腔向胃黏膜扩散，同时也能阻止 Na^+ 从黏膜向胃腔内扩散。此外，胃黏膜可以合成和分泌前列腺素类物质（PGE_2、PGI_2），该类物质能抑制胃酸和胃蛋白酶原的分泌，刺激黏液和碳酸氢盐的分泌，增加黏膜血流量，有助于胃黏膜的修复，维持其完整性。

许多因素可破坏或减弱胃黏膜屏障作用，如酒精、胆盐、水杨酸类药物、类固醇激素、肾上腺素及幽门螺杆菌感染等，严重时可造成胃黏膜损伤，导致胃炎或消化性溃疡。

（二）胃液分泌的调节

1.消化期胃液分泌的调节　空腹时，胃液分泌量很少，酸度也较低，称为基础胃液分泌或非消化期胃液分泌。进食及进食后胃液分泌大量增加，称为消化期胃液分泌。根据食物对感受器刺激的先后部位，消化期胃液分泌分为头期、胃期和肠期，这三个时期的胃液分泌几乎是同时开始，相互重叠，受神经及体液因素的调节（图 6-6）。

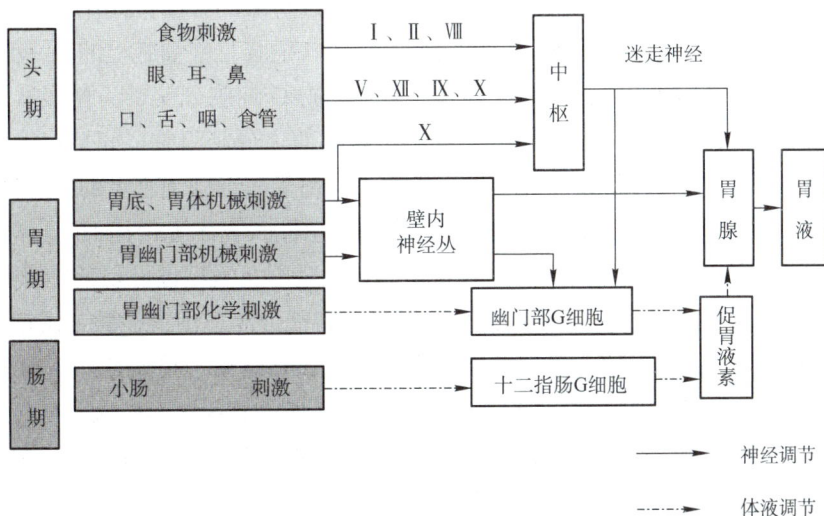

图 6-6　消化期胃液分泌的调节

（1）头期胃液分泌　是由食物刺激头部感受器反射性引起的胃液分泌。其包括条件反射和非条件反射：前者是由食物的形状、颜色、气味、声音等刺激作用于嗅觉、视觉、听觉感受器，传入冲动分别由第Ⅰ、Ⅱ、Ⅷ对脑神经传入中枢；后者是由食物在口腔内通过咀嚼、吞咽刺激口腔、咽部及喉等处的感受器，传入冲动由第Ⅴ、Ⅶ、Ⅸ、Ⅹ对脑神经传入中枢。反射中枢位于延髓、下丘脑、边缘系统及大脑皮层，传出神经均为迷走神经。当迷走神经兴奋时：①末梢释放乙酰胆碱，直接作用于壁细胞 M 受体，使胃液分泌增多。②末梢释放乙酰胆碱，也可作用于胃泌酸区肠嗜铬样（ECL）细胞，使之分泌组胺，间接促进胃液分泌。③末梢释放促胃液素释放肽，作用于胃腺的 G 细胞，使之分泌促胃液素（又称胃泌素），间接促进胃液分泌，此作用不能被阿托品阻断，但①、②两作用均可被阿托品阻断。

头期胃液分泌的特点：持续时间长，胃液分泌量大，占整个消化期分泌量的 30%，酸度高，胃蛋白酶含量高，消化力强。头期胃液分泌以神经调节为主，此外，还容易受情绪和食欲的影响。

（2）胃期胃液分泌　是由食物进入胃后刺激胃部感受器引起的胃液分泌。其机制是：①食物进入胃，机械性扩张刺激胃底、胃体部感受器，通过迷走 – 迷走神经反射引起胃液分泌。②食物进入胃，机械性扩张刺激胃底、胃体部感受器，通过壁内神经丛促进胃液分泌，或作用于 G 细胞，使之分泌促胃液素，间接促进胃液分泌。③胃内食物的机械性扩张刺激幽门部，通过壁内神经丛作用于 G 细胞，使之分泌促胃液素，促进胃液分泌。④食物中蛋白质消化产物如多肽、氨基酸，直接刺激 G 细胞，使之分泌促胃液素，从而促进胃液分泌。

胃期胃液分泌的特点：分泌量大，占整个消化期分泌量的 60%，酸度也较高，但胃蛋白酶含量较头期少，因此消化力比头期弱。胃期胃液分泌既有神经调节，也有体液调节。

（3）肠期胃液分泌　是由食糜进入十二指肠后刺激十二指肠感受器引起的胃液分泌。其机制是：食糜对感受器的机械扩张刺激和消化产物的化学性刺激，作用于十二指肠黏膜，使之分泌促胃液素和肠泌酸素，从而促进胃液分泌。

肠期胃液分泌的特点：分泌量少，占总量的 10%，酸度和胃蛋白酶含量均较低。肠期胃液分泌主要受体液因素影响。

2. 影响胃液分泌的因素　正常胃液分泌是兴奋和抑制两方面相互作用的结果。

（1）促进胃液分泌的因素　①乙酰胆碱：支配胃的副交感神经节后纤维末梢释放的递质为乙酰胆碱，乙酰胆碱与胃腺壁细胞上的 M 受体结合，促进胃液的分泌，此作用可被阿托品阻断。此外，乙酰胆碱还可以作用于 ECL 细胞，使之分泌组胺，组胺与壁细胞上的 H_2 受体结合，间接促进胃液分泌。②促胃液素：是由胃窦部及十二指肠黏膜 G 细胞分泌的一种多肽类激素，作用于胃腺的壁细胞刺激胃液分泌；也可以刺激 ECL 细胞，使之分泌组胺，间接促进胃液分泌。③组胺：由胃泌酸区 ECL 细胞分泌，通过组织液扩散，作用于邻近壁细胞上的 H_2 受体，刺激胃酸分泌；同时还可提高壁细胞对乙酰胆碱及促胃液素的敏感性。临床上使用 H_2 受体阻断剂西咪替丁阻断胃酸的分泌，治疗消化性溃疡。Ca^{2+}、低血糖、咖啡因及酒精也可刺激胃酸的分泌。

（2）抑制胃液分泌的因素　①盐酸：进食后可刺激胃酸分泌，但当盐酸分泌过多时，可负反馈抑制胃酸的分泌。②脂肪：脂肪及其消化产物进入十二指肠后，可刺激小肠黏膜分泌多种物质，统称为肠抑胃素，可抑制胃液分泌和胃的运动。③高张溶液：食糜进入十二指肠后可产生高张溶液，刺激小肠内渗透压感受器，通过肠 – 胃反射抑制胃液分泌；也可以通过刺激小肠黏膜分泌多种抑制性激素而抑制胃液分泌。

此外，由胃腺及肠黏膜 D 细胞分泌的生长抑素有很强的抑制胃酸分泌作用，可直接抑制胃腺壁细胞分泌胃酸，还可抑制胃窦 G 细胞分泌促胃液素，抑制 ECL 细胞分泌组胺，从而间接抑制胃酸的分泌。进食蛋白质和脂类食物后，生长抑素分泌增加。前列腺素、促胰液素及上皮生长因子等也能抑制胃酸的分泌。

二、胃的运动

食物在胃内的机械性消化过程是通过胃壁肌肉运动完成的。

（一）胃运动的形式及生理意义

1. 容受性舒张　进食时，食物刺激口腔、咽及食管等处的感受器，通过迷走－迷走反射，使胃底及胃体部平滑肌舒张，而胃内压升高并不明显，称为**容受性舒张（receptive relaxation）**。空腹时胃容积约为 0.05L，进食后容积增大，可达 1.0～2.0L。容受性舒张反射的传出神经为迷走神经抑制性纤维，末梢释放某些肽类物质如血管活性肠肽或 NO。其生理意义：①增大胃的容积，容纳和储存食物。②维持胃内压稳定，防止食糜过早排入十二指肠，有利于食物在胃内充分消化。

2. 紧张性收缩　消化道平滑肌经常保持一种轻微持续收缩的状态，称为**紧张性收缩（tonic contraction）**，紧张性收缩在空腹时即已存在。其生理意义：①可保持胃内具有一定的压力，维持胃的形状和位置。②进食后紧张性收缩加强，可促进胃液渗入食糜中，有利于化学性消化，也可将食糜向十二指肠方向推送。

3. 蠕动　胃的蠕动始于胃体中部，形成蠕动波，向幽门方向推进。进食后 5 分钟蠕动开始，并逐渐加强。胃蠕动波频率约为 3 次 / 分，每次蠕动约需 1 分钟到达幽门，因此有一波未平一波又起的现象。开始时蠕动波波幅较小，在向幽门方向推进中波幅和速度逐渐加强，当接近幽门时，收缩力加强，导致幽门开放，可将 1～2mL 食糜排入十二指肠。并非每次蠕动波都能到达幽门，有些蠕动波到达胃窦部时即已消失。一旦蠕动波速度超越胃内容物先到达胃窦，则可引起胃窦收缩，使胃内容物反向推回到胃体。这种多次往返运动有助于胃液与胃内容物充分混合，也有助于研磨固体食物。

胃蠕动的生理意义：①促进胃内机械性和化学性消化过程。②推动胃内容物向十二指肠移行，并以一定速度排入十二指肠。

（二）胃的排空

1. 胃排空过程　胃内容物进入十二指肠的过程称为**胃排空（gastric emptying）**。一般进食后 5 分钟，胃的排空即开始，其动力是胃内压与十二指肠内压之差。当胃的紧张性收缩和蠕动增强，使胃内压升高，超过十二指肠内压时，食糜排入十二指肠。若胃运动减弱，胃内压降低，胃排空减慢，甚至停止。胃排空的速度与食物的物理性状和化学成分有关，一般而言，流体食物比固体食物排空快，小块食物比大块食物排空快，等渗溶液比高渗溶液排空快。三大营养物质相比较，糖类排空最快，蛋白质次之，脂肪最慢，混合食物完全排空需要 4～6 小时。

2. 影响胃排空的因素　胃排空是间断性进行的，主要受胃和十二指肠两方面因素控制。

（1）胃内促进排空的因素　①胃排空的速度与胃内容物的容量平方根成正比，胃内容量增多，对胃壁产生机械性牵张刺激和化学性刺激，通过迷走－迷走反射和壁内神经丛反射，引起胃紧张性收缩和蠕动增强，从而促进胃的排空。②迷走神经兴奋及食物中蛋白质消化产物，可引起 G 细胞分泌促胃液素，促胃液素能促进胃运动，也能增强幽门括约肌收缩，其总效应是延缓胃排空。

（2）十二指肠内抑制胃排空的因素 ①神经因素：食糜中的盐酸、脂肪、蛋白质消化产物、高渗溶液及机械牵张刺激，均可刺激十二指肠壁上的感受器，通过迷走神经和壁内神经丛反射，抑制胃的运动，延缓胃的排空，此反射称为肠-胃反射。该反射对胃酸刺激尤其敏感，当十二指肠内 pH 值降至 3.5～4.0 时，反射即可产生。②体液因素：食糜，特别是盐酸、脂肪进入十二指肠后，可刺激小肠上段黏膜细胞分泌缩胆囊素、促胃液素、促胰液素、抑胃肽等激素，抑制胃运动，延缓胃排空。

在消化过程中，随着排入十二指肠中的盐酸被中和，消化产物被吸收，抑制胃运动的神经、体液因素逐渐减弱，胃运动又逐渐加强，于是胃又推送一部分食糜进入十二指肠。胃排空在神经、体液的调控下，如此反复，使胃排空间断进行，胃内容物逐次排入十二指肠，与小肠内消化和吸收的速度相适应。

（三）呕吐

呕吐（vomiting）是机体将胃及小肠内容物从口腔强力排出体外的过程。它是一种复杂的反射活动，其中枢位于延髓孤束核附近，当机械性、化学性、炎症等刺激消化道、泌尿系统、盆腔等感受器时，主要通过迷走和交感神经传入至呕吐中枢；前庭器官受刺激时，经前庭神经传入中枢；此外，颅内压增高可直接刺激呕吐中枢。传出神经经迷走神经、交感神经、膈神经等作用于胃窦、小肠、膈肌、腹肌，使胃窦、小肠、膈肌、腹肌收缩，胃及食管下段舒张，使胃内容物经食管从口腔吐出。

呕吐是机体一种具有保护意义的反射活动。临床抢救食物中毒患者，可刺激舌根、咽部等感受器进行催吐，将进入胃内未被吸收的有毒物质排出体外。大量、频繁的呕吐可致机体消化液丢失，导致水、电解质、酸碱平衡失调。

（四）胃运动的调节

1.神经调节 胃运动主要受迷走神经的调节，其末梢释放乙酰胆碱，增加胃的慢波和动作电位频率，胃运动增强，此作用可被 M 受体阻滞剂阿托品阻断。交感神经末梢释放去甲肾上腺素，可降低慢波频率，使胃运动减弱。

2.体液调节 促胃液素、促胃动素可增加胃的慢波和动作电位频率，使胃运动增强；而缩胆囊素、促胰液素及抑胃肽则抑制胃的运动。

第四节 小肠内消化

在整个消化过程中，小肠内消化最重要。食糜经过胰液、胆汁及小肠液的化学性消化及小肠运动的机械性消化，食物的消化过程基本完成，剩余的食物残渣则进入大肠。此外，小肠不仅是消化的主要部位，也是吸收的主要场所。

一、胰液

胰腺既有内分泌功能，又有外分泌功能。内分泌功能主要与糖代谢有关。胰腺的外分泌物是胰液，在所有消化液中，其消化力最强，具有分解三大营养物质的消化酶。

（一）胰液的性质、成分及作用

胰液是无色无味的碱性液体，pH 值为 7.8 ～ 8.4，渗透压与血浆相等，成人每日分泌量为 1 ～ 2L。胰液的成分除了水外还包括无机物，如 Na^+、H^+、HCO_3^-、Cl^- 等；有机物主要是各种消化酶。

1. 碳酸氢盐 由胰腺小导管上皮细胞分泌。细胞内含有丰富的碳酸酐酶，可催化 CO_2 和 H_2O 结合形成 H_2CO_3，H_2CO_3 又解离出 HCO_3^-，其浓度可达 140mmol/L，比血浆 HCO_3^- 浓度高 5 倍。碳酸氢盐的主要生理作用是：①中和进入十二指肠的胃酸，保护肠黏膜免受强酸的侵蚀。②为小肠内多种消化酶提供适宜的 pH 环境。

2. 胰淀粉酶 由胰腺腺泡细胞分泌，是一种 α- 淀粉酶，不需要激活就具有活性，最适 pH 值为 6.7 ～ 7.0。其生理作用是水解淀粉、糖原及其他碳水化合物为糊精、麦芽糖、麦芽寡糖，但不能水解纤维素。胰淀粉酶水解速度快，效率高，在小肠内，淀粉与胰液接触约 10 分钟即可完全水解。

3. 胰脂肪酶 由胰腺腺泡细胞分泌，不需要激活就具有活性，最适 pH 值为 7.5 ～ 8.5。其生理作用是分解脂肪为脂肪酸、甘油单酯及甘油。但胰脂肪酶对脂肪的分解需要胰腺分泌的辅酯酶的存在，后者对胆盐有较高的亲和力，使得胰脂肪酶、辅酯酶和胆盐形成复合物，有助于胰脂肪酶锚定在脂滴表面发挥作用，防止胆盐将胰脂肪酶从脂肪表面清除出去。此外，胰液中还含有胆固醇酯酶，水解胆固醇酯为胆固醇和脂肪酸；磷脂酶 A_2 水解卵磷脂为溶血磷脂。溶血磷脂能破坏细胞膜结构，急性胰腺炎患者血清中磷脂酶 A_2 水平增高。

4. 蛋白水解酶 由胰腺腺泡细胞以酶原形式分泌，主要有胰蛋白酶、糜蛋白酶、弹性蛋白酶、羧基肽酶。胰蛋白酶原可被肠致活酶（肠激酶）激活为胰蛋白酶，产生的胰蛋白酶本身也可激活胰蛋白酶原（自身激活）；胰蛋白酶还可激活糜蛋白酶原、弹性蛋白酶原及羧基肽酶原，使它们分别转化为相对应的酶，具有活性。其生理作用：胰蛋白酶和糜蛋白酶都能分解蛋白质为脲和胨，二者协同作用则使蛋白质进一步分解为小分子多肽及氨基酸。多肽可被弹性蛋白酶或羧基肽酶分解为氨基酸。胰液中还有 RNA 酶和 DNA 酶，可水解核酸为单核苷酸。此外，糜蛋白酶还有较强的凝乳作用。

由于胰液中含有消化酶的种类最多，所以胰液是最重要的一种消化液。当胰液缺乏时，即使其他的消化液正常，食物中的脂肪和蛋白质仍不能消化完全，从而影响脂肪和蛋白质吸收，常引起脂肪泻，同时也影响脂溶性维生素 A、D、E、K 的吸收，但对糖类的消化和吸收影响不大。

正常情况下，胰液中的消化酶不能消化胰腺本身。一旦发生胰导管梗阻、痉挛或暴饮暴食引起胰液分泌剧增，可使胰导管内压升高，导致胰导管及胰腺腺泡破裂，消化酶渗出并被激活，消化胰腺自身组织，从而发生急性胰腺炎。临床上，测定血浆胰淀粉酶或胰脂肪酶浓度是诊断急性胰腺炎的重要指标之一。

（二）胰液分泌的调节

在非消化期胰液几乎不分泌或分泌很少，进食后胰液分泌增多，食物是胰液分泌的自然刺激物。胰液分泌受神经和体液因素调节，但以体液调节为主（图 6-7）。

1. 神经调节 食物的形状、气味及食物对口腔、咽、食管、胃肠等感受器的刺激，均可通过条件反射和非条件反射引起胰液分泌。反射传出神经主要是迷走神经，其末梢释放乙酰胆碱，主要作用于胰腺腺泡细胞，对胰腺导管细胞作用较弱。因此，当迷走神经兴奋时，水和碳酸氢盐分泌较少，而胰酶的含量较高。

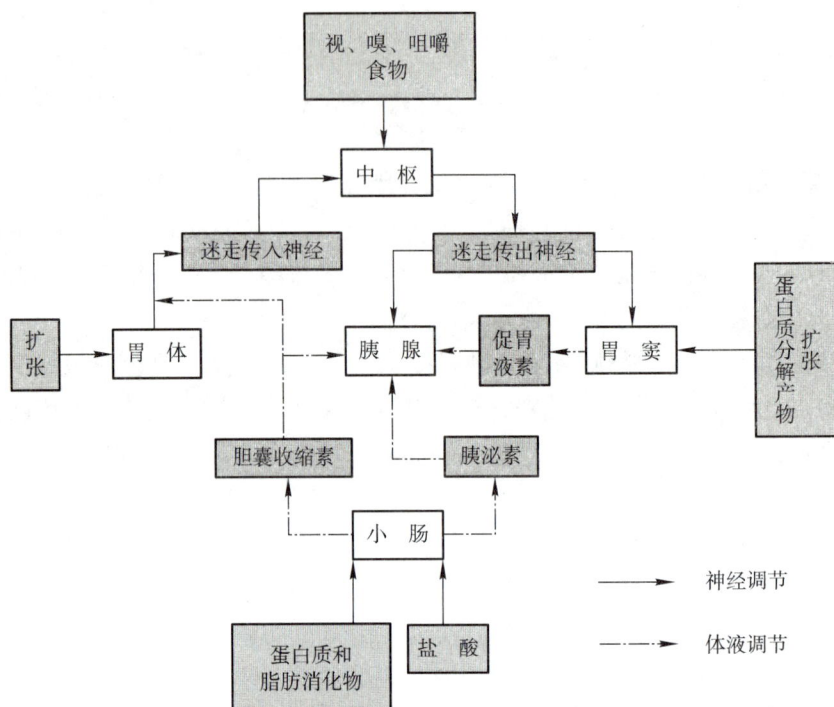

图 6-7 胰液分泌的调节

2. 体液调节

（1）**促胰液素（secretin）** 是由小肠上段黏膜 S 细胞分泌的多肽类激素。其分泌最强的刺激物为盐酸，其次是蛋白质分解产物和脂肪酸，糖类没有刺激作用。促胰液素经血液循环作用于胰腺导管上皮细胞，引起胰液大量分泌，其中水和碳酸氢盐含量多，而胰酶含量低。

（2）**缩胆囊素（cholecystokinin，CCK）** 又称促胰酶素，是由小肠黏膜 I 细胞分泌的多肽类激素。蛋白质分解产物、脂肪酸、盐酸及脂肪都能刺激其分泌，糖类没有刺激作用。CCK 的生理作用：①作用于胰腺腺泡细胞，促进胰液中胰酶的分泌（故称促胰酶素）。②刺激胆囊收缩，排出胆汁。③促进胰腺组织蛋白质和核糖核酸的合成，对胰腺组织具有营养作用。

促胰液素和 CCK 对促进胰腺分泌具有协同作用。此外，促胃液素也可促进胰酶的分泌。血管活性肠肽可促进胰液中水和碳酸氢盐的分泌，而胰高血糖素、生长抑素、胰多肽、降钙素基因相关肽均可抑制胰腺的分泌。

3. 胰液分泌的反馈性调节 近年研究表明，蛋白质分解产物和脂肪酸可刺激小肠黏膜分泌 CCK 释放肽（CCK-RP），CCK-RP 介导 I 细胞分泌 CCK，从而促进胰酶的分泌，而胰酶又促使 CCK-RP 失活，从而反馈性抑制 CCK 和胰酶的分泌。其意义是通过负反馈调节防止胰酶过多分泌。

二、胆汁

胆汁主要由肝细胞不断地生成，胆管上皮细胞也可分泌水和碳酸氢盐加入其中，经肝管－胆总管排入十二指肠，在非消化期，胆汁也可经肝管流入胆囊贮存。

（一）胆汁的性质、成分及作用

胆汁是苦味有色液体，肝胆汁呈金黄色，弱碱性，pH 值约为 7.4；胆囊胆汁由于被浓缩而颜色变深，水和碳酸氢盐被吸收，pH 值降低，约 6.8。成人每天分泌量为 0.8～1L。胆汁的成分除有水、Na^+、H^+、K^+、HCO_3^-、Cl^- 等无机物外，还有胆盐、胆固醇、胆色素、磷脂、脂肪酸等有机物，但不含消化酶。胆汁的主要作用是促进脂肪的消化和吸收。

1. 胆盐　胆盐是肝细胞分泌的胆汁酸与甘氨酸或牛磺酸结合所形成的钠盐或钾盐，是胆汁的主要成分，占胆汁固体成分的 50%。胆盐是胆汁中促进脂肪消化和吸收的主要成分。胆盐可被机体循环利用，胆盐随胆汁排入小肠后，约有 95% 在回肠末端被吸收入血，经门静脉进入肝脏合成新的胆汁，再排入小肠，这一过程称为**胆盐的肠 - 肝循环**（enterohepatic circulation of bile salt）（图 6-8）。每循环一次，胆盐损失约 5%，每次餐后循环 2～3 次。

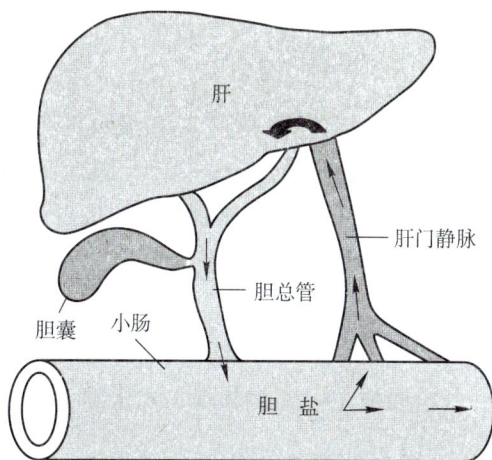

图 6-8　胆盐的肠 - 肝循环示意图

2. 胆固醇　胆固醇是肝脏脂肪的代谢产物，约占胆汁固体成分的 4%，不溶于水。在代谢过程中，其一半转化为胆汁酸，一半随胆汁排入十二指肠。胆汁中的胆盐或胆汁酸、胆固醇及卵磷脂之间必须保持适当的比例，才能维持胆固醇呈溶解状态。当胆固醇含量过高，或胆盐、卵磷脂含量减少，胆固醇便沉积产生结晶，形成胆道或胆囊胆固醇结石。

3. 胆色素　胆色素是血红蛋白的分解产物，约占胆汁固体成分的 2%，包括胆绿素和胆红素。胆色素的种类和浓度决定了胆汁的颜色。

胆汁的生理作用：①乳化作用：胆汁中的胆盐、胆固醇及卵磷脂可作为乳化剂，降低脂肪的表面张力，使脂肪乳化成脂肪微粒，分散在肠腔中增加胰脂肪酶接触的面积，加速脂肪的消化分解。②促进脂肪和脂溶性维生素的吸收：胆盐达到一定浓度后，其分子可聚合成微胶粒。脂肪酸、胆固醇、甘油单酯、脂溶性维生素等可渗入到微胶粒内，形成水溶性的复合物。胆盐作为运载工具，可将这些不溶于水的脂肪分解产物运送到小肠黏膜表面，促进其吸收。③利胆作用：胆盐通过肠 - 肝循环进入肝脏，可直接刺激肝细胞合成和分泌胆汁。

（二）胆汁分泌与排出的调节

在非消化期，肝细胞产生的胆汁大部分储存于胆囊，胆囊可吸收胆汁中的水和无机盐，使胆汁浓缩 5～10 倍。食物是引起胆汁分泌和排出的自然刺激物，特别是高蛋白食物作用最强，其次是高脂肪或混合食物，糖类刺激作用较弱。胆汁分泌与排出受神经和体液因素调节，但以体液调节为主。

1. 神经调节　进食动作或食物对消化道的刺激，反射性通过迷走神经使肝细胞分泌胆汁，胆囊收缩排出胆汁，此作用可被阿托品阻断。此外，迷走神经兴奋，作用于 G 细胞分泌促胃液素，间接引起肝胆汁分泌和胆囊收缩。

2. 体液调节

（1）胆盐　胆盐有很强的利胆作用，通过肠 – 肝循环刺激肝细胞合成、分泌新的胆汁。

（2）促胃液素　①可直接作用于肝细胞和胆囊，促进胆汁分泌及胆囊收缩。②可刺激胃酸分泌，胃酸可刺激十二指肠黏膜分泌促胰液素，后者可促进肝胆汁分泌。

（3）促胰液素　主要作用于胆管系统，而不是肝细胞，可使水和碳酸氢盐分泌增多，但胆盐含量不增加。

（4）缩胆囊素　可使胆囊收缩，Oddi 括约肌舒张，促使胆汁排入十二指肠。

（三）胆囊的功能

胆囊主要功能：①贮存和浓缩胆汁：在非消化期，多数胆汁贮存在胆囊，胆囊吸收水分和碳酸氢盐后，将胆汁浓缩。②排出胆汁：在消化期，胆囊收缩，排出胆汁。③调节胆道内压力：在非消化期，Oddi 括约肌收缩，胆囊舒张而容纳胆汁，减小胆道内压力。在消化期，Oddi 括约肌舒张，胆囊收缩，增加胆道内压，促使胆汁排入十二指肠。

三、小肠液

小肠液是十二指肠腺（勃氏腺）和小肠腺（李氏腺）分泌的混合液，成人每日分泌量约为 $1 \sim 3L$。

（一）小肠液性质、成分及作用

小肠液呈弱碱性，pH 值约为 7.6，渗透压与血浆相等。其主要成分包括有机物和无机物两部分。无机物主要有水、Na^+、H^+、K^+、HCO_3^-、Cl^- 等；有机物主要是肠激酶。过去曾认为小肠液中还有其他各种消化酶，但近年研究发现，小肠腺除分泌肠激酶之外并不分泌其他消化酶，而肠上皮细胞却可以合成多种消化酶。营养物质被吸收进入小肠上皮细胞后，依靠小肠上皮合成的消化酶，如肽酶、脂肪酶、蔗糖酶、麦芽糖酶、乳糖酶等继续消化。此外，小肠黏膜上皮细胞还可以分泌免疫球蛋白，特别是 IgA 和 IgM，可防止病菌入侵肠壁。

小肠液的生理作用：①保护和润滑作用：小肠的弱碱性液体能保护肠黏膜免受机械性损伤和胃酸的侵蚀。②消化作用：肠激酶能激活胰蛋白酶原促进蛋白质分解。此外，肽酶、脂肪酶、蔗糖酶、麦芽糖酶、乳糖酶等消化酶能分别对多肽、脂肪、糖类起化学性消化作用。③稀释作用：小肠液可稀释肠内消化产物，降低肠内渗透压，有利于食糜的消化和吸收。

（二）小肠液分泌的调节

小肠液的分泌既受神经调节（主要是局部神经反射），也受体液调节。食糜及其消化产物对肠黏膜的机械性和化学性刺激，可引起壁内神经丛的局部反射，促进小肠液的分泌。食糜量越大，小肠液分泌量就越多。此外，促胃液素、促胰液素、缩胆囊素、血管活性肠肽、胰高血糖素等均能刺激小肠液的分泌。

四、小肠的运动

小肠内机械性消化过程是通过小肠壁平滑肌运动完成的。空腹时，小肠运动较弱，进食后运动逐渐增强。

（一）小肠运动的形式及作用

1. 紧张性收缩　小肠平滑肌紧张性收缩是小肠其他运动形式的基础。其生理作用是使肠腔内具有一定的压力，维持小肠的形状、位置。进食后紧张性收缩加强，有利于食糜与消化液充分混合，也有利于食糜与肠壁接触，促进消化和吸收。

2. 分节运动　分节运动是小肠特有的运动形式，是以环行肌节律性舒缩为主的运动。在有食糜的小肠段，环行肌在许多不同部位同时收缩，即把肠内食糜分割为多个节段食团，随后，原来收缩的部位舒张，而舒张的部位收缩，将原食团再一分为二，而相邻的两半合二为一，形成新的食团，如此反复进行，使食糜不断分开，又不断合拢（图6-9）。

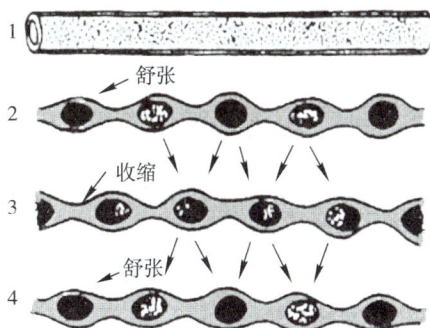

图6-9　小肠分节运动示意图

空腹时小肠几乎无分节运动，进食后开始并逐渐加强。分节运动的节律受小肠基本电节律的调控，起始于十二指肠近胆管入口处，频率约为11次/分，小肠各段基本电节律频率不同，沿着小肠向下，基本电节律频率逐渐降低，到回肠末段频率约为8次/分。小肠的这种频率梯度式递减运动，有助于食糜由小肠上段向小肠末端移行。

分节运动的生理作用：①使食糜与消化液充分混合，促进化学性消化过程。②增加食糜与肠壁接触，并不断挤压肠壁，促进肠壁血液和淋巴液的回流，从而有利于吸收。③小肠基本电节律自上而下频率递减，对食糜有一定的推进作用。

3. 蠕动　小肠各段均可发生蠕动。蠕动的生理作用是将经过分节运动的食糜向着消化道末端推送，食糜到达新的肠段后，再开始分节运动。此外，小肠还有一种速度快、传播距离远的蠕动称为**蠕动冲**（peristaltic rush），可将食糜从小肠上段一直推送至末端或结肠。蠕动冲是由于进食时吞咽动作或食糜刺激十二指肠引起的，有利于迅速清除食糜中的有害物质或解除肠管的过度扩张。此外，回肠末段还可出现逆蠕动，其作用是防止食糜过早通过回盲瓣进入大肠，有利于食糜的消化和吸收。

（二）回盲瓣的作用

回肠末端与盲肠交界处的环行肌明显增厚，称为回盲括约肌，又称回盲瓣。一般情况下，回盲括约肌保持收缩，回肠末端处于关闭状态。进食时，食物刺激胃，引起胃-回肠反射，使回肠蠕动增强，蠕动波传至回肠末端时，回盲括约肌舒张，以便于食糜排入结肠。这种活瓣样的作用可防止小肠内容物过快进入结肠，有利于食糜的消化和吸收；同时也可阻止结肠内容物逆流入回肠。

（三）小肠运动的调节

1. 神经调节　神经系统对小肠运动调节以壁内神经丛反射为主。食糜对小肠感受器的机械性和化学性刺激，通过壁内神经丛局部反射，可引起小肠蠕动增强。此外，副交感神经兴奋可使小肠运动增强，交感神经兴奋可使小肠运动抑制。

2. 体液调节　促胃液素、促胃动素、缩胆囊素、胰岛素、5-HT、P物质等可促进小肠运动；而促胰液素、生长抑素、胰高血糖素、血管活性肠肽可抑制小肠运动。

第五节　大肠的功能

人类的大肠没有重要的消化功能，其主要作用是吸收水分和无机盐，形成和暂时储存食物残渣。

一、大肠液和大肠内细菌的作用

（一）大肠液的分泌及作用

大肠液由大肠黏膜的柱状上皮细胞和杯状细胞分泌，呈碱性，pH 值为 8.3 ～ 8.4，主要成分有碳酸氢盐和黏蛋白。其分泌机制主要是食物残渣刺激大肠壁，通过壁内神经丛局部反射引起。副交感神经（盆神经）兴奋，大肠液分泌也可增多。

大肠液的主要生理作用：黏液可保护肠黏膜，润滑粪便，减少食物残渣对黏膜的损伤；碳酸氢盐可以中和大肠细菌产生的酸类物质。

（二）大肠内细菌的作用

大肠内存在许多细菌，主要是大肠杆菌、葡萄球菌等。大肠内的环境，如酸碱度、温度等，适合细菌繁殖，细菌占粪便固体总量的 20% ～ 30%。这些细菌通常不致病，其主要作用：①细菌体内的酶可对糖类和脂肪进行分解，产生乳酸、CO_2、甲烷、脂肪酸、甘油、胆碱等，称为发酵；也可对蛋白质进行分解，产生氨基酸、胨、胨、氨、硫化氢、吲哚等，称为腐败。其中有些物质是有害的，被吸收后经肝脏解毒。②大肠内的细菌利用肠内简单的物质可合成 B 族维生素及维生素 K，吸收后可被机体利用。

临床上长期滥用抗生素，可致肠内菌群失调。

二、大肠的运动和排便

大肠的运动少而慢，对刺激的反应比较迟钝，这些特点都有利于大肠储存食物残渣。

（一）大肠的运动形式

1. 袋状往返运动　由环行肌不规律收缩使结肠形成许多袋状节段，使结肠袋内容物向两个方向来回运动，但不向前推进。这种运动有利于内容物的研磨，促进水和无机盐的吸收。空腹和安静时多见该运动形式。

2. 分节或多袋推进运动　由环行肌规律收缩，使一个结肠袋或一段结肠（多个结肠袋）收缩，将内容物推送至下一段结肠。进食后或副交感神经兴奋时运动增多。

3. 蠕动　大肠的蠕动也可形成蠕动波，将内容物向远端推送。大肠还有一种行进速度快，行程较远的蠕动，称为**集团蠕动（mass movements）**。集团蠕动可将肠内容物从横结肠一直推送至降结肠或乙状结肠。集团蠕动每日发生 3 ～ 4 次，一般在进餐后结肠运动增强，称为胃 - 结肠反射。胃 - 结肠反射敏感的人，往往在进餐时或餐后产生便意。

（二）排便反射

正常人直肠内无食物残渣，当大肠的运动将食物残渣推送到直肠时，刺激直肠壁的感受器，传入冲动沿盆神经和腹下神经传入脊髓腰骶段的初级中枢，并上传至大脑皮层高级中枢，产生便意。如果条件许可，传出冲动经盆神经引起降结肠、乙状结肠及直肠收缩，肛门内括约肌舒张；同时阴部神经传出冲动降低，使肛门外括约肌舒张，粪便排出。此外，排便时膈肌、腹肌也收缩，腹内压升高，促进排便。如果条件不许可，大脑皮层高级中枢发出抑制性冲动，抑制脊髓腰骶段的初级中枢，则可抑制排便反射（图 6-10）。

若主观上经常对便意予以抑制，直肠壁的感受器将对刺激逐渐失去正常的敏感性，加之粪便在结肠内停留时间过长，水分吸收过多而导致干硬，引起功能性便秘。

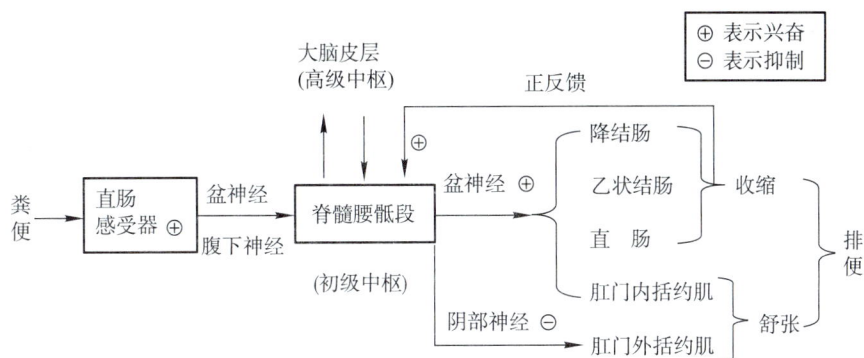

图 6-10 排便反射

第六节 吸 收

食物中经过消化后的小分子物质，通过消化道黏膜上皮细胞进入血液或淋巴循环的过程称为**吸收（absorption）**。健康人所需的营养物质都是经过消化道吸收进入机体，以维持正常的生命活动。

一、吸收的部位及途径

（一）吸收的部位

消化道的不同部位，对物质吸收能力不同，这主要与各部位的组织结构及食物停留的时间长短有关。口腔和食管基本没有吸收功能，但有些药物可通过口腔黏膜吸收，如硝酸甘油等。胃的吸收能力也很有限，只能吸收少量水、少量脂溶性高的物质及某些药物，如乙醇、阿司匹林等。大肠仅吸收水分及无机盐（也可吸收维生素）。小肠是吸收的主要部位，蛋白质、脂肪、糖类三大营养物质的消化产物绝大部分在十二指肠和空肠被吸收，胆盐、维生素 B_{12} 在回肠吸收（图 6-11）。

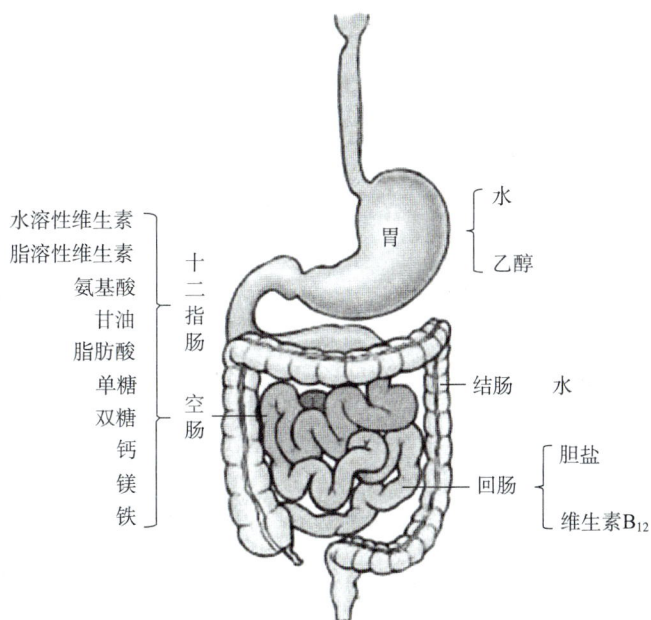

图 6-11 主要营养物质在消化道吸收的部位

小肠对物质吸收的有利条件：①小肠的吸收面积大：成人小肠全长 4～5m，其黏膜有许多环形皱褶，皱褶上有大量绒毛，绒毛的上皮细胞又有大量的微绒毛，此结构使小肠黏膜的表面积增加了近 600 倍，达到 200～250m²。②小肠的特殊结构有利于吸收：小肠的绒毛内含有丰富的毛细血管和毛细淋巴管，小肠平滑肌的收缩和舒张可使绒毛发生节律性的伸缩和摆动，促进了绒毛内的血液和淋巴液的流动。③食糜在小肠内已被彻底消化：三大营养物质在小肠内基本已被分解为可吸收的小分子物质。④食糜在小肠内停留时间长：食糜在小肠内一般可停留 3～8 小时，使营养物质能有足够时间被吸收。

（二）吸收的途径与机制

小肠内物质的吸收主要通过两条途径：①跨细胞途径：肠腔内物质由肠上皮细胞顶端膜进入细胞，再由细胞基底侧膜进入细胞间隙，然后进入血液或淋巴液。②旁细胞途径：肠腔内物质由小肠上皮细胞间的紧密连接进入细胞间隙，然后进入血液或淋巴液。两条途径对物质的吸收既有被动转运，又有主动转运。

二、主要营养物质的吸收

（一）糖类的吸收

食物中的糖类必须被分解为单糖后才能通过血液被吸收。各种单糖的吸收速度不同，其中半乳糖和葡萄糖吸收最快，果糖次之，甘露糖最慢。小肠内单糖主要是葡萄糖，占总量的 80%。

葡萄糖的吸收是间接利用 Na^+ 泵提供能量，属于继发性主动转运过程。在小肠上皮细胞顶端膜上有 Na^+–葡萄糖同向转运体，可将 2 个 Na^+ 和 1 分子葡萄糖同向转运入细胞内，进入细胞内的 Na^+ 被基底侧膜上的 Na^+ 泵又主动转运出细胞，以维持膜内外 Na^+ 浓度差，为葡萄糖转运间接提供能量。进入细胞内的葡萄糖再通过基底侧膜上的葡萄糖载体，以易化扩散的方式转运到细胞间隙，从而吸收入血。果糖的吸收机制与葡萄糖不同，它是通过小肠上皮细胞顶端膜上的非 Na^+ 依赖性葡萄糖转运体被动转运入细胞，不耗能。

（二）蛋白质的吸收

蛋白质的分解产物主要是氨基酸和小分子多肽物质，通过血液吸收。其吸收过程与葡萄糖的吸收相似，与 Na^+ 耦联在一起，在小肠上皮细胞顶端膜上有多种 Na^+–氨基酸和 Na^+–肽同向转运体，间接利用 Na^+ 泵提供能量，属于继发性主动转运。

（三）脂肪的吸收

食物中的脂肪大多是甘油三酯，脂肪在小肠内被分解为甘油、甘油单酯、脂肪酸、胆固醇等才可被吸收，主要通过淋巴和血液途径吸收，以淋巴为主。脂肪消化产物与胆盐结合形成水溶性的混合微胶粒，胆盐有亲水性，作为载体，携带脂肪消化产物透过肠黏膜上皮细胞表面的静水层到达细胞的微绒毛后，消化产物从微胶粒中释出，并通过微绒毛细胞膜进入上皮细胞，而胆盐则留在肠腔内。进入上皮细胞后，长链脂肪酸和甘油单酯在内质网中又重新合成甘油三酯（酯化作用），并与细胞内载脂蛋白合成乳糜微粒。乳糜微粒在高尔基复合体包装成分泌颗粒，从基底侧膜以出胞方式进入绒毛内乳糜管，通过淋巴途径吸收。中、短链脂肪酸和甘油单酯水溶性较高，不需要酯化，可直接扩散入毛细血管，通过血液途径吸收。

小肠内胆固醇有两种来源：其一来自胆汁，是游离的；其二来自食物，胆固醇是酯化的。酯化的胆固醇在肠腔内经胆固醇酯酶的水解生成游离的胆固醇，才能被吸收。游离的胆固醇形成混合微胶粒，进入小肠上皮细胞后，又重新酯化，生成胆固醇酯，最后与载脂蛋白组成乳糜微粒经淋巴进入血液吸收。

（四）无机盐的吸收

1. 钠的吸收　小肠每天吸收的钠为 20 ~ 35g，成人每日摄入钠 5 ~ 8g，由肠分泌的钠为 20 ~ 30g，每天摄入和分泌的钠 95% ~ 99% 被吸收入血，仅少量随食物残渣排出。其中空肠吸收量最多。Na^+ 吸收是主动过程，主要是通过小肠上皮细胞基底侧膜上 Na^+ 泵的作用，将细胞内 Na^+ 泵出进入细胞间隙。Na^+ 泵的活动，使间隙渗透压升高，促使水分子进入细胞间隙，从而使 Na^+ 和水一起进入血液循环。由于 Na^+ 泵的活动，始终能维持细胞内与肠腔的 Na^+ 浓度差，使肠腔内 Na^+ 顺浓度梯度进入细胞内。

2. 铁的吸收　机体每天吸收铁约 1mg，仅为机体需要量的 5%，以 Fe^{2+} 形式主要在十二指肠和空肠被主动吸收。在肠腔内，Fe^{2+} 与肠上皮细胞释放的**转铁蛋白（transferrin，Tf）**结合形成复合物，并由受体介导进入细胞。Tf 释放出 Fe^{2+} 后又重新进入肠腔，而进入细胞内的 Fe^{2+} 一部分从基底侧膜主动转运入血；一部分与细胞内铁蛋白结合，储存于细胞内备用。食物中的铁主要为 Fe^{3+}，不易被吸收，必须还原为 Fe^{2+} 才能吸收。胃酸可促进 Fe^{3+} 还原为 Fe^{2+}，维生素 C 也能将 Fe^{3+} 还原为 Fe^{2+}，二者均有利于铁的吸收。胃大部分切除的患者可伴有缺铁性贫血。

3. 钙的吸收　小肠各段都能吸收 Ca^{2+}，其中以十二指肠吸收能力最强。通常食物中的 Ca^{2+} 只有小部分被吸收。钙呈水溶性离子状态才能被吸收，维生素 D、脂肪、酸性环境可促进小肠对 Ca^{2+} 的吸收。Ca^{2+} 的吸收是主动过程。肠腔内 Ca^{2+} 首先顺电化学梯度经过肠上皮顶端膜进入细胞，与钙结合蛋白结合，然后 Ca^{2+} 由基底侧膜上的 $Ca^{2+}–H^+–ATP$ 酶（Ca^{2+} 泵）和 $Na^+–Ca^{2+}$ 交换体转运至细胞间隙；Ca^{2+} 也可在基底侧膜以出胞方式释放至细胞间隙，从而被吸收入血。

（五）水的吸收

成人每天摄水量约为 2L，分泌的消化液约为 7L，小肠每天吸收水量约为 9L，其中以空肠吸收最多，十二指肠最少。水的吸收过程主要是随 NaCl 的主动吸收而以渗透方式被动吸收。严重呕吐、腹泻可丢失大量水分和电解质，导致机体脱水和电解质紊乱。

（六）维生素的吸收

维生素分为水溶性和脂溶性两类。大部分维生素在小肠上段被吸收，而维生素 B_{12} 在回肠必须与内因子结合形成复合物后才能被吸收。水溶性维生素（B_1、B_2、B_6、PP、C、叶酸）是依赖于 Na^+ 同向转运体转运的。脂溶性维生素（A、D、E、K）的吸收与脂肪消化产物的吸收相同。

第七章
能量代谢和体温

第一节　能量代谢

新陈代谢是生命活动的基本特征，包括物质代谢和与之相伴的能量代谢。在物质合成代谢中，机体不断地从外界摄取糖类、脂肪、蛋白质等营养物质合成自身的物质，同时吸收能量；在物质分解代谢中，营养物质中蕴藏的化学能释放出来，为机体各种生命活动提供能量。可见，物质代谢和能量代谢是同一过程的两个方面，密不可分。通常将生物体内伴随物质代谢而产生的能量释放、转移、贮存和利用的过程，称为**能量代谢**（energy metabolism）。

一、机体能量的来源与去路

机体生命活动所需要的能量来源于糖类、脂肪和蛋白质的分解氧化，其中糖类是机体所需能量的主要来源。在一般情况下，机体所需能量约70%由糖类氧化提供，其次是脂肪，很少由蛋白质供能。但在某些特殊情况下，当糖类和脂肪供应不足时，如长期不能进食或消耗量极大等情况，将依靠组织蛋白质分解来提供能量，以维持生命活动。糖类、脂肪和蛋白质是机体的能源物质，但不能被机体直接利用。机体直接利用的能量是**三磷酸腺苷**（adenosine triphosphate，**ATP**），它主要是由三大能源物质通过三羧酸循环释放的能量供给ADP所生成的。ATP既是体内直接供能的物质，又是能量储存的重要形式。

机体摄取的能量在体内最终去路有：转变成热能用于维持体温；肌肉收缩完成机械外功；细胞合成代谢中贮备的化学能。

二、能量代谢的测定

能量代谢的测定一般是指计算单位时间内每平方米体表面积的产热量，即能量代谢率，它是衡量机体代谢水平高低的客观指标之一。能量代谢的测定通常与食物的热价、氧热价、呼吸商和非蛋白呼吸商等基本概念关系密切。

（一）食物的热价

1g某种食物在体内氧化（或在体外燃烧）时所释放的热量，称为该种食物的**热价**（thermal equivalent of food）。食物的热价可分为物理热价和生物热价，它们分别指食物在体外燃烧和在体内生物氧化时所释放的热量（表7-1）。在糖类、脂肪和蛋白质三种营养物质中，糖类与脂肪的物理热价和生物热价是相等的，而蛋白质的生物热价小于它的物理热价，这是因为蛋白质在体内不能被彻底氧化分解，有一部分以尿素的形式从尿中排泄而导致的。

（二）食物的氧热价

某种食物在体内氧化时消耗 1L 氧所产生的热量，称为该种食物的**氧热价**（thermal equivalent of oxygen）。可以根据机体在一定时间内的耗 O_2 量，利用氧热价推算出三种主要营养物质的能量代谢率（表 7-1）。

表 7-1　三种营养物质氧化时的相关数据

营养物质	产热量（kJ/g）			耗 O_2 量（L/g）	CO_2 产量（L/g）	氧热价（kJ/L）	呼吸商（RQ）
	物理热价	生物热价	营养学热价 *				
糖类	17.15	17.15	16.7	0.83	0.83	21.00	1.00
蛋白质	23.43	17.99	16.7	0.95	0.76	18.80	0.80
脂肪	39.75	39.75	37.7	2.03	1.43	19.70	0.71

注：* 表示营养学中常用该数据计算食物的热价。

（三）呼吸商

营养物质在体内氧化供能的过程中，需要消耗 O_2，同时产生 CO_2。一定时间内机体呼出的 CO_2 量与消耗的 O_2 量的比值（CO_2/O_2）称为**呼吸商**（respiratory quotient，RQ）。糖类、脂肪和蛋白质氧化时 CO_2 的产量和耗 O_2 量各不相同，它们具有不同的呼吸商（表 7-1）。糖类的呼吸商等于 1.00，脂肪和蛋白质的呼吸商分别为 0.71 和 0.80。日常生活中，人们摄取的是由糖类、脂肪和蛋白质构成的混合膳食，呼吸商一般在 0.85 左右。根据呼吸商的数值可以推测机体利用能量的主要来源。

一般情况下，体内的能量主要来自糖类和脂肪的氧化分解，蛋白质的因素可以忽略不计。一定时间内糖和脂肪按不同比例混合氧化时产生的 CO_2 量与消耗的 O_2 量的比值，称为**非蛋白呼吸商**（non-protein respiratory quotient，NPRQ）。不同的非蛋白呼吸商所对应的糖类和脂肪氧化时各自的百分比以及相应的氧热价见表 7-2，利用该表可使能量代谢的测算更加方便。

表 7-2　非蛋白呼吸商和氧热价

非蛋白呼吸商	氧化百分比（%）		氧热价（kJ/L）
	糖类	脂肪	
0.707	0.00	100.0	19.61
0.71	1.10	98.9	19.62
0.73	8.40	91.6	19.72
0.75	15.6	84.4	19.83
0.77	22.8	77.2	19.93
0.79	29.9	70.1	20.03
0.80	33.4	66.6	20.09

续表

非蛋白呼吸商	氧化百分比（%）		氧热价（kJ/L）
	糖类	脂肪	
0.82	40.3	59.7	20.19
0.84	47.2	52.8	20.29
0.86	54.1	45.9	20.40
0.88	60.8	39.2	20.50
0.90	67.5	32.5	20.60
0.92	74.1	25.9	20.70
0.94	80.7	19.3	20.82
0.96	87.2	12.8	20.91
0.98	93.6	6.40	21.01
1.00	100.0	0.0	21.12

三、影响能量代谢的主要因素

（一）肌肉活动

机体任何轻微的活动都会提高代谢率，肌肉活动对能量代谢的影响最为显著。因此，进行能量代谢测定时，应避免肌肉运动。

（二）精神活动

人在安静思考问题时，能量代谢受到的影响并不大，产热量增加一般不超过 4%。但当人处于激动、恐惧和焦虑等精神紧张状态时，尽管中枢神经系统本身的代谢率无明显改变，由于随之出现的肌紧张增强以及甲状腺、肾上腺髓质等分泌的激素增多，使机体代谢水平增高，产热量显著增加。

（三）食物的特殊动力效应

在机体进食 1 小时至 7～8 小时之间，即使同样处于安静状态，但所产生的热量却比进食前有所增加。这种由食物引起机体产生"额外"热量的现象，称为食物的**特殊动力效应（specific dynamic effect）**。不同食物的特殊动力效应不同，其中蛋白质的食物特殊动力效应约为 30%；糖类和脂肪分别约为 6% 和 4%；混合食物约为 10%。可见，蛋白质的食物特殊动力效应最为显著。

（四）环境温度

人安静时的能量代谢，在环境温度为 20℃～30℃时最为稳定。当环境温度低于 20℃时，代谢率即开始增加；10℃以下时，则显著增加，其主要原因是寒冷刺激反射性地引起战栗和肌肉紧张增强。当环境温度高于 30℃时，由于体内化学反应加速，出汗增多，循环、呼吸功能增强，代谢率也会增加。

四、基础代谢

基础代谢（basal metabolism）是指基础状态下的能量代谢。基础状态下单位时间内的能量代谢称为**基础代谢率**（basal metabolism rate，**BMR**），其单位通常以 kJ/（m² · h）表示。基础状态是指人体处在清醒而又安静、空腹 12 小时以上、室温保持在 20℃～25℃时的状态。该状态下由于排除了精神活动、肌肉活动、食物特殊动力效应和环境温度等因素对能量代谢的影响，机体消耗的能量只用于维持一些基本的生命活动，能量代谢比较稳定。基础代谢率比一般安静时的代谢率低，但不是最低的能量代谢水平，熟睡时的代谢率更低。基础代谢率因性别、年龄等不同而有差异。在其他情况相同时，男性基础代谢率平均值比女性高；儿童比成年人高；随年龄增长，基础代谢率降低（表 7–3）。

表 7–3　我国人正常 BMR 平均值［kJ/（m² · h）］

年龄	11～15	16～17	18～19	20～30	31～40	41～50	51 以上
男性	195.5	193.4	166.2	157.8	158.6	154.0	149.0
女性	172.5	181.7	154.0	146.5	146.9	142.4	138.6

临床上评价基础代谢率时，常用实测值与正常平均值进行比较，即通过计算出相对值表示。如相差在 ±15% 以内属于正常范围；相差值超过 20% 时，才有可能是病理性改变。很多疾病常伴有基础代谢率的改变。甲状腺激素对基础代谢的影响最明显，当甲状腺功能亢进时，BMR 可比正常值高 25%～80%；而甲状腺功能低下时，BMR 可比正常值低 20%～40%。因此，测定 BMR 是临床上某些疾病的辅助诊断方法之一。

第二节　体温及其调节

一、人体正常体温及其生理变动

（一）体温的概念及其正常值

人体各部位的温度并不相同，人体的温度可分为**体表（壳）温度**（shell temperature）和**体核温度**（core temperature）。体表及体表下结构的温度称为体表温度，由于易受环境温度或机体散热的影响，体表温度波动幅度较大；人体深部（如心、肺、脑和腹腔脏器等）的温度称为体核温度，比体表温度高，相对比较稳定。但由于各器官代谢水平不同，它们的温度也略有差异。安静时，肝代谢最活跃，温度最高；肾、胰腺等处的温度略低。一般所说的**体温**（body temperature）是指机体深部的平均温度。需要指出的是，这里所说的体表与体核的划分不是指严格的解剖学结构，而是生理学对于机体温度所做的功能模式划分。随着环境温度的改变，体表和体核范围的相对比例会发生相应的改变。在寒冷环境中，体核温度范围缩小；在炎热环境中，体核温度区域可扩展到四肢（图 7–1）。

正常人的体温，通常用直肠、口腔和腋下等处的温度来代表。**直肠温度**（rectal temperature）

比较接近体核温度，正常值为 36.9℃～37.9℃；**口腔温度（oral temperature）**正常值 36.7℃～37.7℃；**腋下温度（axillary temperature）**正常值为 36.0℃～37.4℃。临床上多采用测量腋下温度代表体温。由于腋下是皮肤表面的一部分，温度较低，故不能正确反映体温，只有让被测者上臂紧贴胸廓，使腋窝密闭形成人工体腔，机体内的热量才能逐渐传至腋窝，使腋下温度逐渐升高至接近体核温度。因此，测定腋下温度的时间至少需要 10 分钟左右，且腋窝不得有汗。

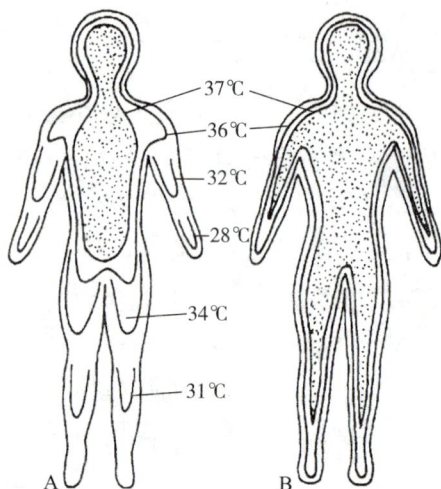

A: 环境温度 20℃；B: 环境温度 35℃

图 7-1　不同环境温度体温分布模式图

（二）体温的生理变动

生理情况下，人的体温虽然保持相对稳定，但可随昼夜、年龄、性别等因素的不同而发生变动。

1. 昼夜波动　人体体温在一昼夜中呈周期性波动。清晨 2～6 时体温最低，午后 1～6 时最高，一天中的波动幅度不超过 1℃。体温的这种昼夜周期性波动称为**昼夜节律（circadian rhythm）**。体温的昼夜节律与下丘脑的生物钟功能及内分泌腺的节律性活动有关，是一种内在的**生物节律（biorhythm）**。新生儿只有在体温调节功能完善后才出现昼夜节律。

2. 性别　在相同的状态下，成年女性的体温平均比男性高约 0.3℃，这与女性皮下脂肪较多、散热较少有关。此外，女性体温随月经周期而发生变动（图 7-2），月经期和月经后的前半期较低，排卵日最低，排卵后体温升高。因此，通过连续测定成年女性的基础体温有助于了解有无排卵和推算排卵日期。排卵后体温升高可能是孕激素作用的结果。

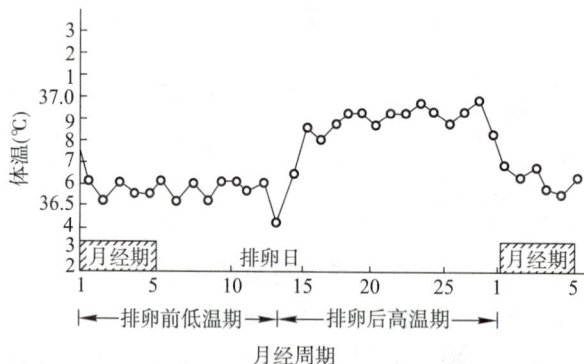

图 7-2　女子月经周期中基础体温曲线

3. 年龄　体温与年龄有关。儿童和青少年的体温较高，老年人因基础代谢率低，所以体温偏低。新生儿特别是早产儿，由于体温调节结构发育尚不完善，调节体温的能力差，体温易受环境温度的影响而变动，因此应注意保暖。

4. 情绪和体力活动　情绪紧张时，由于肌张力增加和激素的作用，使产热量增多，体温升高；运动时代谢增强，产热量增加，也会使体温升高。

二、机体的产热与散热

机体体温的相对稳定，是在体温调节中枢的控制下，使产热和散热两个生理过程达到动态平衡而实现的。

（一）产热过程

1. 主要的产热器官　机体的热量是伴随机体进行各种功能活动时产生的。由于各组织器官的代谢水平不同，所以它们的产热量也不同。安静时，机体主要的产热器官是内脏，其中肝的代谢水平最旺盛，产热量最高；运动和劳动时，骨骼肌的代谢明显增加，因此骨骼肌是主要的产热器官，其产热量可占机体总产热量的90%（表7-4）。

表7-4　几种组织器官的产热百分比

组织器官	占体重百分比（%）	产热量（%）	
		安静状态	劳动或运动
脑	2.5	16	1
内脏	34.0	56	8
骨骼肌	56.0	18	90
其他	7.5	10	1

2. 产热的形式　在寒冷环境中，机体散热量增加，此时机体主要通过**战栗产热**（shivering thermogenesis）和**非战栗产热**（non-shivering thermogenesis）两种形式增加产热量以维持体温相对稳定。

（1）战栗产热　战栗是指骨骼肌发生不随意的节律性收缩。战栗的特点是屈肌和伸肌同时收缩，基本上不做外功，能量全部转化为热量，因此产热量很高。发生战栗时，产热量可增加4～5倍，有利于维持机体在寒冷环境中的体热平衡。

（2）非战栗产热　非战栗产热又称代谢产热，是通过机体内各组织器官的代谢增强而增加产热的形式。非战栗产热以褐色脂肪组织的产热量最大，约占非战栗产热总量的70%。褐色脂肪组织细胞内含有丰富的线粒体，线粒体内膜上存在**解耦联蛋白**（uncoupling protein，UCP），UCP的作用是解除线粒体呼吸链中的氧化磷酸化和ATP形成之间的耦联，致使氧化反应中释放出来的能量不能用来合成ATP，而是转化为热量散发出来。在人类，新生儿褐色脂肪组织较多，不能发生战栗，所以非战栗产热对新生儿来说意义尤为重要。

3. 产热活动的调节　产热活动受神经和体液因素的调节。

（1）体液调节　甲状腺激素是调节产热活动最重要的体液因素。寒冷刺激可使甲状腺激素分泌增加，代谢加快，产热增多。由于寒冷使甲状腺激素分泌增加的效应发生较慢，通常需数周后分泌量才得以明显增高，所以甲状腺激素的特点是作用缓慢，持续时间长。肾上腺素、去甲肾上腺素及生长激素等也可促进产热，其特点是作用迅速，维持时间短。

（2）神经调节　寒冷刺激可使交感神经系统兴奋，继而引起肾上腺髓质活动增强，最终导致肾上腺素和去甲肾上腺素释放增多，使机体产热增加。

（二）散热过程

1. 散热的部位　人体各器官代谢所产生的热量传给循环流动的血液，再由血液把热量带到体表而散发到周围环境，因此人体散热的主要部位是皮肤。此外，呼吸气、尿、粪等排泄物也可散发部分热量。

2. 散热的方式　人体的散热主要有辐射、传导、对流和蒸发四种方式。

（1）辐射散热　**辐射散热（thermal radiation）**是指人体以热射线的形式将体热传给外界的一种散热方式。在常温和安静状态下，辐射散热量约占总散热量的60%，是机体散热的主要方式。影响辐射散热的主要因素是皮肤与周围环境之间的温度差、有效辐射面积等。如皮肤温度高于环境温度，温度差越大，散热量越多；有效辐射面积越大，散热效果越好。

（2）传导散热　**传导散热（thermal conduction）**是指机体的热量直接传递给与之接触的较冷物体的一种散热方式。传导散热量的多少与所接触物体的面积、温度和导热性密切相关。若所接触物体温度低，导热性较好，则传导散热量多；反之，传导散热量少。如脂肪导热性差，如果皮下脂肪厚，机体深部的热量不易传导到皮肤，传导散热较少，因而肥胖的人在炎热的天气容易出汗；而水的导热性较好，据此原理，临床上常利用冰帽、冰袋等为高热患者降温。

（3）对流散热　**对流散热（thermal convection）**是指通过气体或液体的流动进行热量交换的散热方式，是传导散热的一种特殊形式。当人体皮肤温度高于周围气温时，靠近人体皮肤周围的空气被体热加温后，由于空气不断流动，热空气被带走，冷空气填补其位置。通过这种冷热空气的对流，体热便不断散发到空间。对流散热受空气对流速度和温度的影响较大。夏天扇扇子或用电风扇使空气对流速度加快，散热量增多；冬天着棉衣有利于保暖，是因为棉毛纤维间的空气不易流动，可在体表形成不流动的空气层，则散热量减少。

（4）蒸发散热　**蒸发散热（thermal evaporation）**是指通过体表水分的蒸发吸收热量而散发体热的一种散热方式。当环境温度等于或高于皮肤温度时，辐射、传导和对流等方式已无法进行散热，此时蒸发便成了唯一有效的散热方式。据测定，常温下1g水蒸发可带走2.43kJ的热量，因此蒸发是一种很有效的散热方式。临床上用酒精为高热患者擦浴，可增加蒸发散热，起降温作用。

蒸发散热可分为**不感蒸发（insensible evaporation）**和**发汗（sweating）**两种形式。不感蒸发是指不被人们所觉察，水分直接通过不同途径被蒸发的一种散热形式。人体每日的不感蒸发量一般为1000mL左右，其中经皮肤蒸发的为600～800mL，随呼吸道蒸发的为200～400mL。发汗是汗腺主动分泌汗液的过程。因汗腺分泌汗液是可以感觉到的，故发汗又称**可感蒸发（sensible evaporation）**。发汗受环境温度、空气对流速度和湿度等因素的影响。在一定范围内，环境温度越高，发汗越多；空气对流速度加快时，有利于蒸发散热；环境湿度增高时，汗液不易蒸发，散热量减少，出汗增多。因此在高温、湿度大和通风不良的环境中工作，要特别注意防暑降温。

3. 散热的调节反应　机体散热的调节反应主要有发汗和皮肤血流量的改变两种形式。

（1）发汗　发汗是反射性活动。人体的汗腺有两种：大汗腺和小汗腺。小汗腺分布于全身皮肤，与蒸发散热有关。大汗腺主要集中于腋窝、外阴部等处，开口于毛根附近，与体温调节无关。人体的汗腺主要受交感神经胆碱能纤维支配，末梢释放乙酰胆碱。由温热性刺激引起的发汗，称为**温热性发汗（thermal sweating）**，其生理意义在于增加蒸发散热，调节体温。此外，在手掌、足跖、前额等部位的汗腺受交感神经肾上腺素能纤维支配，情绪激动、精神紧张时可反射性引起这些部位发汗，称为**精神性发汗（mental sweating）**，这种发汗在体温调节中意义不大。通常这两种形式的发汗并不能截然分开，经常以混合形式出现。

汗液中水分约占99%，固体成分不到1%。固体成分中，大部分为NaCl，也有少量KCl、尿素等。汗腺细胞分泌到管腔中的汗液，其渗透压与血浆渗透压相等。当汗液流经汗腺管腔时，在醛固酮的作用下NaCl被重吸收，最后排出的汗液是低渗的。因此机体大量发汗时，会引起血浆晶体渗透压升高，造成高渗性脱水。

（2）皮肤血流量的改变 皮肤血流量的多少与散热的关系十分密切。在炎热的环境中，交感神经紧张性活动降低，皮肤小动脉舒张，动 - 静脉吻合支开放，皮肤血流量增加，较多的体热可通过血流从机体深部被带到机体表层，使皮肤温度升高，散热量增加。反之，在寒冷环境中，交感神经紧张性活动增强，皮肤血管收缩，动 - 静脉吻合支关闭，皮肤血流量减少，皮肤温度降低，散热量也因此大大减少。

三、体温调节

体温调节包括自主性体温调节和行为性体温调节两个方面。在体温调节中枢的控制下，通过增减皮肤血流量、发汗、战栗等生理调节反应，维持产热和散热过程的动态平衡，使体温保持相对稳定的水平，称为**自主性体温调节（autonomic thermoregulation）**。另一方面，机体在不同温度环境中的姿势和行为，特别是人为保温或降温所采取的措施，如增减衣着等，称为**行为性体温调节（behavioral thermoregulation）**。自主性体温调节是维持体温相对稳定的基础，行为性体温调节是对自主性体温调节的补充。

自主性体温调节使体温维持相对稳定是通过生物自动控制系统实现的。下丘脑**体温调节中枢（thermotaxic center）**，包括**调定点（set point）**是控制部分，由它发出的传出信息控制受控部分即产热器官（肝脏、骨骼肌等）以及散热器官（皮肤血管、汗腺等）的活动，使体温维持在一个稳定的水平。而体温经常会受内、外环境因素（如代谢率、气温、湿度、风速等）变化的干扰，这些干扰通过温度感受装置，即皮肤及深部温度感受器，将干扰信息反馈到下丘脑体温调节中枢，经过中枢的整合，其传出信息调控产热和散热器官的活动，建立新的体热平衡，使体温维持相对稳定（图 7-3）。

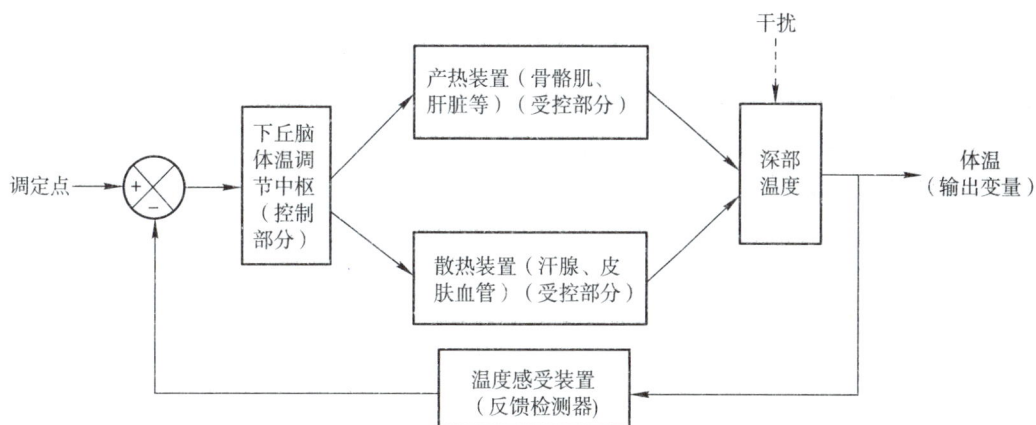

图 7-3 体温调节自动控制系统示意图

（一）温度感受器

温度感受器根据其分布的位置可分为外周温度感受器和中枢温度感受器。

1. 外周温度感受器 外周温度感受器广泛分布于皮肤、黏膜以及内脏中，为游离神经末梢。根据对温度感受范围不同，外周温度感受器可分为热感受器和冷感受器两类，前者数量少于后者。当局部温度升高时，热感受器兴奋；温度降低时冷感受器兴奋。这两种感受器各自对一定范围的温度敏感。一般皮肤温度处于 30℃ 以下时使人产生冷觉；皮肤温度在 35℃ 左右则引起温觉。

2. 中枢温度感受器   中枢温度感受器指分布于脊髓、延髓、脑干网状结构及下丘脑等处对温度变化敏感的神经元。其中有些神经元在局部组织温度升高时放电频率增加，称为**热敏神经元**（**warm-sensitive neuron**）；有些神经元在局部组织温度降低时放电频率增加，称为**冷敏神经元**（**cold-sensitive neuron**）。研究表明，冷敏神经元主要存在于脑干网状结构和下丘脑的弓状核中，而在**视前区 – 下丘脑前部**（**preoptic-anterior hypothalamus area，PO/AH**），热敏神经元居多。

（二）体温调节中枢

虽然从脊髓到大脑皮层的中枢神经系统内均存在与体温调节有关的神经元，但是体温调节的基本中枢位于下丘脑。实验表明，下丘脑 PO/AH 是体温调节中枢的关键部位。其主要根据如下：①破坏 PO/AH 区，体温调节的散热和产热反应都将明显减弱或消失。② PO/AH 区既可感受局部温度的微小变化，又可会聚来自机体各不同部位传入的温度信息，并引起相应的体温调节反应。③当致热原等化学物质直接作用于 PO/AH 区的温度敏感神经元时，可引起体温调节反应。

由 PO/AH 区发出的传出信号可通过交感神经系统调节皮肤血管舒缩和发汗；通过躯体运动神经调节骨骼肌的活动和紧张性；通过内分泌系统（如甲状腺、肾上腺髓质）参与代谢性调节反应，从而维持体温的相对稳定。

（三）体温调定点学说

体温调定点学说认为，体温的调节类似于恒温器的调节，在 PO/AH 区中有一个控制体温的调定点，即规定的温度值，一般是 37℃。当体温处于这一温度值时，热敏神经元和冷敏神经元的活动处于平衡状态，此时机体的产热和散热保持平衡，体温则能维持在调定点所设定的温度水平。当细菌感染机体后，由于致热源的作用，引起 PO/AH 区热敏神经元对热刺激的反应阈值升高，调定点的温度值上移。此时机体体温低于调定点，促使机体产热增多，散热减少。因此，机体先出现恶寒战栗等产热反应，直到体温升高到新的调定点水平，才出现产热和散热的平衡。临床上，患者在发热初期出现的战栗现象就是这一原因。只要致热源不消除，产热和散热过程就继续在新的体温水平上保持平衡。如果致热源被清除，调定点下移，散热过程加强，体温才能恢复正常。某些退热药（如阿司匹林）可使被致热源升高的调定点降至正常水平而具有解热作用。

第八章
肾的排泄功能

机体将新陈代谢过程中产生的代谢终产物，以及进入体内多余的物质和异物经由血液循环从不同的排泄器官排出体外的过程，称为**排泄（excretion）**。人体的排泄途径主要有：①呼吸器官：由肺和呼吸道排出 CO_2 和少量 H_2O。②消化器官：通过肝排出胆色素和大肠排出一些无机盐。③皮肤：主要由汗腺以汗液形式排出部分 H_2O、少量的 NaCl 和尿素等。④肾：以尿液的形式排出大部分代谢产物、H_2O 和无机盐等。由于肾排泄的代谢产物种类和数量最多，故肾是机体最重要的排泄器官。

肾的基本功能是生成尿液。尿生成包括三个基本过程：①血浆在肾小球毛细血管处滤过形成超滤液。②超滤液在流经肾小管和集合管的过程中经过选择性重吸收。③肾小管和集合管的分泌，最后形成终尿。肾通过生成尿液实现调节水、电解质、酸碱平衡和动脉血压等功能，从而维持内环境稳态。此外，肾还有内分泌功能，可合成和释放肾素、促红细胞生成素、1,25- 二羟维生素 D_3 和前列腺素等。

第一节　肾的结构和血流特点

一、肾的结构特点

（一）肾单位

肾单位是尿生成的基本功能单位。人的每个肾约有 100 万个**肾单位（nephron）**，它与集合管共同完成尿的生成。肾单位由**肾小体（renal corpuscle）**及与之相连接的**肾小管（renal tubule）**构成（图 8-1 A）。肾小体由肾小球和肾小囊组成。集合管不属于肾单位的组成部分，但功能上与肾小管的远端小管有许多相同之处。每一条集合管收集多条远曲小管运输来的液体，汇入乳头管，经肾盏、肾盂、输尿管进入膀胱。

肾单位按其所在的部位可分为皮质肾单位和近髓肾单位两类（图 8-1B）。其两者区别见表 8-1。

表 8-1   皮质肾单位和近髓肾单位主要区别

区别要点	皮质肾单位	近髓肾单位
分布	外、中皮质层	近髓内皮质层
数量	占 85% ～ 90%	占 10% ～ 15%
肾小球体积	较小	较大
髓袢	较短，只达外髓质层	长，可达内髓质层
入球小动脉与出球小动脉口径比	约 2：1	1：1
出球小动脉分支	网状小血管	网状小血管，U 形直小血管
肾素分泌	较多	几乎没有
生理功能	尿的生成	尿的浓缩与稀释

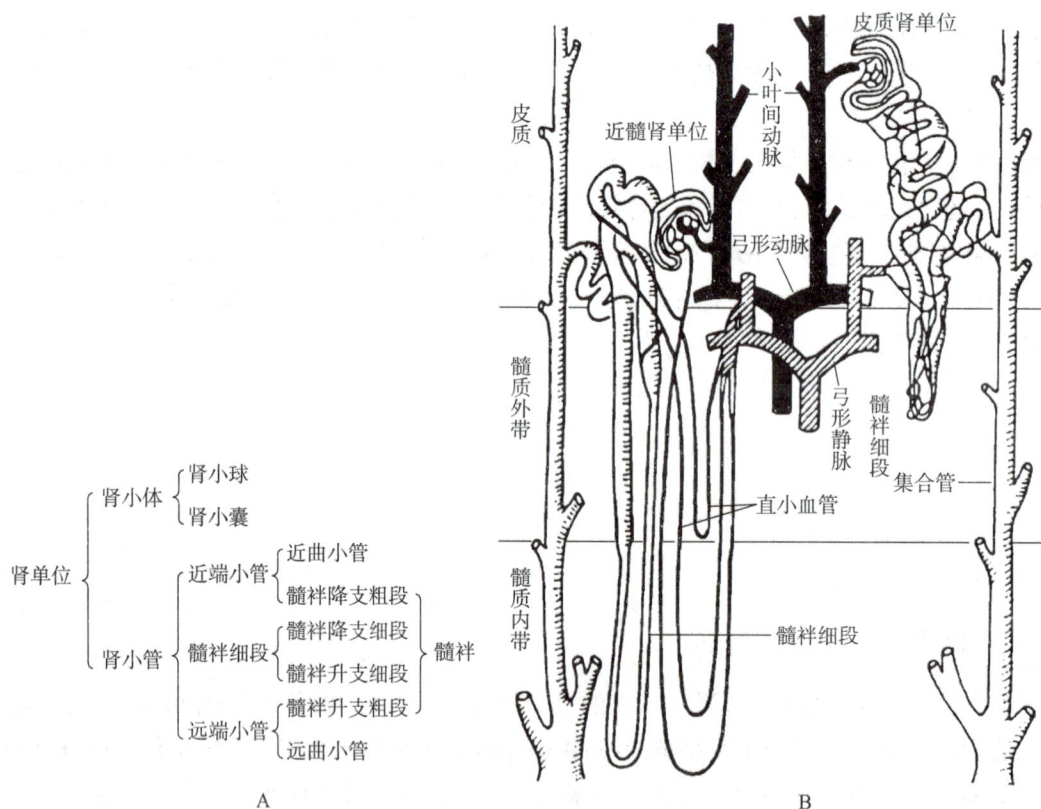

图 8-1   肾单位示意图

A 为肾单位组成；B 为两类肾单位和肾血管示意图

（二）球旁器

球旁器（juxtaglomerular apparatus）主要分布在皮质肾单位，由球旁细胞（juxtaglomerular cell）、致密斑（macula densa）和球外系膜细胞（extraglomerular mesangial cell）组成（图 8-2）。

球旁细胞是入球小动脉管壁中一些特殊分化的平滑肌细胞，细胞内含分泌颗粒，能合成、储存和释放肾素。球旁细胞受交感神经支配，交感神经兴奋时促进其分泌肾素。致密斑是远曲小管起始部的一小块高柱状上皮细胞，呈现斑状隆起，它能感受小管液中 NaCl 含量的变化，调节球旁细胞对肾素的分泌和肾小球滤过率。球外系膜细胞是位于入球小动脉、出球小动脉和致密斑围成的三角区域内的一群细胞，具有吞噬和收缩等功能。

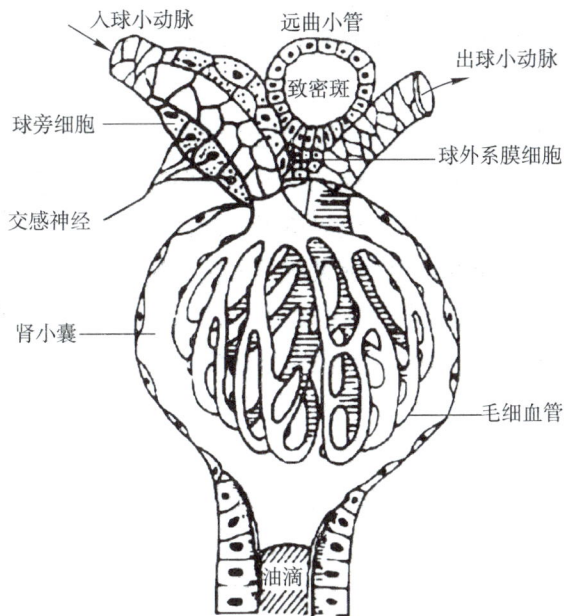

图 8-2 肾小球和球旁器结构示意图

（三）肾的神经支配

肾的交感神经节后纤维与肾动脉伴行，支配肾动脉、肾小管和球旁细胞，其末梢释放去甲肾上腺素，调节肾血流量、肾小球滤过率、肾小管的重吸收和肾素的释放。一般认为，肾无副交感神经支配。

二、肾的血液循环

（一）肾的血液循环特点

正常成年人安静时每分钟约有 1200mL 血液流经两侧肾，相当于心输出量的 20%～25%，而肾仅占体重的 0.5% 左右。因此，肾是机体供血量最丰富的器官之一。肾皮质血流量多，约占肾血流量的 94%；肾髓质血流量少，其中肾血流量的 5%～6% 分布在外髓，分布到内髓的血液不到 1%。肾动脉经逐级分支形成入球小动脉，又继续分支形成肾小球毛细血管网，后者汇集成出球小动脉。皮质肾单位的出球小动脉分支形成小管周围毛细血管网。而近髓肾单位的出球小动脉进一步分支形成两种小血管：一种为网状小血管，缠绕在邻近的近曲小管和远曲小管周围；另一种是细而长的呈 U 形的直小血管与髓袢并行。直小血管的血流对髓质高渗状态的维持起重要作用。

（二）肾血流量的调节

在安静状态下，肾动脉血压在 80～160mmHg 范围内变动时，肾血流量和肾小球滤过率能够保持相对稳定。而在此压力范围之外，肾动脉血压升高或降低，肾血流量、肾小球滤过率则随着血压的升降而发生相应波动（图8-3）。因此该调节是肾血流量的自身调节。肾血流量经自身调节保持相对稳定，使得肾小球滤过率也保持相对稳定，因此尿的生成不会因血压的波动发生较大的变化。肾血流量自身调节机制目前主要有肌源性学说和管－球反馈学说两种。

入球小动脉和出球小动脉的血管平滑肌受肾交感神经支配。安静时，肾交感神经的紧张性活动使血管平滑肌保持一定程度的收缩；应急情况下，交感神经兴奋可引起肾血管收缩，肾血流量减少。血液中的肾上腺素与去甲肾上腺素、血管升压素和血管紧张素等均使肾血管收缩，肾血流量减少；而内皮细胞释放的一氧化氮和前列腺素则使肾血管舒张。

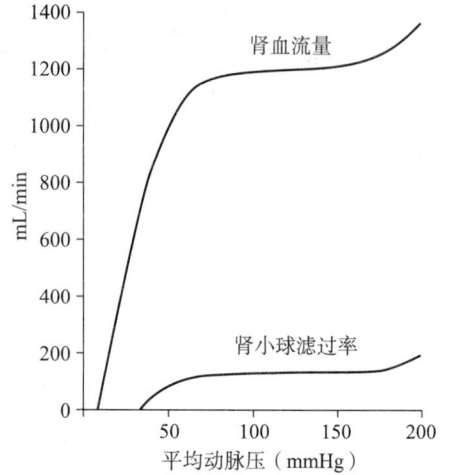

图8-3   肾血流量和肾小球滤过率与动脉压的关系

第二节   尿生成的过程

一、肾小球的滤过功能

肾小球滤过是尿生成的第一步。循环血液经过肾小球毛细血管网时，除了血细胞和血浆蛋白质外，其他物质均可以滤过进入肾小囊内形成**超滤液**（ultrafiltrate），也称原尿。用微穿刺法从肾小囊中直接抽取超滤液分析，结果见表8-2，除了血浆蛋白外，其他物质的成分和含量与血浆基本一致，由此证明肾小囊内液确是血浆的超滤液。

单位时间内（每分钟）两肾生成的超滤液量称为**肾小球滤过率**（glomerular filtration rate，**GFR**）。肾小球滤过率是衡量肾脏滤过功能的客观指标之一，与体表面积呈一定的比例。体表面积为 $1.73m^2$ 的正常成年人，其肾小球滤过率为 125mL/min 左右。依此计算，每天两肾形成的超滤液总量高达 180L 左右。肾小球滤过率与肾血浆流量（renal plasma flow，RPF）的比值称**滤过分数**（filtration fraction，**FF**）。若肾血流量为1200mL/min，血细胞比容为45%，则肾血浆流量为660mL/min，所以滤过分数约为19%。

表 8-2   血浆、超滤液和终尿成分比较（g/L）

成分	血浆	超滤液	终尿	终尿中浓缩倍数
水	900	980	980	1.1
蛋白质	70～90	0.3	0	—
葡萄糖	1.00	1.00	0	—
Na^+	3.30	3.30	3.50	1.1
K^+	0.20	0.20	1.50	7.5
Cl^-	3.70	3.70	6.00	1.6
磷酸根	0.04	0.04	1.50	37.5

续表

成分	血浆	超滤液	终尿	终尿中浓缩倍数
尿素	0.30	0.30	18.0	60.0
尿酸	0.04	0.04	0.50	12.5
肌酐	0.01	0.01	1.00	100.0

（一）滤过膜及其通透性

滤过膜（filtration membrane） 是肾小球滤过作用的结构基础，由血管内向外依次为肾小球毛细血管内皮细胞、基膜、肾小囊脏层上皮细胞（图 8-4）。

在电镜下观察，肾小球毛细血管内皮细胞上有许多直径为 70～90nm 的小孔，称为窗孔，可防止血细胞通过，而小分子溶质和小分子血浆蛋白可自由通过。基膜较厚，含有层粘连蛋白、Ⅳ 胶原和蛋白多糖等成分，基膜上有直径为 2～8nm 的多角形网孔，是超滤过的主要屏障。滤过膜的

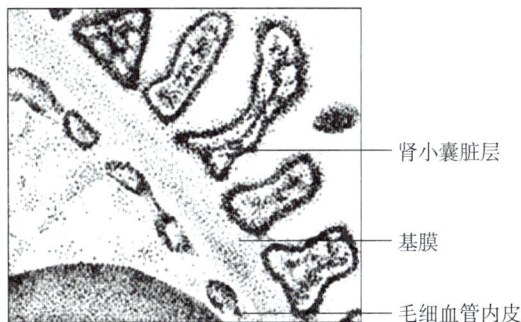

图 8-4　电镜下的滤过膜示意图

外层是肾小囊的脏层上皮细胞，该细胞具有足突，不连续地包裹在毛细血管外面，足突之间形成裂隙，裂隙表面附有一层滤过裂隙膜，膜上有直径为 4～14nm 的小孔。此外，滤过膜各层均有带负电荷的糖蛋白，可阻止带负电的蛋白质滤过。

肾小球对某种物质的通透性取决于所通过物质的分子量大小及所带的电荷性质。分子量的大小通常以其有效半径为标准。一般来说，滤液中有效半径小于 2.0nm 的中性物质可以自由滤过；有效半径大于 4.2nm 的大分子物质则不能滤过；有效半径介于 2.0～4.2nm 之间的各种物质，随着有效半径的增加而滤过量逐渐降低。血浆中的物质通过滤过膜时，除了受滤过膜的机械屏障影响外，还受电学屏障状态的控制。对于电荷中性物质，通透性主要取决于物质的有效半径大小；对于带电荷物质，还取决于其带有的电荷性质（图 8-5）。

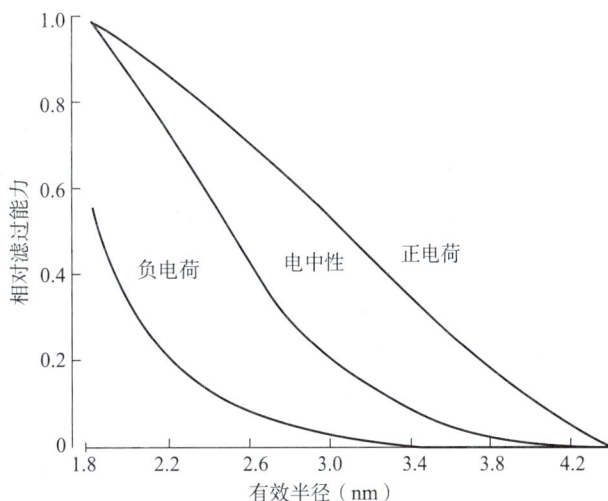

图 8-5　分子半径和所带电荷不同对右旋糖酐滤过能力的影响
纵坐标：1.0 表示自由滤过；0 表示滤过为 0

（二）肾小球有效滤过压

有效滤过压是肾小球滤过的动力，由肾小球毛细血管血压、血浆胶体渗透压、肾小囊内压和肾小囊胶体渗透压组成（图 8-6）。其中肾小球毛细血管血压和肾小囊胶体渗透压是滤过的动力，

血浆胶体渗透压和囊内压是滤过的阻力。因肾小囊内超滤液中蛋白质浓度极低，故胶体渗透压可忽略不计，所以：

$$有效滤过压 = 肾小球毛细血管血压 - （血浆胶体渗透压 + 肾小囊内压）$$

用微穿刺法直接测得的大鼠肾小球毛细血管血压平均值约为 45mmHg，血浆胶体渗透压为 25mmHg，肾小囊内压约为 10mmHg。根据以上数据，则肾小球毛细血管入球端的有效滤过压为：

$$有效滤过压 = 45 - （25 + 10）= 10mmHg$$

肾小球毛细血管血压从入球端到出球端下降不多，血液从入球小动脉流向出球小动脉时，由于不断生成超滤液，而血浆蛋白几乎不能滤过，血浆蛋白浓度逐渐增加，血浆胶体渗透压也随之升高，使滤过阻力逐渐增大，有效滤过压逐渐减小。当滤过阻力等于滤过动力时，有效滤过压等于零，称为**滤过平衡**（**filtration equilibrium**），此时滤过便停止。

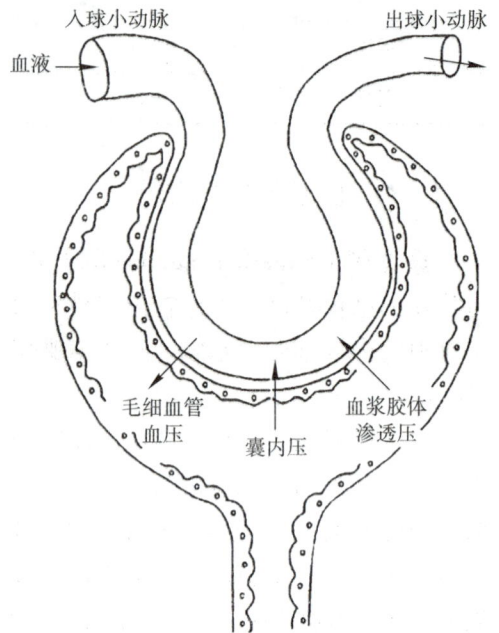

图 8-6 肾小球有效滤过压示意图

（三）影响肾小球滤过的因素

1.滤过膜的通透性和面积

（1）滤过膜的通透性 正常情况下，肾小球滤过膜有一定的通透性，且较稳定。当滤过膜状态发生改变，如肾小球肾炎时，滤过膜会增殖变厚，孔隙变小，机械屏障作用增加而滤过率下降，超滤液量生成减少。同时滤过膜各层的糖蛋白减少，电学屏障作用减弱，使原来不能滤过的大分子血浆蛋白质可以大量滤过，当超过了肾小管重吸收的限度时，将出现蛋白尿。

（2）滤过膜的面积 生理情况下，人两肾全部肾小球都在活动，足以保证肾小球持续而稳定地滤过。但在急性肾小球肾炎时，由于肾小球毛细血管管腔变窄或完全阻塞，以致活动的肾小球数目减少，有效滤过面积减少，因而使肾小球滤过率降低，造成少尿，甚至无尿。

2.有效滤过压

（1）肾小球毛细血管血压 肾血流量具有自身调节机制，当动脉血压在 80 ～ 160mmHg 范围内时，肾小球毛细血管血压和血流量维持相对稳定，从而使肾小球滤过率保持不变。当动脉血压降到 80mmHg 以下时，肾小球毛细血管血压将相应下降，于是有效滤过压降低，肾小球滤过率也减少。当动脉血压降至 50mmHg 以下时，肾小球滤过率降为零，尿生成停止。

（2）血浆胶体渗透压 正常情况下，血浆胶体渗透压比较稳定。当某些原因使全身血浆蛋白的浓度明显降低时，血浆胶体渗透压降低，此时有效滤过压升高，肾小球滤过率也随之增加。

（3）囊内压 肾小囊通过肾小管、集合管与肾盂相连，当肾盂或输尿管结石、肿瘤压迫或其他原因引起输尿管阻塞时，可使肾盂内压显著升高，囊内压也将升高，致使有效滤过压降低，肾小球滤过率因而减少。

3.肾血浆流量 肾血浆流量改变主要通过影响滤过平衡的位置而影响肾小球滤过率。如前所述，超滤液的生成仅出现在滤过平衡之前，如果肾血浆流量增多，血浆胶体渗透压的上升速度减慢，滤过平衡则会靠近出球小动脉端，具有滤过作用的毛细血管段得以延长，肾小球滤过率将随之增加。反之，肾小球滤过率将减少。

二、肾小管和集合管的重吸收功能

超滤液进入肾小管后称之为**小管液**（**tubular fluid**）。小管液中的物质通过肾小管和集合管上皮细胞转运重新回到血液的过程称为**重吸收**（**reabsorption**）。

（一）肾小管与集合管的重吸收方式和特点

1. 重吸收的方式与途径 肾小管和集合管重吸收的实质是物质跨膜转运过程，可分为被动转运和主动转运两种形式。被动转运包括单纯扩散、渗透和易化扩散等；主动转运包括原发性主动转运和继发性主动转运，前者包括钠泵、质子泵和钙泵等，后者有 Na^+–葡萄糖、Na^+–氨基酸、Na^+–$2Cl^-$–K^+ 同向转运，Na^+–H^+、Na^+–K^+ 交换等。

重吸收分为跨细胞转运和细胞旁转运两条途径。跨细胞转运途径是指小管液中的物质经肾小管和集合管上皮细胞的管腔膜进入上皮细胞内，再跨过基底侧膜进入组织液，进而经过毛细血管返回血液；细胞旁转运途径是指小管液中的物质经上皮细胞间的紧密连接进入组织液，随后进入毛细血管。

2. 重吸收的特点

（1）重吸收的选择性 成人每天生成的原尿量约有 180L，但终尿量只有 1.5L 左右，表明原尿中的水约 99% 被肾小管和集合管重吸收。原尿中葡萄糖和氨基酸可全部被重吸收，电解质不同程度被重吸收，尿素只有小部分被重吸收，肌酐则完全不被重吸收（表 8-2）。可见肾小管和集合管对小管液的各种物质进行了**选择性重吸收**（**selective reabsorption**）。

（2）重吸收的差异性 由于肾小管各段和集合管上皮细胞的特性存在差异性，因此其功能也不尽相同。近曲小管上皮细胞代谢旺盛并含有大量线粒体，有利于主动转运。此外，近曲小管的管腔膜上有大量微绒毛形成的刷状缘，大大增加了重吸收的面积。因此，与其他各段肾小管相比，近曲小管的重吸收能力最强，重吸收物质的量大、种类多。髓袢主要重吸收水和 NaCl。远曲小管和集合管也具有重吸收水和 Na^+ 等功能，尽管重吸收量比近曲小管少，但是此段的重吸收功能受血管升压素和醛固酮等体液因素的调节，故在决定终尿的量和质方面起着十分重要的作用。

（3）重吸收的有限性 肾小管和集合管对不同物质的重吸收具有一定的限度。如对葡萄糖的重吸收，当血液中葡萄糖浓度升高时，滤液中葡萄糖的含量随之增多，如果超过了肾小管的重吸收能力，终尿中将出现葡萄糖。

（二）各段肾小管和集合管的重吸收功能

1. 近端小管

（1）Na^+、Cl^- 和水的重吸收 近端小管重吸收 Na^+、Cl^- 和水约为滤过量的 65%～70%。其中约 2/3 经跨细胞途径被重吸收，主要发生在近端小管的前半段；约 1/3 经细胞旁途径被重吸收，主要发生在近端小管的后半段（图 8-7）。

在近端小管前半段，小管液中的 Na^+ 进入上皮细胞的过程与葡萄糖、氨基酸同向转运以及与 H^+ 的分泌相耦联。通常细胞内的 Na^+ 首先被细胞基底侧膜上的钠泵泵入细胞间隙，使细胞内 Na^+ 的浓度降低，同时细胞内的负电荷增多，小管液中 Na^+ 分别通过管腔膜上 Na^+–葡萄糖、Na^+–氨基酸同向转运体和 Na^+–H^+ 交换体，顺着电化学梯度进入上皮细胞内，同时也将葡萄糖和氨基酸转运入细胞内，而 H^+ 则被分泌到小管液中。进入细胞内的 Na^+ 被上皮细胞基底侧膜上钠泵泵入细胞间隙，葡萄糖和氨基酸则以载体介导易化扩散方式进入细胞间隙。由于 Na^+、葡萄糖和氨基酸进入细胞间隙使组织液渗透压升高，在渗透压差的驱动下，水随之进入细胞间隙，组织间隙的静水压升高后，促使 Na^+ 和水扩散进入毛细血管而被重吸收。在近端小管的前半段，由于 Na^+–H^+ 交换使 H^+ 进入小管液，HCO_3^- 则被重吸收，而 Cl^- 不被重吸收，但该部位水被重吸收，所以小管液中 Cl^- 的浓度高于管周组织间液。

在近端小管的后半段 NaCl 的重吸收除了通过跨细胞转运外，主要是通过细胞旁途径进行。由于近端小管后半段，葡萄糖、氨基酸的重吸收已经基本完成，同时该部位小管液中 Cl^- 的浓度高于管周组织间液，Cl^- 则顺着浓度梯度经细胞旁途径被重吸收入血。由于 Cl^- 的重吸收使管周组织间隙中负电荷增加，在管壁两侧电位差的作用下，Na^+ 顺着电位梯度经细胞旁途径而被动重吸收。

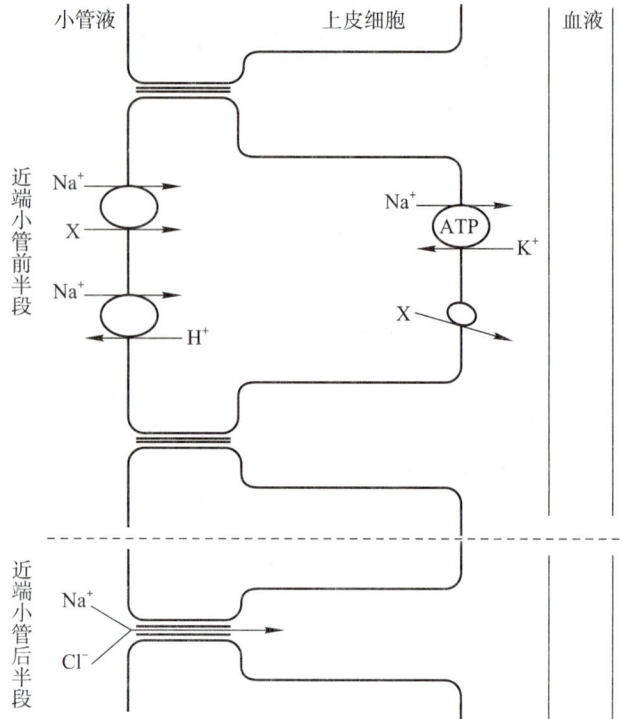

图 8-7　近端小管重吸收 Na^+ 和 Cl^- 示意图

X 代表葡萄糖、氨基酸、磷酸盐等

水的重吸收主要是靠渗透压差被动进行的。在近端小管由于 Na^+、HCO_3^-、Cl^-、葡萄糖、氨基酸等被大量重吸收，降低了小管液的渗透压，提高了细胞间隙的渗透压，于是水在渗透压差的驱动下，通过细胞旁和跨细胞两条途径进入细胞间隙。因为水的重吸收造成细胞间隙的静水压升高，而管周毛细血管内静水压较低，胶体渗透压较高，水便通过组织间隙进入毛细血管。近端小管水的重吸收是一种等渗性重吸收，不受神经体液因素影响，与体内是否缺水无关，因此对尿量影响较小。

（2）HCO_3^- 的重吸收　从肾小球滤过的 HCO_3^- 80%～90% 在近端小管被重吸收，约 10% 在髓袢升支粗段被重吸收，少量在远曲小管和集合管被重吸收。HCO_3^- 不易通过管腔膜被重吸收。近端小管上皮细胞通过 Na^+–H^+ 交换分泌 H^+ 进入小管液，小管液中的 HCO_3^- 与 H^+ 在碳酸酐酶的作用下结合成 H_2CO_3，并迅速被分解为 CO_2 和 H_2O。CO_2 以单纯扩散的形式通过管腔膜进入细胞内，在细胞内与 H_2O 又在碳酸酐酶的作用下再结合成 H_2CO_3，随后又解离为 H^+ 和 HCO_3^-。H^+ 通过管腔膜上的 Na^+–H^+ 交换被分泌入小管液，而 HCO_3^- 则通过基底侧膜上转运体顺电化学梯度进入细胞间液（图

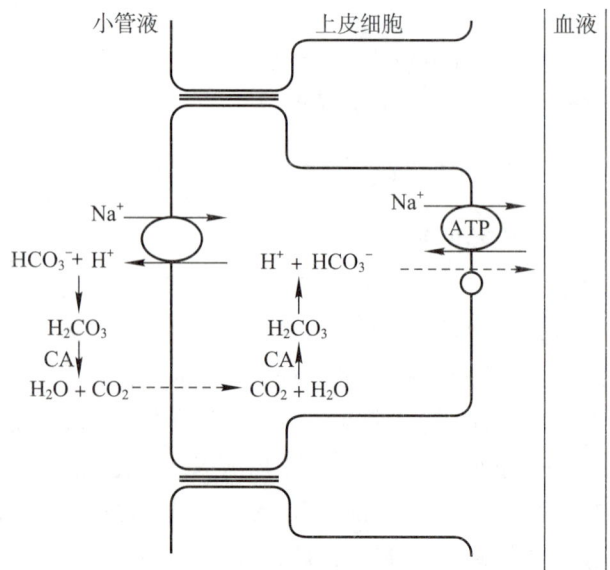

图 8-8　近端小管重吸收 HCO_3^- 示意图

8-8）。由此可见，近端小管重吸收 HCO_3^- 是以 CO_2 的形式进行的，对维持体内酸碱平衡具有重要意义。

（3）K^+ 的重吸收 肾小球滤过的 K^+ 65%～70% 在近端小管被重吸收，25%～30% 在髓袢升支粗段被重吸收，K^+ 在这些部位重吸收的比例是相对稳定的。终尿中的 K^+ 主要是由远曲小管和集合管分泌的。近端小管的小管液中 K^+ 浓度低于细胞内 K^+ 浓度，同时管腔内电位较管周液低，所以近端小管对 K^+ 的重吸收是逆电化学梯度进行的主动转运过程，但机制尚不清楚。

（4）葡萄糖和氨基酸的重吸收 葡萄糖重吸收的部位仅限于近端小管，特别是近端小管的前半段。小管液中的葡萄糖是通过近端小管上皮细胞管腔膜上的 Na^+– 葡萄糖同向转运体，以继发性主动转运方式被转入细胞。进入细胞内的葡萄糖则由基底侧膜上的葡萄糖转运体 2（glucose transporter 2）以易化扩散的方式进入细胞间液。

近端小管对葡萄糖的重吸收有一定限度。当血糖浓度达到 180mg/100mL 时，部分肾小管对葡萄糖的重吸收已达到极限，尿中开始出现葡萄糖，此时的血糖浓度称为**肾糖阈（renal glucose threshold）**。每个肾单位的肾糖阈并不完全相同。若血糖浓度再继续升高，尿中葡萄糖含量也将随之增加，当全部肾小管对葡萄糖的重吸收均达到极限时，此时的血糖浓度为葡萄糖重吸收极限量，即为葡萄糖最大转运量。人肾的葡萄糖重吸收极限量，在体表面积为 $1.73m^2$ 的个体，男性平均为 375mg/min，女性平均为 300mg/min，肾之所以对葡萄糖重吸收有极限量，可能是由于上述转运体的数量有限。由于葡萄糖与 Na^+ 是共同与转运体相结合的，所以当近端小管对 Na^+ 的重吸收减少时，葡萄糖的重吸收极限量也将下降。

与葡萄糖一样，肾小球滤过的氨基酸也主要在近端小管被重吸收，也是与 Na^+ 重吸收相耦联，为继发性主动转运（图 8-7），但有多种类型氨基酸转运体。正常时进入超滤液中的少量蛋白质，则是通过近端小管上皮细胞的吞饮作用而被重吸收。

2. 髓袢 肾小球滤过的 NaCl 约 20% 被重吸收，水约 15% 被重吸收。髓袢降支细段上皮细胞基底侧膜上钠泵活性很低，管腔膜对 Na^+ 也不易通透，但对水通透性较高，在组织液高渗作用下水被重吸收。故小管液在流经髓袢降支细段时，渗透压逐渐升高。髓袢升支细段对水不通透，但对 Na^+ 和 Cl^- 易通透，NaCl 扩散进入组织间液。故小管液流经髓袢升支细段时，渗透压逐渐下降。

升支粗段是 NaCl 在髓袢重吸收的主要部位，但对水不通透，故小管液在流经升支粗段时，渗透压逐渐降低。髓袢升支粗段的管腔膜上有电中性的 Na^+–$2Cl^-$–K^+ 同向转运体，该转运体可使小管液中 1 个 Na^+、1 个 K^+ 和 2 个 Cl^- 同向转运进入上皮细胞内（图 8-9）。Na^+ 进入细胞是顺电化学梯度的，进入细胞内的 Na^+ 通过细胞基底侧膜上的钠泵泵至组织间液，Cl^- 顺浓度梯度经管周膜上的 Cl^- 通道进入组织间液，而 K^+ 则顺浓度梯度经管腔膜返回小管液中，结果使小管液呈正电位。这一电位差又使小管液中的 Na^+、K^+ 和 Ca^{2+} 等正离子经细胞旁途径被重吸收，这一部分

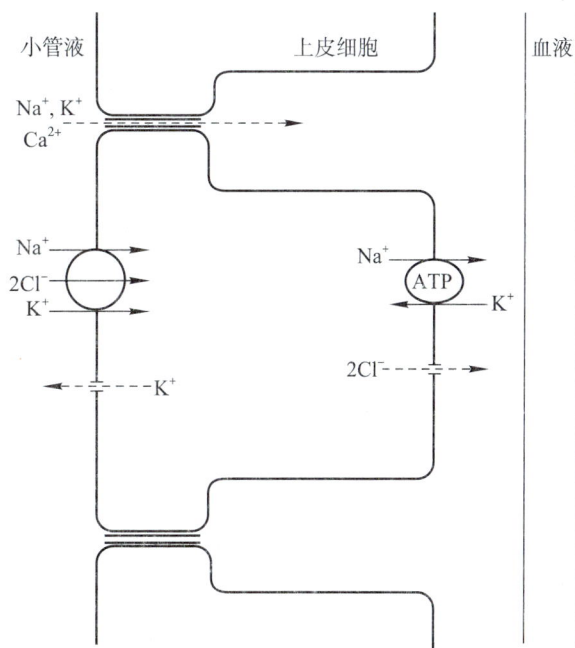

图 8-9 髓袢升支粗段重吸收 Na^+ 和 Cl^- 示意图

重吸收属于被动转运。呋塞米（furosemide）可抑制 $Na^+-2Cl^--K^+$ 同向转运体，所以能抑制 Na^+ 和 Cl^- 的重吸收，从而产生强大的利尿效应。

3. 远曲小管和集合管　肾小球滤过的 Na^+ 和 Cl^- 约 12% 在远曲小管和集合管被重吸收，同时有不等量的水被重吸收。在远曲小管起始段，上皮细胞对水仍不通透，但小管液中的 Na^+ 和 Cl^- 经 Na^+-Cl^- 同向转运体进入细胞内，细胞内的 Na^+ 由钠泵泵出（图 8-10）。噻嗪类（thiazide）利尿剂可抑制此处的 Na^+-Cl^- 同向转运体，从而利尿。

远曲小管后段和集合管能主动重吸收 Na^+，分泌 K^+ 和 H^+。此处 Na^+ 的重吸收主

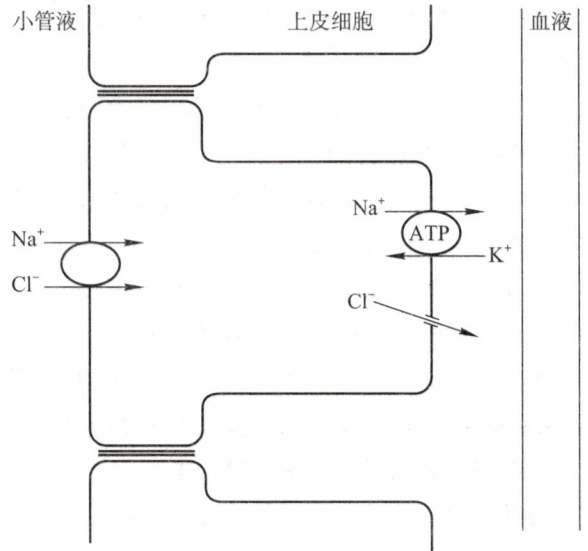

图 8-10　远曲小管和集合管重吸收 Na^+ 和 Cl^- 示意图

要受醛固酮调节，水的重吸收取决于体内含水量，主要是通过跨细胞途径进行，受血管升压素调节。

（三）影响肾小管和集合管重吸收的因素

1. 小管液中溶质浓度　小管液中溶质所形成的渗透压，是对抗肾小管重吸收水的力量。如果小管液溶质浓度升高，渗透压增大，则可抑制肾小管对水的重吸收，使终尿量增多。由于渗透压升高而对抗肾小管重吸收水所引起的尿量增多现象，称为**渗透性利尿（osmotic diuresis）**。例如，糖尿病患者的多尿，就是由于血糖浓度超过肾糖阈，肾小管不能将滤过的葡萄糖完全重吸收回血，小管液渗透压因而升高，妨碍了水的重吸收而引起的。临床上常利用渗透性利尿的原理，使用一些能被肾小球滤过，但又不被肾小管重吸收的药物如甘露醇、山梨醇等，增加小管液中溶质的浓度，从而达到利尿和消除水肿的目的。

2. 球–管平衡　近端小管的重吸收随着肾小球滤过率的变化而改变，即近端小管对 Na^+ 和水的重吸收量始终占肾小球滤过率的 65% ~ 70%，这称为近端小管的**定比重吸收（constant fraction reabsorption）**，这种现象称为**球–管平衡（glomerulotubular balance）**。其生理意义在于使终尿量不致因肾小球滤过率的增减而出现大幅度的变动。

3. 肾小管和集合管上皮细胞的特性　由于肾小管各段和集合管上皮细胞的结构存在差异性，因此其功能也不尽相同。当某些病理因素损伤肾小管上皮细胞的结构或功能时，可造成其重吸收障碍，导致尿量增加或尿液的成分发生改变。

三、肾小管和集合管的分泌功能

肾小管和集合管的分泌功能是指肾小管和集合管的上皮细胞将自身产生的物质或血液中的物质转运到小管液中的过程。肾小管和集合管上皮细胞分泌的物质主要有 H^+、K^+ 和 NH_3 等。

（一）H^+ 的分泌

近端小管、髓袢升支粗段、远端小管和集合管都能分泌 H^+，但分泌 H^+ 能力最强的是近端小管，占 80% ~ 90%。近端小管、髓袢升支粗段和远端小管起始段是通过 Na^+-H^+ 交换体分泌 H^+。

这些部位分泌 H^+ 与小管液中 HCO_3^- 重吸收密切相关（详细机制见 HCO_3^- 重吸收），每分泌一个 H^+ 入小管液，就可以从小管液中重吸收一个 Na^+ 和 HCO_3^- 入血，从而实现排酸保碱的目的，对维持体内酸碱平衡具有重要作用。

远端小管后半段和集合管的上皮细胞有两种类型，即主细胞和闰细胞（图 8-11），其中闰细胞分泌 H^+。上皮细胞内 CO_2 和 H_2O 在碳酸酐酶的催化下生成 H_2CO_3，然后解离成 H^+ 和 HCO_3^-，远曲小管和集合管的管腔膜上存在质子泵（H^+-ATP 酶），可将细胞内的 H^+ 泵入小管液中，而 HCO_3^- 经基底侧膜转运回血。

（二）K^+ 的分泌

由于原尿中的 K^+ 绝大部分已在近端小管部位被重吸收回血，所以尿中排出的 K^+ 主要是由远端小管和集合管被动分泌的。在远端小管后半段和集合管的上皮细胞中 90% 是主细胞，主细胞分泌 K^+ 与 Na^+ 主动重吸收密切联系（图 8-11）。一般认为，当有 Na^+ 的主动重吸收时，才会有 K^+ 的分泌。K^+ 分泌的动力，一方面来自基底侧膜上的钠泵将 Na^+ 泵出细胞的同时将组织间液中的 K^+ 泵入细胞，使上皮细胞内的 K^+ 浓度远高于小管液中的 K^+ 浓度；另一方面 Na^+ 主动重吸收使小管液呈负电位。这样细胞内的 K^+ 通过管腔膜上 K^+ 通道顺电化学梯度进入小管液。这种 K^+ 分泌与 Na^+ 主动重吸收的联系过程，称为 K^+-Na^+ 交换。

肾小管上皮细胞上有 H^+-Na^+ 和 K^+-Na^+ 交换，两者间有竞争性抑制作用。当 H^+-Na^+ 交换增多时，K^+-Na^+ 交换将减少；K^+-Na^+ 交换增多时，则 H^+-Na^+ 交换减少。如发生酸中毒时，小管细胞内碳酸酐酶活性增强，H^+ 生成量增加，于是 H^+-Na^+ 交换增加而 K^+-Na^+ 交换减少，从而导致血液中 K^+ 浓度增高。如果酸中毒得到纠正，或用乙酰唑胺抑制碳酸酐酶活性时，则 H^+ 生成量减少，于是 H^+-Na^+ 交换减少而 K^+-Na^+ 交换增加，这可能导致低血 K^+ 现象出现。

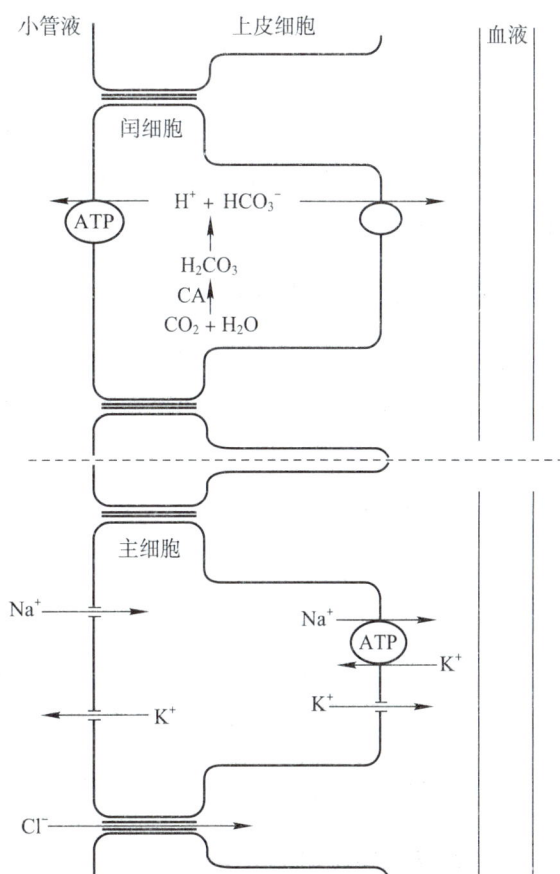

图 8-11 远曲小管和集合管分泌 H^+ 和 K^+ 示意图

（三）NH_3 的分泌

近端小管、髓袢升支粗段、远端小管和集合管上皮细胞内谷氨酰胺在谷氨酰胺酶脱氨基的作用下生成 NH_3。在近端小管上皮细胞内，NH_3 与 H^+ 结合生成 NH_4^+，通过管腔膜上的 Na^+-H^+（由 NH_4^+ 替代 H^+）交换体被分泌到小管液中；集合管对 NH_3 有很好的通透性，而对 NH_4^+ 的通透性较低，集合管上皮细胞通过 H^+-ATP 酶将 H^+ 分泌到小管腔内，与 NH_3 结合形成 NH_4^+。最后 NH_4^+ 与小管液中的 Cl^- 形成 NH_4Cl 随尿排出（图 8-12）。

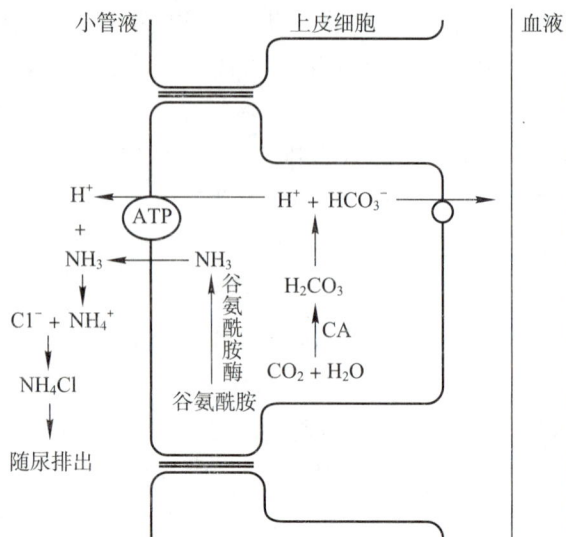

图 8-12 集合管分泌 NH_3 示意图

NH_3 的分泌与 H^+ 的分泌密切相关。如果集合管分泌 H^+ 被抑制，则尿中 NH_4^+ 的排出也减少。生理情况下，肾脏分泌的 H^+ 约有 50% 被 NH_3 缓冲。由此可见，NH_3 的分泌对调节体内酸碱平衡也具有重要意义。

（四）其他物质的分泌

体内的代谢产物肌酐既能从肾小球滤过，也可被肾小管和集合管分泌。进入体内的酚红、青霉素和利尿药呋塞米等由于与血浆蛋白结合，不能被肾小球滤过，但可在近端小管被主动分泌到小管液中。

四、尿的浓缩和稀释

正常情况下，终尿渗透浓度在 50 ～ 1200mOsm/（kg·H_2O）之间。当体内缺水时，排出的尿液渗透浓度高于血浆渗透浓度，称为高渗尿，即尿被浓缩；当体内水过剩时，排出的尿液渗透浓度低于血浆渗透浓度，称为低渗尿，即尿被稀释。肾对尿的浓缩和稀释主要取决于近髓肾单位、集合管以及直小血管的功能与结构完整。

（一）肾髓质高渗梯度的形成与维持

1. 肾髓质渗透浓度梯度现象 用冰点降低法测定鼠肾组织渗透浓度，发现肾皮质组织液的渗透浓度与血浆相等，由髓质外层向乳头部渗透浓度不断升高，到达内髓部约为血浆的 4 倍（图 8-13）。采用微穿刺技术测定肾小管和集合管内小管液也发现，小管液渗透浓度的变化与组织液的渗透浓度变化一致，由皮质到髓质也呈渗透浓度梯度变化。由此可见，尿浓缩的部位在肾髓质，肾髓质渗透浓度梯度是尿浓缩的必要条件。

2. 肾髓质渗透浓度梯度的形成 髓袢的形态和功能特性是形成肾髓质渗透浓度梯度的重要条件。目前用各段肾小管对水和溶质的通透性不同以及**逆流倍增（countercurrent**

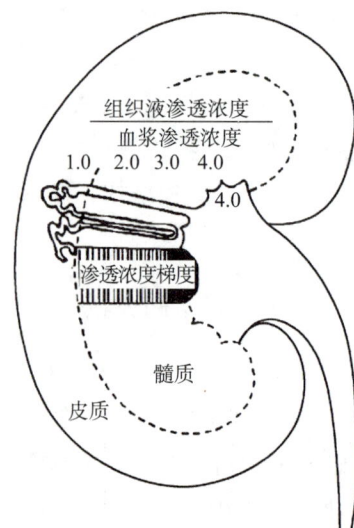

图 8-13 肾髓质渗透浓度梯度示意图

multiplication）现象来解释。

物理学中逆流是指两个下端相连通而并列的 U 形管道，其中液体流动的方向相反（图8-14）。如果液体在 U 形管中流动时溶质可在两管间进行交换，构成逆流交换系统。逆流交换系统升支中溶质不断进入降支，使降支中液体浓度不断升高，升支中液体浓度逐渐降低，导致两管从顶端到底端形成明显的浓度梯度，这一现象成为逆流倍增。

逆流倍增现象可用图 8-15 模型解释。模型中含有溶质的液体从甲管流进，通过甲、乙管的连接部折返经乙管反向流出，构成逆流系统。在液体流动的过程中，如果 M_1 膜能主动将乙管中溶质不断泵入甲管，而 M_1 膜对水又不通透，因此，甲管中液体在向下流动的过程中不断接受由乙管泵入的溶质，甲管液中的溶质浓度自上而下越来越高，至甲乙管连接的弯曲部达到最大值。当液体折返从乙管下部向上流动时，溶质浓度却越来越低。这样，不论是甲管还是乙管，从上而下溶质浓度逐渐升高而形成浓度梯度，即出现逆流倍增现象。如果乙管和丙管也构成一个逆流系统，当渗透浓度较低的溶液从丙管向下流动时，M_2 膜对水有通透性，而对溶质不通透，水可通过渗透作用不断进入乙管，这样，丙管中溶质浓度自上而下逐渐增加，从丙管下端流出的液体就变成了高渗溶液，其最大值取决于乙管中液体的渗透浓度和 M_2 对水的通透性大小。

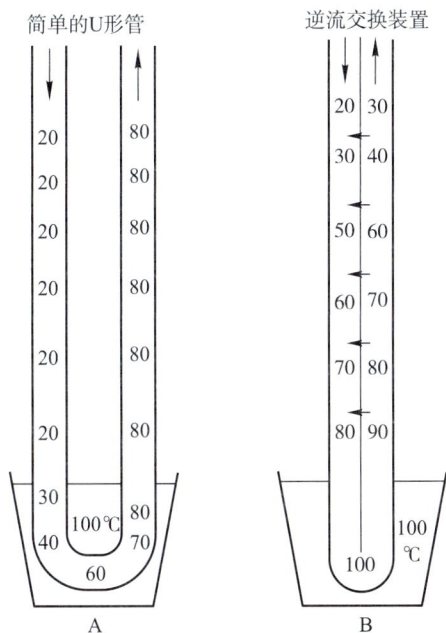

图 8-14 逆流交换作用示意图

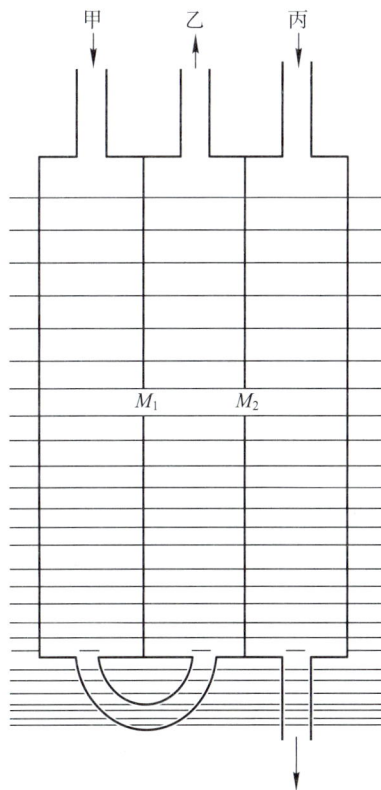

图 8-15 逆流倍增模型
甲、乙、丙管内液体按箭头方向流动。M_1 膜能将乙管内 Na^+ 泵入甲管，且对水不易通透，M_2 膜对水易通透

髓袢和集合管的结构排列与上述逆流倍增模型很相似。髓袢降支细段类似于甲管，髓袢升支类似于乙管，集合管类似于丙管，髓袢升支的通透性与 M_1 膜相似，集合管的通透性与 M_2 膜相似，所以髓质渗透浓度梯度的形成就可以用逆流倍增现象来解释。

（1）外髓部渗透浓度梯度的形成 在外髓部，由于髓袢升支粗段能主动重吸收 NaCl，而对水不易通透，因此升支粗段内小管液向皮质方向流动时，管内 NaCl 浓度逐渐降低，小管液的渗透浓度梯度逐渐下降，而升支粗段周围的组织间液由于 NaCl 增多，则变成高渗（图 8-16），愈靠近内髓部，渗透浓度愈高。所以，外髓部的组织间液渗透浓度梯度主要是由升支粗段重吸收 NaCl 形成的。

（2）内髓部渗透浓度梯度的形成　内髓部渗透浓度梯度的形成，主要与 NaCl 重吸收和尿素的再循环有密切关系（图 8-16）。①髓袢降支细段对 NaCl 不易通透，而对水则易通透。同时，髓质组织间液中高浓度的尿素可通过尿素通道蛋白进入降支细段。当小管液流入降支细段时，随着水的重吸收，小管液中从上而下形成一个逐渐升高的渗透梯度。②当小管液绕过髓袢顶端折回流入升支细段时，由于升支细段对水不通透，对 NaCl 易通透，对尿素中等度通透，当小管液由内髓部向皮质方向流动时，NaCl 顺浓度差不断向组织间液扩散，使小管外组织间液渗透浓度升高。③当小管液进入内髓部集合管时，由于管壁对尿素有高度通透性，小管液中尿素迅速通过管壁向内髓部组织间液扩散，造成内髓部组织间液中尿素浓度增高，使内髓部渗透浓度进一步增加。由于髓袢降支细段和升支细段均对尿素具有一定的通透性，所以从内髓部集合管扩散到组织间液的尿素可以进入降支细段和升支细段，而后通过升支粗段、远曲小管、皮质和外髓部集合管，又回到内髓部集合管处再扩散到内髓部组织间液中，形成**尿素再循环（urea recirculation）**。由此可见，内髓部渗透浓度梯度的形成是由髓袢升支细段被动重吸收 NaCl 和从集合管扩散出来的尿素共同形成的。

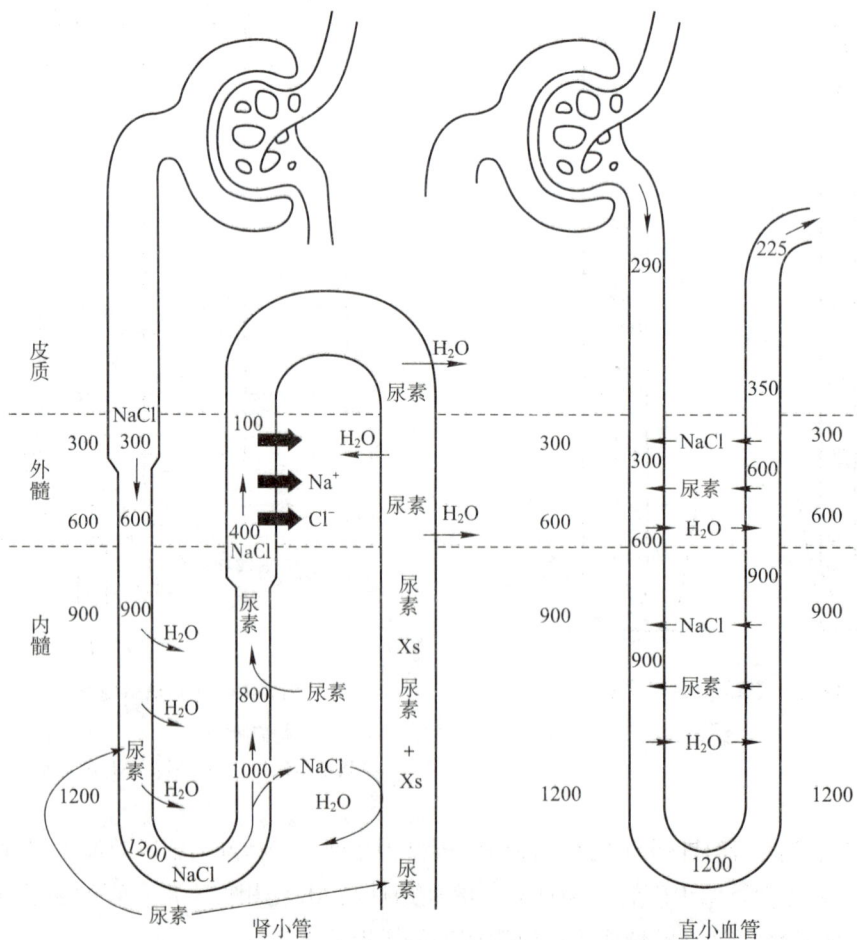

图 8-16　肾髓质渗透浓度梯度形成示意图

粗箭头表示升支粗段主动重吸收 Na$^+$ 和 Cl$^-$。Xs 表示未被重吸收的溶质

3. 直小血管在维持肾髓质渗透浓度梯度中的作用　肾髓质的直小血管也呈 U 形排列，形成逆流系统，由于血管壁对水和溶质都有高度通透性，当直小血管降支流经肾髓质时，由于其周围组织间液中的 NaCl 和尿素浓度高于同一平面的直小血管内血液浓度，所以 NaCl 和尿素依浓度差不断向血管降支扩散，而血管降支中的水则扩散到组织间液。所以越深入内髓部，直小血管降支中的 NaCl 和尿素浓度越高。当血液折返流入直小血管升支时，由于血管内 NaCl 和尿素的浓度比同一水平组织间液高，故 NaCl 和尿素又逐渐扩散到组织间液，而组织间液中的水则渗透入直小血管升支内，并随血流返回体循环。这一过程称为直小血管的逆流交换作用。通过直小血管的逆流交换作用仅将髓质中多余的溶质和水带回循环血液，从而使肾髓质的渗透梯度得以维持。

（二）尿液浓缩和稀释的机制

肾髓质渗透浓度梯度及血管升压素的存在是尿液浓缩的基本条件。实验证明，由髓袢升支粗段进入远曲小管的小管液总是低渗的。当低渗小管液从远曲小管进入集合管，穿过肾髓质高渗区流向肾乳头方向时，在血管升压素作用下，远曲小管和集合管管壁对水的通透性增高，水被重吸收，于是集合管内液的水分越来越少，渗透浓度越来越高，从而浓缩为高渗尿。当体内水过多造成血浆晶体渗透压降低，血管升压素的释放减少，远曲小管和集合管对水的通透性降低，小管液中水的重吸收减少，而 NaCl 继续被主动重吸收，于是小管液的渗透压进一步降低，最后形成大量的低渗尿。

（三）影响尿液浓缩和稀释的因素

1. 肾髓质组织结构　肾髓质高渗是尿液浓缩的必要条件，它是由髓袢逆流倍增所形成的，而逆流倍增的效率与髓袢长度、通透性和髓质的组织结构等有关。髓袢越长，则尿浓缩能力越强；反之则弱。婴幼儿由于髓袢尚未发育完全，所以尿的浓缩能力较弱。若肾髓质受损，如髓质钙化、萎缩或纤维化，均会不同程度损坏髓质的逆流倍增效率，从而降低浓缩尿液的能力。

2. 肾小管和集合管对 NaCl 的重吸收和尿素的通透性　髓袢升支粗段对 Na^+ 和 Cl^- 有主动重吸收功能，呋塞米等利尿药能抑制髓袢升支粗段 Na^+-$2Cl^-$-K^+ 同向转运体，阻碍外髓部组织间隙高渗的形成，故有强大的利尿作用。尿素进入肾髓质的数量取决于尿素的浓度和集合管对尿素的通透性。血管升压素可增加内髓部集合管对尿素的通透性，有助于提高肾髓质高渗，增强肾的浓缩能力。

3. 远曲小管和集合管对水的通透性　远曲小管和集合管对水的通透性取决于血液中血管升压素的浓度。当血液中血管升压素浓度升高时，远曲小管和集合管对水的通透性增加，水的重吸收增多，尿液被浓缩；反之，尿液被稀释。

4. 直小血管血流量和血流速度　当直小血管的血流量增加和血流过快时，过多地带走肾髓质组织间液中的溶质，使肾髓质溶质浓度梯度下降。如果肾血流量明显减少，血流速度减慢，则导致肾小管供氧不足，使肾小管的转运功能发生障碍，特别是髓袢升支粗段对 Na^+ 和 Cl^- 的主动重吸收功能受损，从而影响肾髓质高渗状态的维持。

第三节　尿生成的调节

尿生成过程包括肾小球滤过、肾小管和集合管的重吸收与分泌，所以机体通过影响这些环节实现对尿生成的调节。本章第一节已论述肾血流量主要通过自身调节维持相对稳定，从而使肾小球滤过率也保持相对稳定。以下重点介绍神经和体液因素对尿生成的调节。

一、神经调节

肾交感神经不仅支配肾血管，还支配球旁细胞和肾小管上皮细胞。当肾交感神经兴奋，其末梢释放去甲肾上腺素，主要通过以下三种方式影响尿生成：①与肾血管平滑肌的 α 受体结合，使肾血管收缩，肾血浆流量减少。②激活 β 受体，促进球旁细胞释放肾素，导致循环血液中血管紧张素Ⅱ和醛固酮浓度增加，进而增强肾小管对 NaCl 和水的重吸收。③促进近端小管和髓袢对 Na^+、Cl^- 和水的重吸收。

二、体液调节

（一）血管升压素

1. 血管升压素的生理作用　人类的**血管升压素（vasopressin，VP）**，也称**抗利尿激素（antidiuretic hormone，ADH）**，是一种九肽神经激素，大部分由下丘脑视上核的神经细胞合成，小部分由室旁核的神经细胞合成。胞体内合成的 VP 沿下丘脑 - 垂体束的轴突运输到神经垂体，并储存于神经末梢内。当视上核和室旁核受到刺激发生兴奋时，冲动沿下丘脑 - 垂体束传到末梢，使其释放进入血液循环。

VP 的主要作用是提高远曲小管和集合管上皮细胞对水的通透性，从而促进水的重吸收，使尿液浓缩，尿量减少。此外，VP 还可增加内髓部集合管对尿素的通透性，提高肾髓质组织间液的渗透压梯度，有利于尿的浓缩。

VP 有 V_1 和 V_2 两种受体。V_2 受体分布在远曲小管和集合管上皮细胞基底侧膜上，属于 G 蛋白耦联受体，通过 Gs 蛋白激活膜内的腺苷酸环化酶，经 cAMP- 蛋白激酶 A 途径，使上皮细胞内含 AQP-2 小泡镶嵌到管腔膜上，形成水通道，从而提高管腔膜对水的通透性（图 8-17）。

2. 血管升压素分泌的调节　调节 VP 释放的有效刺激主要是血浆晶体渗透压、循环血量以及动脉血压的改变。

（1）**血浆晶体渗透压的改变**　血浆晶体渗透压是生理条件下调节 VP 释放的最重要因素。下丘脑视上核附近有**渗透压感受器（osmoreceptor）**，它对血浆晶体渗透压的改变十分敏感。

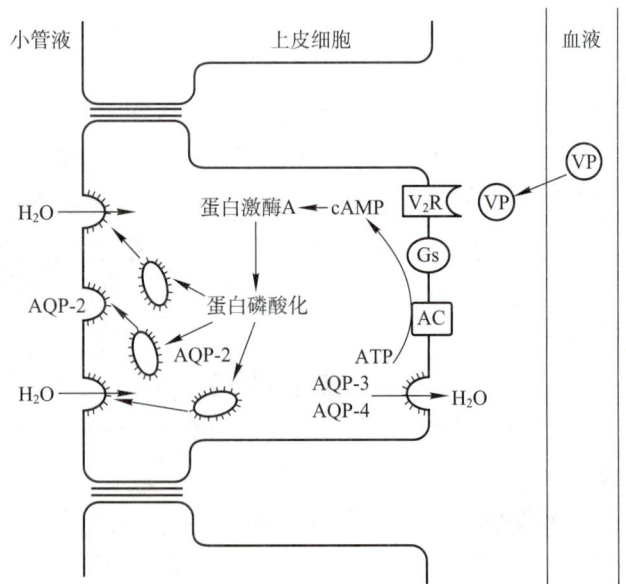

图 8-17　血管升压素的作用机制示意图

当机体大量出汗、剧烈呕吐或腹泻等造成体内水分丢失时，血浆晶体渗透压升高，对渗透压感受器的刺激增强，VP 释放增多，促进远曲小管和集合管对水的重吸收，使尿量减少。反之，当大量饮水后，血浆被稀释，血浆晶体渗透压降低，VP 释放减少，远曲小管和集合管对水的重吸收减少，尿量增多。如果饮用等渗盐水，则血浆晶体渗透压基本不变，不出现饮清水后的尿量显著增多情况。这种大量饮清水后引起尿量增多的现象称为**水利尿（water diuresis）**（图 8-18）。

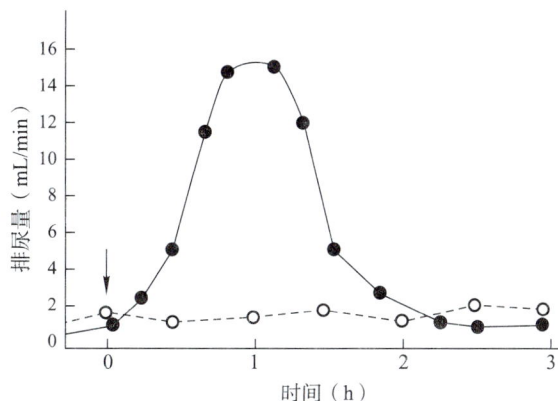

图 8-18　饮清水（实线）和饮等渗盐水（虚线）的排尿量

（2）循环血量的改变　当循环血量增多时，存在于心房（主要是左心房）和胸腔内大静脉处的**容量感受器（volume receptor）**被扩张或牵拉刺激而发生兴奋，传入冲动沿迷走神经传入中枢，反射性抑制 VP 释放，从而引起尿量增多，使循环血量回到正常。当严重失血使循环血量减少时，则 VP 的释放增多，促进远曲小管和集合管对水的吸收，使循环血量得到一部分代偿。

动脉血压升高时，通过刺激颈动脉窦的压力感受器，也可以反射性抑制 VP 的释放。

（二）醛固酮

1. 醛固酮的生理作用　醛固酮是肾上腺皮质球状带分泌的盐皮质激素，可促进远曲小管和集合管对 Na^+ 的重吸收、K^+ 的排泄，即有保 Na^+ 排 K^+ 作用。由于 Na^+ 重吸收增加，造成了小管腔内的负电位，促进 K^+ 的分泌、Cl^- 和水的重吸收。

醛固酮进入远曲小管和集合管的上皮细胞后，与胞质受体结合，形成激素 – 受体复合物，通过核膜进入核内，调控基因转录，促进 mRNA 合成，进而导致醛固酮诱导蛋白的合成（图 8-19）。

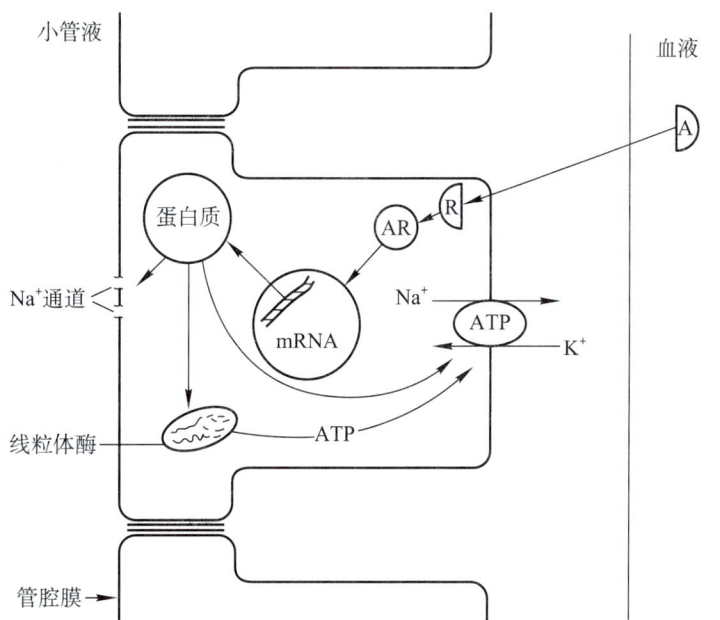

图 8-19　醛固酮作用机制示意图

2. 醛固酮分泌的调节　醛固酮的分泌主要受肾素 – 血管紧张素 – 醛固酮系统，以及血 K^+、血 Na^+ 浓度等因素的调节。

（1）肾素 – 血管紧张素 – 醛固酮系统　肾素主要由球旁细胞分泌，是一种蛋白水解酶，能催化血浆中的血管紧张素原转变成血管紧张素 I（十肽）。在血浆和组织中，特别是在肺组织中存在着丰富的血管紧张素转换酶，可使血管紧张素 I 降解，生成血管紧张素 II（八肽）。血管紧张素 II 的主要作用：一是直接使外周血管收缩，升高血压；二是刺激肾上腺皮质球状带，促进醛固酮合成和分泌。血管紧张素 II 进一步被氨基肽酶水解生成血管紧张素 III（七肽），血管紧张素 III 刺激肾上腺皮质球状带合成和分泌醛固酮的作用较强。此外，血管紧张素 II 还能直接刺激近端小管对 NaCl 的重吸收，促进血管升压素的分泌，增强远曲小管和集合管对水的重吸收等作用。

由于肾素、血管紧张素、醛固酮三者在血浆中的水平变动是保持一致的，因此将这三者看成是相互连动的功能系统，称为**肾素 – 血管紧张素 – 醛固酮系统（renin–angiotensin–aldosterone system，RAAS）**（图 8–20）。

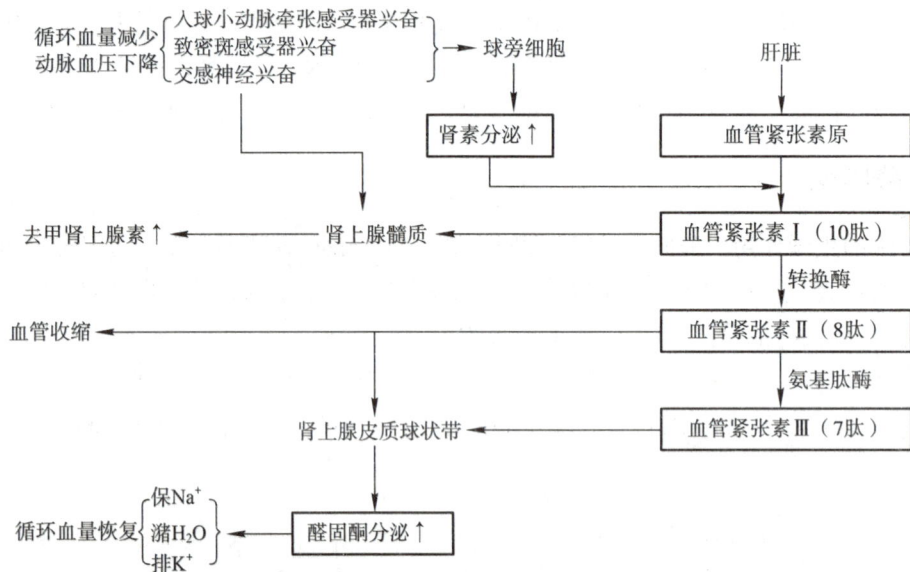

图 8–20　肾素 – 血管紧张素 – 醛固酮系统示意图

肾素的分泌受肾内机制、神经和体液机制等多方面因素的调节。肾内有两种感受器与肾素分泌的调节有关：一是入球小动脉处的牵张感受器；另一个是致密斑。当动脉血压降低时，肾入球小动脉的压力随之下降，于是对小动脉壁的牵张刺激减弱，从而激活牵张感受器，促使肾素释放量增加；同时，由于入球小动脉的压力降低和血流量减少，肾小球滤过率减少，通过致密斑的小管液内 Na^+ 含量减少，于是激活了致密斑，进而增加肾素释放量。此外，肾交感神经兴奋时能够直接刺激球旁细胞释放肾素。血中肾上腺素和去甲肾上腺素也可直接刺激球旁细胞，促使肾素释放增加。

（2）血浆中 K^+、Na^+ 的浓度　当血 K^+ 浓度升高或血 Na^+ 浓度降低时，可直接刺激肾上腺皮质球状带，使醛固酮的合成与分泌增加，从而促进肾脏保 Na^+ 排 K^+，以恢复血 Na^+ 和血 K^+ 的浓度；反之，血 K^+ 浓度降低或血 Na^+ 浓度升高时，则抑制醛固酮分泌，血中 Na^+ 和 K^+ 的水平得以恢复正常。

（三）心房钠尿肽

心房钠尿肽是心房肌合成和分泌的激素，促进 NaCl 和水的排出。当心房肌受到牵拉时可刺激心房肌细胞释放心房钠尿肽，其作用机制可能包括：①抑制集合管对 NaCl 的重吸收。②使入球小动脉舒张，增加肾血浆流量和肾小球滤过率。③抑制肾素、醛固酮和血管升压素的合成与分泌。

第四节　尿的排放

尿的生成是个连续不断的过程，由集合管、肾盏、肾盂经输尿管进入膀胱。尿液在膀胱内贮存达到一定量时，反射性引起排尿活动，尿液经尿道排出体外。

一、膀胱与尿道的神经支配

膀胱逼尿肌和尿道内括约肌受副交感和交感神经的支配（图 8-21）。副交感神经节前神经元胞体位于第 2～4 骶段脊髓，节前纤维行走于盆神经中，在膀胱壁内换元后，节后纤维分布于膀胱逼尿肌和尿道内括约肌，使逼尿肌收缩和尿道内括约肌舒张，促进排尿。支配膀胱的交感神经起自腰段脊髓，经腹下神经到达膀胱，使膀胱逼尿肌松弛，尿道内括约肌收缩，抑制排尿。此外，阴部神经支配尿道外括约肌，阴部神经为躯体运动神经，尿道外括约肌是骨骼肌。阴部神经兴奋，尿道外括约肌收缩，阻止排尿。排尿反射时可反射性抑制阴部神经活动。

二、排尿反射

正常情况下，由于副交感神经的紧张性作用，膀胱逼尿肌处于持续的轻度收缩状态，使膀胱内压保持在 0.98kPa（10cm 水柱）以下。当膀胱内尿量增加到 400～500mL 时，膀胱内压明显升高，膀胱壁牵张感受器受牵拉兴奋，冲动沿盆神经传入，到达脊髓骶段的**排尿反射**（**micturition reflex**）初级中枢的同时，冲动也上传到脑干和大脑皮层的高位排尿反射中枢，从而产生尿意。如果条件许可，冲动便沿着盆神经传出，引起膀胱逼尿肌收缩，尿道内括约肌松弛，尿液便会进入尿道。此时尿液可以刺激尿道的感受器，冲动沿阴部神经再次传到脊髓排尿中枢，进一步加强其活动，并反射性抑制阴部神经的活动，使尿道外括约肌松弛，尿液在膀胱内压下排出。这种由尿液刺激尿道感受器进一步反射性加强排尿中枢的活动是一种正反馈过程，它能促使排尿反射活动反复加强，直至尿液排完为止。在排尿时，腹肌和膈肌的强力收缩，可以使腹内压增高，有协助排尿活动的作用。

大脑皮层等高位排尿中枢对脊髓初级排尿中枢有易化和抑制性作用，控制着排尿反射活动。婴幼儿因大脑皮质发育尚未完善，对脊髓初级排尿中枢的控制能力较弱，故排尿次数多，且常有遗尿现象。

由于排尿是一个反射活动，所以反射弧的任意部位受损，都会导致排尿异常。由于骶部脊髓损伤使初级排尿反射中枢活动发生障碍或支配膀胱的传出神经盆神经受损，膀胱中尿液充盈过多而不能排出，称为尿潴留。当高位脊髓受损，骶部脊髓初级排尿中枢与大脑皮层失去功能联系时，排尿失去了意识控制，则出现尿失禁。

第九章
内分泌

内分泌系统是由机体各内分泌腺及散布于某些组织器官中的**内分泌细胞（endocrine cell）**组成的一个信息传递系统。人体主要的内分泌腺包括脑垂体、甲状腺、甲状旁腺、肾上腺、胰岛、性腺、松果体和胸腺等；散在于组织器官中的内分泌细胞分布比较广泛，如心脏、血管、肺、消化道黏膜、肾、皮肤、胎盘等部位均存在内分泌细胞。此外，中枢神经系统内，特别是下丘脑存在兼有内分泌功能的神经细胞。

激素（hormone）是由内分泌腺或散在于组织器官中的内分泌细胞所合成与分泌，以体液为媒介，在细胞间传递信息的高效能生物活性物质。内分泌系统的调节功能是通过激素，以体液为媒介，作用于相应细胞（或组织、器官）而发挥调节作用。激素调控的器官、组织和细胞分别称为该激素作用的靶器官、靶组织和靶细胞。

在整体情况下，多数内分泌腺都直接或间接地接受神经系统的控制。内分泌系统与神经系统密切联系，相互配合，共同调节机体的各种功能活动，尤其在新陈代谢、生长与发育、生殖的调节及维持内环境稳态等方面起着重要作用。

第一节　概　述

一、激素的分类

激素分类繁杂，一般根据激素的化学性质，将其分为三大类（表9-1）。

表 9-1　主要激素及其化学性质

主要来源	激素	英文缩写	化学性质
下丘脑	促甲状腺激素释放激素	TRH	三肽
	促肾上腺皮质激素释放激素	CRH	四十一肽
	促性腺激素释放激素	GnRH	十肽
	生长激素释放激素	GHRH	四十四肽
	生长激素释放抑制激素（生长抑素）	GHRIH	十四肽
	促黑（素细胞）激素释放因子	MRF	肽
	促黑（素细胞）激素释放抑制因子	MIF	肽

续表

主要来源	激素	英文缩写	化学性质
	催乳素释放因子	PRF	肽
	催乳素释放抑制因子	PIF	多巴肽
	血管升压素（抗利尿激素）	VP（ADH）	九肽
	缩宫素	OT	九肽
腺垂体	促甲状腺激素	TSH	糖蛋白
	促肾上腺皮质激素	ACTH	三十九肽
	卵泡刺激素	FSH	糖蛋白
	黄体生成素（间质细胞刺激素）	LH	糖蛋白
	促黑（素细胞）激素	β-MSH	十八肽
	生长激素	GH	蛋白质
	催乳素	PRL	蛋白质
甲状腺	甲状腺素（四碘甲腺原氨酸）	T_4	胺类
	三碘甲腺原氨酸	T_3	胺类
甲状腺 C 细胞	降钙素	CT	三十二肽
甲状旁腺	甲状旁腺激素	PTH	蛋白质
胰岛	胰岛素		蛋白质
	胰高血糖素		二十九肽
	胰多肽		三十六肽
肾上腺皮质	糖皮质激素（如皮质醇）		类固醇
	盐皮质激素（如醛固酮）		类固醇
肾上腺髓质	肾上腺素	E	胺类
	去甲肾上腺素	NE	胺类
睾丸间质细胞	睾酮	T	类固醇
睾丸支持细胞	抑制素		糖蛋白
卵巢、胎盘	雌二醇	E_2	类固醇
	雌三醇	E_3	类固醇
	孕酮	P	类固醇
胎盘	人绒毛膜促性腺激素	HCG	糖蛋白
消化道、脑	促胃液素		十七肽
	胆囊收缩素 - 促胰酶素	CCK-PZ	三十三肽
	促胰液素		二十七肽
心房	心房钠尿肽	ANP	二十一、二十三肽
松果体	褪黑素	MT	胺类

续表

主要来源	激素	英文缩写	化学性质
胸腺	胸腺素		肽类
肾	1,25 二羟维生素 D_3	1,25-（OH）$_2$VitD$_3$	类固醇
各种组织	前列腺素	PG	脂肪酸衍生物

（一）含氮激素

1. 肽类和蛋白质激素　包括下丘脑调节肽、神经垂体激素、腺垂体激素、降钙素、甲状旁腺激素、胰岛素、胃肠激素等。

2. 胺类激素　包括肾上腺素、去甲肾上腺素和甲状腺激素等。

（二）类固醇（甾体）激素

此类激素常以胆固醇为合成原料，化学结构与胆固醇相似。肾上腺皮质激素（如皮质醇、醛固酮）和性腺分泌的激素（如雌激素、孕激素、雄激素等）属于此类。在肾脏产生的 1,25- 二羟维生素 D_3 也被看作类固醇激素。

（三）脂肪酸衍生物

此类激素包括由花生四烯酸转化生成的前列腺素族、血栓素类和白细胞三烯类等，这些激素也称为廿烷酸类激素。

二、激素的传递方式

激素在细胞间传递信息的主要方式有以下四种；①**远距分泌（telecrine）**：经血液运输至远距离的靶细胞而发挥作用，为大多数激素的传递方式。②**旁分泌（paracrine）**：某些激素由组织液扩散而作用于邻近靶细胞。③**自分泌（autocrine）**：内分泌细胞所分泌的激素在局部扩散，又返回作用于该内分泌细胞而发挥反馈调节作用。④**神经分泌（neurocrine）**：下丘脑某些神经细胞既有一般神经元产生和传导神经冲动的功能，又能合成和分泌激素，通过神经纤维轴浆运送至末梢，继而释放进入血液循环作用于靶细胞而发挥作用。这种由神经元分泌的激素称为**神经激素（ neurohormone ）**。

三、激素作用的一般特征

激素虽然种类很多，作用复杂，但是它们在对靶组织发挥调节作用的过程中仍具有以下共同特征。

（一）信息传递作用

激素以化学方式传递给靶细胞信息，只能使靶细胞原有的生理生化过程增强或减弱，调节其固有的代谢与功能活动。激素并不能使靶细胞产生新的反应或功能。

（二）相对特异性

某种激素有选择的作用于靶器官、靶组织和靶细胞，称为激素作用的特异性。激素作用的特异性与靶细胞膜或细胞内存在能与激素特异性结合的受体有关。激素作用的相对特异性是内分泌系统实现其针对性调节功能的基础。

（三）高效能生物放大作用

激素在血液中的浓度很低，一般在纳摩尔／升（nmol/L），甚至在皮摩尔／升（pmol/L）数量级，但其作用显著。激素与受体结合后，在细胞内发生一系列酶促作用，效应逐级被放大，形成一个高效生物放大系统。如 0.1μg 的促肾上腺皮质激素释放激素，可引起腺垂体释放 1μg 促肾上腺皮质激素，后者能引起肾上腺皮质分泌 40μg 糖皮质激素，放大了 400 倍。

（四）激素间相互作用

当多种激素共同参与某一生理活动的调节时，激素之间往往存在相互影响，表现为协同作用、拮抗作用或允许作用。例如，**生长激素（growth hormone，GH）**、肾上腺素、糖皮质激素及**胰高血糖素（glucagon）**，均能升高血糖，虽然作用的环节不同，但在升糖效应上有协同作用；相反，**胰岛素（insulin）** 则能降低血糖，与上述激素的升糖效应有拮抗作用。另外，某些激素本身并不能直接对某器官、组织或细胞产生作用，但它的存在却使另一种激素的作用明显增强，这种现象称为**允许作用（permissive action）**。如糖皮质激素本身对心肌和血管平滑肌并无收缩作用，但是必须有糖皮质激素存在时，儿茶酚胺才能更有效地发挥对心血管的调节作用。

四、激素作用的机制

激素与靶细胞上的受体结合后，把信息传递到细胞内，产生生物学效应的机制比较复杂。不同激素的化学性质不同，其作用机制也不同。

（一）含氮激素的作用机制——第二信使学说

1965 年 Sutherland 等人提出了**第二信使学说（second messenger hypothesis）**，认为激素作为第一信使，与靶细胞膜上的特异性受体结合后，激活膜上的鸟苷酸调节蛋白（简称 G 蛋白），继而激活膜上**腺苷酸环化酶（adenyl cyclase，AC）**，促使 ATP 转变为 cAMP，cAMP 作为第二信使，将细胞内的**蛋白激酶 A（protein kinase，PKA）** 系统激活。PKA 催化细胞内各种底物发生磷酸化反应，引起靶细胞产生各种生物效应（图 9-1），如腺细胞分泌、肌细胞收缩、细胞内某些酶促反应、细胞运动、分化增殖等。

现已证明，可作为第二信使的化学物质除 cAMP 外，还有 cGMP、三磷酸肌醇、甘油二酯及 Ca^{2+} 等；所激活的蛋白激酶除 PKA 外，还有蛋白激酶 C（PKC）及蛋白激酶 G（PKG）等。

1. G 蛋白在信息传递中的作用　激素

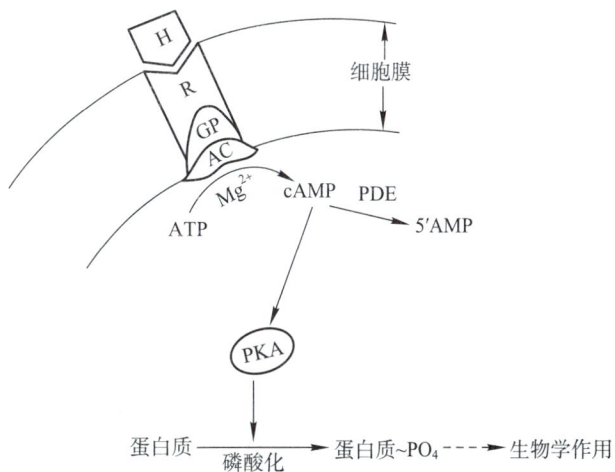

图 9-1　含氮激素作用机制示意图

H：激素；R：受体；GP：G 蛋白；AC：腺苷酸环化酶；
PDE：磷酸二酯酶；PKA：蛋白激酶 A

受体与腺苷酸环化酶是细胞膜上两类分开的蛋白质。激素受体结合的部分在细胞膜外表面，而腺苷环化酶在膜的胞浆面，两者之间存在一种起耦联作用的调节蛋白——鸟苷酸结合蛋白，简称 G 蛋白。G 蛋白由 α、β 和 γ 三个亚单位组成，α 亚单位上有鸟苷酸结合位点，起催化亚单位的作用。当 G 蛋白上结合的鸟苷酸为 GTP 时则激活而发挥作用，但当 G 蛋白上的 GTP 水解为 GDP 时则失活。当激素与受体结合后，活化的受体与 G 蛋白的 α 亚单位结合，并促使其与 β、γ 亚单位脱离，才能对腺苷酸环化酶起激活或抑制作用。G 蛋白分为兴奋型（Gs）和抑制型（G_i）两种，Gs 的作用是激活腺苷酸环化酶，使 cAMP 生成增多；G_i 的作用则是抑制腺苷酸环化酶的活性，使 cAMP 生成减少。

2. 三磷酸肌醇和甘油二酯信息传递系统　有些含氮激素的作用并不以 cAMP 为第二信使传递信息，如胰岛素、缩宫素、催乳素、某些下丘脑调节肽和生长因子等。在激素的作用下，通过 G 蛋白介导，激活细胞膜内磷脂酶 C（PLC），使膜脂质中的磷脂酰二磷酸肌醇（PIP_2）分解，生成三磷酸肌醇（IP_3）和甘油二酯（DG）。生成的 DG 仍留在膜中，IP_3 则进入胞浆。IP_3 的作用是促使细胞内 Ca^{2+} 储存库释放 Ca^{2+} 进入胞浆。IP_3 诱发 Ca^{2+} 动员最初反应引起短暂的内质网释放 Ca^{2+}，随后由 Ca^{2+} 的释放诱发作用较长的细胞外 Ca^{2+} 内流，导致胞浆中 Ca^{2+} 浓度明显增加。Ca^{2+} 与细胞内的**钙调蛋白（calmodulin，CaM）**结合后，可激活蛋白酶，促进蛋白质或酶的磷酸化，调节细胞的功能活动。DG 的作用是能特异性激活蛋白激酶 C（PKC），PKC 的激活依赖于 Ca^{2+} 的存在。激活的 PKC 与 PKA 一样，可使多种蛋白质或酶发生磷酸化反应，进而调节细胞的功能活动（图 9-2）。

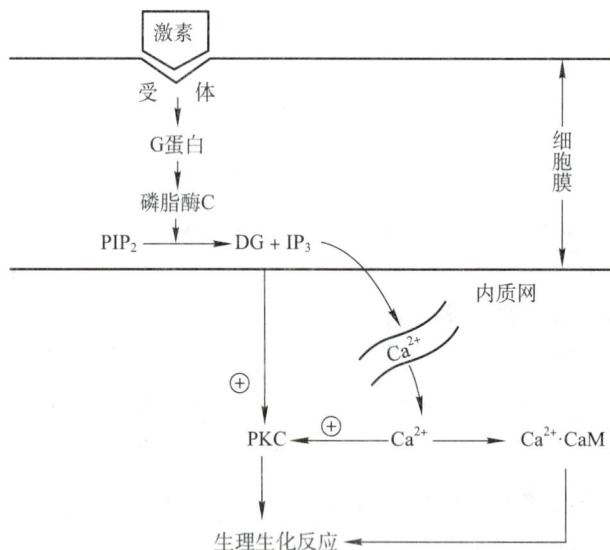

图 9-2　磷脂酰肌醇信息传递系统示意图

PIP2：磷脂酰二磷酸肌醇；DG：甘油二酯；IP3：三磷酸肌醇；
PKC：蛋白激酶 C；CaM：钙调蛋白

（二）类固醇激素作用机制——基因调节学说

类固醇激素的分子较小，呈脂溶性，可透过胞膜进入细胞内。进入细胞之后，有些激素先与胞质受体结合，形成激素-胞质受体复合物，使受体蛋白发生变构，同时获得进入核内的能力，由胞质转移至核内，再与核内受体结合，从而激发或抑制 DNA 的转录过程，促进或抑制新的 mRNA 形成，诱导或减少某种蛋白质的合成，引起相应的生物效应。另有些激素进入细胞后，可直接穿过核膜，与相应的核受体结合，形成激素 – 核受体复合物，调节基因表达（图 9–3）。

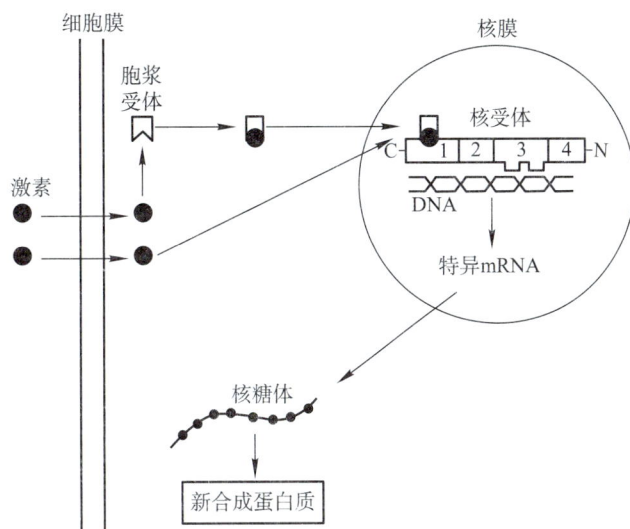

图 9–3　类固醇激素作用机制示意图

1：激素结合结构域；2：核定位信号结构域；3：DNA 结合结构域；4：转录激活结构域

　　两类激素的作用机制不是绝对的，含氮激素不仅通过第二信使机制传递信息，也可作用于转录与翻译阶段影响蛋白质的合成，如甲状腺激素虽属含氮激素，但其作用机制却与类固醇激素相似，它可进入细胞内，直接与核受体结合调节基因表达。另外，类固醇激素不仅作用于转录与翻译阶段，也可以通过细胞膜受体或离子通道，产生快速反应的非基因组调节效应。

第二节　下丘脑与垂体

一、下丘脑与垂体的联系

　　下丘脑（hypothalamus）位于丘脑下方，第三脑室的两侧。下丘脑的一些神经元既保持典型神经细胞的功能，又具有内分泌细胞的作用，即能分泌激素（神经激素）。凡能分泌神经肽或肽类激素的神经分泌细胞称为肽能神经元。下丘脑的肽能神经元主要存在于促垂体区核团与视上核、室旁核。它们将从中枢神经系统传来的神经信息转变为激素的信息，起着换能神经元的作用，从而以下丘脑为枢纽，把神经调节与体液调节紧密联系起来。**垂体**（hypophysis or pituitary）位于大脑底部蝶鞍中央的垂体窝内，垂体分为**腺垂体**（adenohypophysis）和**神经垂体**（neurohypophysis）两部分。下丘脑的促垂体区核团与腺垂体之间发生功能联系，组成下丘脑 – 腺垂体系统；下丘脑的视上核、室旁核与神经垂体之间发生功能联系，组成下丘脑 – 神经垂体系统。所以下丘脑与垂体一起构成下丘脑 – 垂体功能单位（图 9-4）。

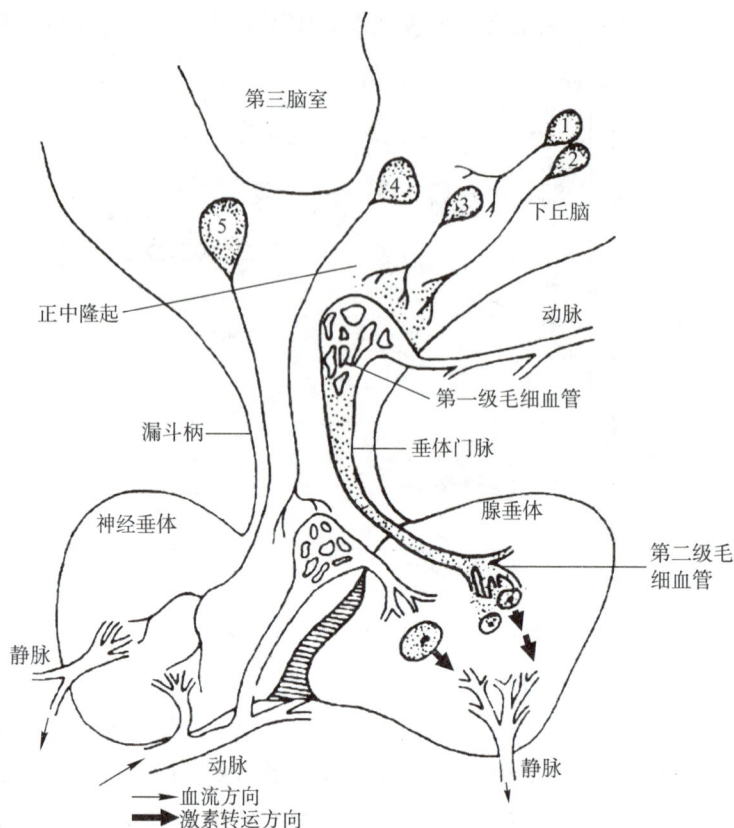

图 9-4 下丘脑 - 垂体功能单位模式图

（一）下丘脑 - 腺垂体系统

1. 下丘脑调节肽 下丘脑调节肽（hypothalamic regulatory peptide，HRP）由下丘脑促垂体区肽能神经元分泌，主要调节腺垂体的活动。促垂体区核团位于下丘脑的内侧基底部，主要包括正中隆起、弓状核、腹内侧核、视交叉上核以及室周核等，多属于小细胞肽能神经元，其轴突投射到正中隆起，轴突末梢释放的下丘脑调节肽经下丘脑 - 垂体门脉系统，运送至腺垂体，调节腺垂体各种激素的合成与分泌。现已明确的下丘脑调节肽有 9 种（表 9-2）。其中化学结构已阐明的有促甲状腺激素释放激素（thyrotropin-releasing hormone，TRH）、促肾上腺皮质激素释放激素（corticotropin releasing hormone，CRH）、促性腺激素释放激素（gonadotropin-releasing hormone，GnRH，LRH）、生长激素释放激素（growth hormone releasing hormone，GHRH）及生长激素释放抑制素（growth hormone release-inhibiting hormone，GHRIH），还有 4 种激素的结构尚不清楚，将其暂称因子，即催乳素释放因子（prolactin releasing factor，PRF）、催乳素释放抑制因子（prolactin release-inhibiting factor，PIF）、促黑（素细胞）激素释放因子（melanophore-stimulating hormone releasing factor，MRF）与促黑（素细胞）激素释放抑制因子（melanophore-stimulating hormone release-inhibiting factor，MIF）。

表 9-2　下丘脑调节肽的主要作用

种类	英文缩写	化学性质	主要作用
促甲状腺激素释放激素	TRH	三肽	促进 TSH 释放，也能刺激 PRL 释放
促肾上腺皮质激素释放激素	CRH	四十一肽	促进 ACTH 释放
促性腺激素释放激素	GnRH	十肽	促进 FSH 与 LH 释放
生长激素释放激素	GHRH	四十四肽	促进 GH 分泌
生长激素释放抑制激素	GHRIH	十四肽	抑制 GH 分泌，也抑制 LH、FSH、TSH、PRL 及 ACTH 分泌
催乳素释放因子	PRF	肽	促进 PRL 释放
催乳素释放抑制因子	PIF	多巴胺	抑制 PRL 释放
促黑（素细胞）激素释放因子	MRF	肽	促进 MSH 释放
促黑（素细胞）激素释放抑制因子	MIF	肽	抑制 MSH 释放

2. 调节下丘脑肽能神经元活动的递质　来自中枢神经系统的神经纤维与下丘脑肽能神经元有广泛的突触联系，其神经递质比较复杂，可分为两大类：一类递质是肽类物质，如脑啡肽、神经降压素、β- 内啡肽、P 物质、血管活性肠肽及胆囊收缩素等；另一类递质是单胺类物质，主要有去甲肾上腺素（NE）、多巴胺（DA）与 5- 羟色胺（5-HT）。单胺类递质对某些下丘脑调节肽的影响见表 9-3。单胺能神经元可直接与释放下丘脑调节肽的肽能神经元发生突触联系，也可以发生多突触联系。单胺能神经元通过释放单胺类递质，调节肽能神经元的活动。

表 9-3　神经递质对几种下丘脑调节肽分泌的影响

递质	TRH	CRH	GnRH	GHRH	PRF
NE	↑	↓	↑	↑	↓
DA	↓	↓	↓（-）	↑	↓
5-HT	↓	↑	↓	↑	↑

注：NE：去甲肾上腺素；DA：多巴胺；5-HT：5- 羟色胺；（-）：不变；↓：分泌减少；↑：分泌增加。

（二）下丘脑 - 神经垂体系统

下丘脑与神经垂体有着直接的神经联系。下丘脑神经内分泌细胞的轴突下行，构成下丘脑 - 神经垂体束。神经垂体是神经组织，不含腺细胞，不能合成激素，只是储存和释放激素。下丘脑的视上核、室旁核神经元都可合成血管升压素和催产素。但视上核主要合成血管升压素，室旁核主要合成缩宫素。

二、腺垂体

腺垂体是腺组织，在腺垂体分泌的激素中，**促甲状腺激素（throid stimulating hormone，TSH）、促肾上腺皮质激素（adrenocorticotropic hormone，ACTH）、促卵泡激素（follicle stimulating hormone，FSH）与黄体生成素（luteinizing hormone，LH）**均有各自的靶腺，分别形成**下丘脑 - 腺垂体 - 甲状腺轴（hypothalamo-pituitury-thyroid axis）、下丘脑 - 腺垂**

体 - 肾上腺皮质轴（hypothalamo-pituitury-adrenal gland axis）、下丘脑 - 腺垂体 - 性腺轴（hypothalamo-pituitury-gonadal axis）。腺垂体的这些激素，通过促进靶腺分泌激素而发挥作用，把这些激素统称为"促激素"。关于"促激素"参与的调节轴在相关腺体中介绍。**生长激素（growth hormone，GH）、催乳素（prolactin，PRL）与促黑（素细胞）激素（melanophore stimulating hormone，MSH）**直接作用于靶组织或靶细胞，分别调节个体生长、物质代谢、乳腺发育与泌乳，以及黑素细胞活动等。

（一）生长激素

生长激素（growth hormone，GH）是由 191 个氨基酸组成的蛋白质激素，相对分子质量为 22000Da，其化学结构与人催乳素近似，故生长激素有弱催乳素作用，催乳素有弱生长激素作用。

1. 生长激素的生理作用　GH 可促进生长发育与物质代谢，对机体各组织器官均有影响。

（1）促进生长　机体生长发育受多种因素影响，而 GH 起关键的调节作用。幼年动物摘除垂体后，生长立即停止。如给摘除垂体的动物及时补充 GH，仍可正常生长。GH 对各种组织、器官的生长均有促进作用，对骨骼、肌肉及内脏器官的作用尤为显著。人幼年时期若 GH 分泌不足，则生长发育迟缓甚至停滞，身材矮小，但智力正常，称为**侏儒症（dwarfism）**；若 GH 分泌过多，生长发育过度，身材高大，则患**巨人症（giantism）**。成年后 GH 过多，由于长骨骨骺已经骨化，长骨不再增长，但能使软骨成分较多的手脚肢端部的短骨、颌面部的扁骨及其软组织异常增生，出现鼻大唇厚、下颌突出、手足粗大，内脏器官如肝、肾增大等现象，称为**肢端肥大症（acromegaly）**。

GH 的作用机制十分复杂。GH 与靶细胞膜上的受体（GHR）结合后，可分别通过酪氨酸激酶耦联受体 JAK-STATs 和 PLC-DAG/PKC 信号跨膜转导途径，直接作用于靶细胞，促进生长发育；也可通过诱导靶细胞合成一种称为**胰岛素样生长因子（insulin-like growth factor，IGF）**的肽类物质而间接实现促进生长发育，IGF 也曾称为**生长素介质（somatomedin，SM）**。目前已分离出两种 IGF，即 IGF-1 和 IGF-2，它们的分子组成中有 70% 的氨基酸相同，IGF-1 含有 70 个氨基酸，而 IGF-2 有 67 个氨基酸。GH 的促生长作用主要通过 IGF-1 介导，IGF-2 对胎儿的生长发育起重要作用。

（2）调节代谢　GH 通过 IGF-1 广泛调节机体的物质与能量代谢，促进蛋白质合成，增强钠、钾、钙、磷、硫等元素的摄取和利用，抑制糖的消耗，加速脂肪分解，使机体的能量来源由糖代谢向脂肪代谢转化，有利于生长发育和组织修复。①蛋白质代谢：GH 加强 DNA、RNA 合成，促进氨基酸进入细胞，加速蛋白质合成，减少蛋白质分解，因而尿氮减少，呈正氮平衡。②脂肪代谢：GH 促进脂肪分解利用，使组织脂肪量减少，尤其是肢体中脂肪量减少，脂肪进入肝脏，氧化分解增加，提供能量。③糖代谢：由于 GH 抑制外周组织摄取与利用葡萄糖，减少葡萄糖的消耗，因而使血糖趋于升高。这种由于 GH 分泌过多而引起的血糖过高所出现的糖尿称为垂体性糖尿。

2. 生长激素分泌的调节

（1）下丘脑对 GH 分泌的双重调节　腺垂体分泌 GH 受下丘脑 GHRH 与 GHRIH 的双重调控。GHRH 促进 GH 分泌，GHRIH 抑制 GH 分泌。正常情况下，GHRH 的作用占优势。而 GHRIH 只是在应激刺激 GH 分泌过多时，才发挥对 GH 的抑制作用。

（2）反馈调节　GH 对下丘脑和腺垂体产生负反馈调节作用，当血中 GH 和 IGF-1 浓度升高,可促进下丘脑释放 GHRIH,从而抑制腺垂体分泌 GH,使血中 GH 和 IGF-1 浓度降低。GH 对下丘脑 GHRH 的释放有反馈抑制作用,同时 GHRH 对其自身释放也有反馈调节作用。

(3)影响 GH 分泌的其他因素 ①睡眠。人在觉醒状态下,GH 分泌较少,进入慢波睡眠后,GH 分泌明显增加,60 分钟左右,血中 GH 浓度达到高峰。转入异相睡眠后,GH 分泌又减少。②代谢因素。血中糖、氨基酸及脂肪酸均能影响 GH 的分泌,其中以低血糖对 GH 分泌的刺激作用最强。相反,血糖升高可使 GH 浓度降低。血中氨基酸与脂肪酸增多可引起 GH 分泌增加,有利于机体对这些物质的代谢与利用。③应激刺激、运动、甲状腺激素、雌激素与睾酮均能促进 GH 分泌。在青春期,血中雌激素或睾酮浓度增高,可明显地增加 GH 分泌。

(二)催乳素

催乳素(prolactin,PRL)是含 199 个氨基酸的蛋白质激素,相对分子质量 22000Da。其结构与生长激素近似,故二者的作用有交叉。成人血浆中的 PRL 浓度 <20μg/mL。PRL 的半衰期约为 20 分钟,主要经肝及肾脏清除。

1. 催乳素的生理作用

(1)对乳腺的作用 PRL 能引起并维持泌乳,故名催乳素。女性青春期乳腺的发育主要依赖生长激素、雌激素、孕激素、甲状腺激素、皮质醇及 PRL 的协同作用。在妊娠期,乳腺腺泡的发育也需多种激素共同参与,雌激素、孕激素起基础作用,甲状腺激素、皮质醇、胰岛素及 PRL 等均起协同作用,与 PRL 共同促进乳腺进一步发育成熟,并具备泌乳能力却不泌乳,因为此时血中雌激素与孕激素浓度较高,两者与 PRL 竞争乳腺细胞受体,使 PRL 暂时失去作用。分娩后,血中的雌激素、孕激素浓度大大降低,PRL 才能发挥启动和维持泌乳的作用。PRL 与乳腺细胞膜的 PRL 受体结合后,通过酪氨酸激酶受体细胞信号转导途径,促进乳汁中酪蛋白、脂肪、乳糖等主要成分的合成,同时,PRL 还促进淋巴细胞进入乳腺,向乳汁中释放免疫球蛋白。

(2)对性腺的作用 PRL 对女性性腺的作用较为复杂。①加强卵巢黄体功能:随着卵泡的发育成熟,在 FSH 刺激下,卵泡颗粒细胞膜上出现 PRL 受体并逐渐增加,PRL 与受体结合后,可刺激黄体生成素受体生成,黄体生成素与其受体结合,促进排卵、黄体形成及雌激素与孕激素的分泌。小剂量 PRL 对孕酮有允许作用,大剂量 PRL 则抑制其合成。②防止哺乳期女性排卵:血中 PRL 增高时,下丘脑多巴胺释放增多,抑制 GnRH 释放,使腺垂体释放 FSH 和 LH 减少。

(3)对男性的作用 在睾酮存在的条件下,PRL 可促进前列腺及精囊的生长,还可增强 LH 对间质细胞的作用,促进睾酮合成。

(4)在应激反应中的作用 在应激状态下,血中 PRL 水平升高,而且与促肾上腺皮质激素和生长激素的增加一同出现,因此,PRL、促肾上腺皮质激素、生长激素是应激反应中腺垂体分泌的三大激素。

(5)免疫调节作用 PRL 协同某些淋巴因子促进淋巴细胞增殖,使 B 淋巴细胞分泌 IgM 和 IgG,增加抗体生成,参与免疫功能的调节。

2. 催乳素分泌的调节 腺垂体 PRL 的分泌受下丘脑分泌的催乳素释放因子(PRF)和催乳素释放抑制因子(PIF)双重调控,PRF 可促进其分泌,PIF 可抑制其分泌,平时以 PIF 的抑制为主。

妊娠期,PRL 分泌增多,可能与雌激素刺激腺垂体分泌 PRL 有关,当婴儿吸吮乳头则可反射性地引起催乳素分泌增加。吸吮乳头的刺激引起传入神经冲动,经脊髓上传至下丘脑,使 PRF 神经元发生兴奋,PRF 释放增多,促使腺垂体分泌 PRL 增加,这是一个典型的神经内分泌反射。

（三）促黑激素

促黑（素细胞）激素（melanophore stimulating hormone，MSH）在低等脊椎动物产生于垂体中间部，人类产生 MSH 的细胞分散于腺垂体远侧部。MSH 是一种肽类激素，有 α–MSH（十四肽）、β–MSH（十八肽）和 γ–MSH（十二肽）等。正常人垂体中主要含 β–MSH，其血浆中含量为 20 ～ 110ng/L，半衰期为 10 分钟。

1. 促黑激素的作用　MSH 主要作用于黑素细胞，促进黑色素的合成，使皮肤与毛发的颜色加深。体内黑素细胞分布于皮肤、毛发、眼球、虹膜及视网膜色素层等部位。人皮肤黑素细胞位于表皮与真皮之间，其胞浆内有特殊的黑色素小体，内含酪氨酸酶，MSH 可催化酪氨酸转变为黑色素，进入表皮细胞。但两栖类动物的黑素细胞中的黑素颗粒不能进入表皮细胞，只能在黑素细胞内移动，MSH 使黑素颗粒在细胞内散开，导致肤色加深。

2. 促黑激素的分泌调节　MSH 的分泌主要受下丘脑 MIF 和 MRF 的调控，前者抑制其分泌，后者则促进其分泌，平时以 MIF 的抑制作用占优势。MSH 也可通过反馈调节腺垂体 MSH 的分泌。

三、神经垂体

下丘脑视上核和室旁核合成、分泌的神经垂体激素包括血管升压素（VP）与缩宫素（OT），经下丘脑 – 神经垂体束运送到神经垂体储存，当受到适宜刺激时，激素由神经垂体释放、进入血液循环而发挥作用。

（一）血管升压素

VP 又称抗利尿激素（ADH），VP 的主要作用是调节血压和抗利尿。①调节血压：生理情况下，血浆中 VP 的浓度很低，仅 1 ～ 3ng/L，几乎没有收缩血管，升高血压的作用。在大失血或脱水情况下，VP 释放增多，血浆浓度可达 10ng/L 以上，高浓度的 VP 表现出收缩血管，维持血压的作用。②抗利尿：VP 主要生理作用是增加肾远曲小管和集合管对水的通透性，促进水的重吸收，使尿液浓缩，尿量减少，抗利尿作用明显，故又名抗利尿激素。

（二）缩宫素

1. 缩宫素的生理作用　缩宫素具有促进乳汁排出和刺激子宫收缩的作用。

（1）对乳腺的作用　哺乳期的乳腺，在催乳素的作用下，不断分泌乳汁，储存于乳腺腺泡中。缩宫素促使乳腺腺泡周围的肌上皮细胞收缩，腺泡内压增高，使乳汁经输乳管由乳头射出，此过程称为射乳。哺乳时，吸吮乳头，经神经内分泌反射引起神经垂体储存的缩宫素释放入血，促进乳汁的射出，称为射乳反射。缩宫素还能维持哺乳期乳腺继续泌乳，使乳腺不至于萎缩。

（2）对子宫的作用　缩宫素促进子宫平滑肌收缩，此作用与子宫的功能状态有关。缩宫素对非孕子宫的作用较弱，而对妊娠子宫的作用较强，妊娠晚期的子宫对缩宫素的敏感性大大提高。雌激素能增加子宫对缩宫素的敏感性，而孕激素则相反。

2. 缩宫素分泌的调节　缩宫素分泌的调节属于神经 – 内分泌调节。在分娩过程中，胎儿对子宫、宫颈和阴道的压迫、牵拉等刺激均可引起缩宫素分泌增加。乳头含有丰富的感觉神经末梢，哺乳时，吸吮乳头的感觉信息沿传入神经传至下丘脑，下丘脑分泌缩宫素的神经元发生兴奋，经下丘脑 – 神经垂体束，使储存于神经垂体内的缩宫素释放入血，乳腺腺泡周围肌上皮细胞收缩，引起射乳反射，排出乳汁。在射乳反射基础上，极易建立条件反射，如母亲抚摸婴儿、看见婴儿或听到婴儿的哭声，均可促进缩宫素的释放。相反，惊恐、焦虑等情绪反应可抑制缩宫素的分泌。

第三节　甲状腺

甲状腺（thyroid gland）是人体内最大的内分泌腺，成人甲状腺平均重量 20～25g。甲状腺内含有许多大小不等的圆形或椭圆形腺泡。腺泡由单层上皮细胞围成，腺泡腔内充满胶质。胶质主要成分为腺泡上皮细胞分泌的**甲状腺球蛋白**（thyroglobulin，TG）。腺泡上皮细胞是甲状腺激素合成与释放的部位，而腺泡腔的胶质是激素的储存库。腺泡上皮细胞的形态特征及胶质的量，随甲状腺功能状态的不同而发生相应的变化。腺泡上皮细胞通常为立方形，当甲状腺受到刺激而功能活跃时，细胞变高呈柱状，胶质减少；反之，细胞变低呈扁平形，胶质增多。

一、甲状腺激素的合成与代谢

甲状腺激素为酪氨酸碘化物，主要有三碘甲腺原氨酸（3,5,3'-triiodothyronine，T_3）和四碘甲腺原氨酸（3,5,3',5'-tetraiodothyronine，T_4），T_4 又称甲状腺素。另外，甲状腺也可合成极少量的逆三碘甲腺原氨酸（rT_3），rT_3 不具有甲状腺激素的生物活性。

（一）甲状腺激素的合成

甲状腺激素合成的主要原料是碘和 TG。人每天从食物中大约摄碘 100～200μg，其中 1/3 被甲状腺摄取。因此，碘是合成甲状腺激素不可缺少的重要原料。各种原因引起的碘缺乏，都可导致甲状腺激素合成减少。甲状腺激素的合成包括聚碘、活化、碘化与耦联等步骤。

1. 甲状腺腺泡聚碘　由肠吸收入血的 I^-，浓度为 250μg/L，而 I^- 浓度在甲状腺内比血液高 20～25 倍，且甲状腺上皮细胞膜静息电位为 –50mV，因此，I^- 从血液转运进入甲状腺上皮细胞内，必须逆电 – 化学梯度而进行主动转运。实验表明，在甲状腺腺泡上皮细胞膜基底面存在 Na^+–I^- 同向转运体，依赖于 Na^+–K^+–ATP 酶提供的能量形成的膜外高 Na^+ 势能，来完成 I^- 的继发性主动转运。用哇巴因抑制 ATP 酶的活性，则聚碘作用立即发生障碍。临床上常用放射性同位素 ^{131}I 示踪法检查甲状腺的聚碘能力。

2. 碘的活化　摄入腺泡上皮细胞内的 I^-，在**甲状腺过氧化酶**（thyroperoxidaxe，TPO）的作用下被活化为 I^0（碘原子），活化的部位在腺泡上皮细胞顶端质膜微绒毛与腺泡腔交界处（图 9–5）。

3. 酪氨酸碘化与甲状腺激素的合成　腺泡上皮细胞可形成一种由四个肽链组成的大分子糖蛋白，即 TG。在 TPO 催化下，活化的碘取代 TG 分子的某些酪氨酸残基上氢原子的过程称为酪氨酸碘化。TG 酪氨酸残基上的氢原子被碘原子碘化，首先生成**一碘酪氨酸**（monoiodotyrosine，**MIT**）和**二碘酪氨酸**（diiodotyrosine，DIT），然后 2 分子的 DIT 耦联生成四碘甲腺原氨酸（T_4）；1 分子的 MIT 与 1 分子的 DIT 耦联，形成三碘甲腺原氨酸（T_3），还能合成极少量的 rT_3。

上述酪氨酸的碘化和碘化酪氨酸的耦联作用，都是在 TG 分子上进行的。所以 TG 分子上既含有酪氨酸、碘化酪氨酸，也常含有 MIT、DIT 和 T_4 及 T_3。在一个 TG 分子上，T_4 与 T_3 之比为 20：1，这种比值常受碘含量的影响，当甲状腺内碘化活动增强时，DIT 增多，T_4 含量也相应增加，缺碘时，MIT 增多，则 T_3 含量明显增加。

　　TPO 是由腺上皮细胞生成的一种含铁卟啉的蛋白质，在腺上皮顶缘的微绒毛处分布最多。其作用是促进碘活化、酪氨酸残基碘化及碘化酪氨酸的耦联等。所以 TPO 在甲状腺激素的合成过程中起关键作用。TPO 活性受腺垂体 TSH 的调控，大鼠摘除垂体 48 小时后，此酶的活性消失，注射 TSH 后酶活性再现。抑制 TPO 活性的药物，如硫氧嘧啶与硫脲类药物可抑制 TPO 活性，从而减少甲状腺激素的合成，临床上被用于治疗甲状腺功能亢进。

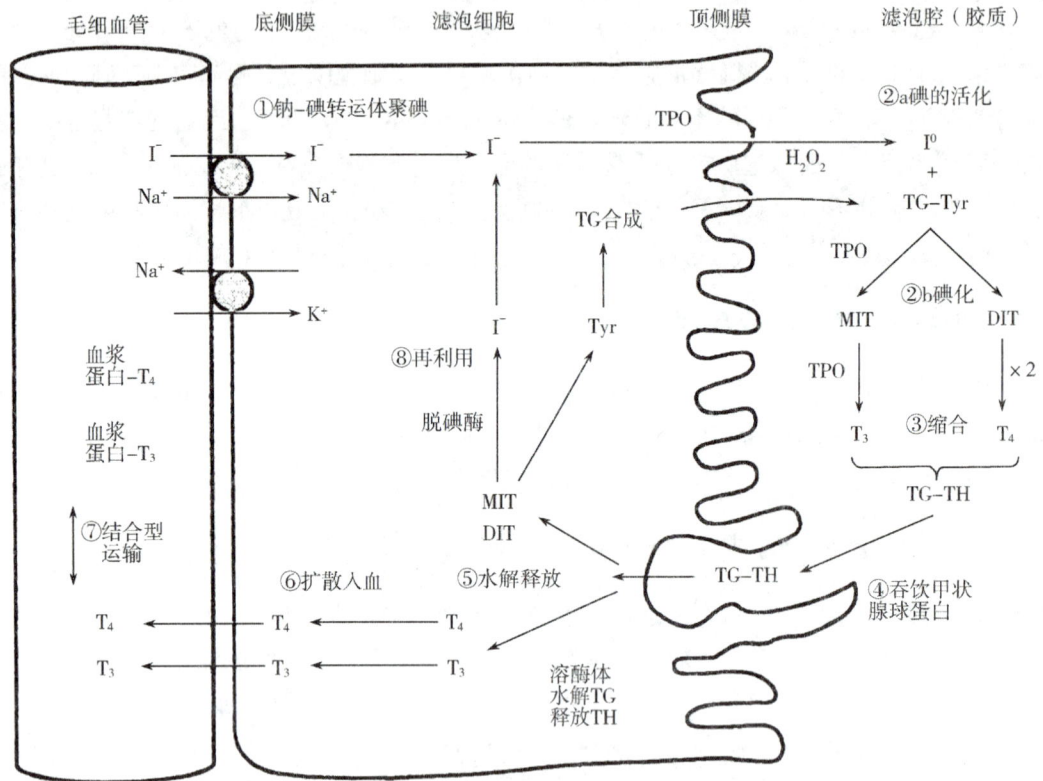

图 9-5　甲状腺激素合成及代谢示意图
TPO：甲状腺过氧化酶；TG：甲状腺球蛋白

（二）甲状腺激素的储存、释放、运输与降解

　　1. 储存　在 TG 分子上形成的甲状腺激素，在腺泡腔内以胶质的形式储存，且储存量很大，可供机体利用 50～120 天，是体内储存量最多的激素。所以应用抗甲状腺药物时，需要较长时间才能奏效。

　　2. 释放　当甲状腺受到 TSH 刺激后，腺泡细胞顶端活跃起来，伸出伪足，将含有 T_4、T_3 及其他多种碘化酪酸残基的 TG 胶质小滴，通过胞饮作用，纳入腺细胞内，随即与溶酶体融合形成吞噬体，并在溶酶体蛋白水解酶的作用下，将 T_4、T_3 以及 MIT 和 DIT 从 TG 的分子中水解下来。TG 分子较大，不易进入血液循环，而 MIT 和 DIT 的分子虽然较小，但很快受脱碘酶的作用而脱碘，脱下的碘大部分储存在甲状腺内，重新利用，小部分从腺泡上皮细胞释出，进入血液。T_4 和 T_3 对腺泡上皮细胞内的脱碘酶不敏感，则释放入血。此外，尚有微量的 rT_3、MIT 和 DIT 也可从甲状腺释放入血。已经脱掉 T_4、T_3、MIT 和 DIT 的 TG，被溶酶体中的蛋白水解酶所水解。由于 TG 分子上的 T_4 数量远远超过 T_3，因此甲状腺分泌的激素主要是 T_4，约占总量的 90% 以上，T_3 的分泌量较少。

3. 运输　T_4 与 T_3 释放入血之后，99% 以上与血浆蛋白结合，不到 1% 呈游离状态，两者之间可互相转化，维持动态平衡。游离的甲状腺激素在血液中含量虽然很少，但是只有游离的激素才能进入细胞发挥作用，结合型的甲状腺激素是没有生物活性的。血液中 T_4 以结合型为主，T_3 以游离型为主。正常成年人血清 T_4 浓度为 51～142nmol/L，T_3 浓度为 1.2～3.4nmol/L。但 T_3 的生物活性比 T_4 约大 5 倍。

4. 降解　血浆 T_4 半衰期为 7 天，T_3 半衰期为 1.5 天。20% 的 T_4 与 T_3 在肝内降解，与葡萄糖醛酸或硫酸结合后，经胆汁排入小肠，它们在小肠内重吸收极少，绝大部分被小肠液进一步分解，随粪排出。约 80% 的 T_4 在外周组织脱碘酶的作用下，产生 T_3（占 45%）与 rT_3（占 55%）。T_3 的主要来源是 T_4 脱碘生成，血液中的 T_3 有 75% 来自 T_4，其余来自甲状腺；rT_3 仅有少量，由甲状腺分泌，绝大部分是在组织内由 T_4 脱碘而来。由于 T_3 的作用比 T_4 大 5 倍，所以脱碘酶的活性将影响 T_4 在组织内发挥作用。近年研究证实，脱碘酶中含有硒，当硒缺乏时，T_4 脱碘转为 T_3 过程受阻，外周组织中 T_3 含量减少。

二、甲状腺激素的生理作用

甲状腺激素的主要作用是调节新陈代谢，促进生长和发育。甲状腺激素除了与核受体结合，影响转录过程外，在核糖体、线粒体以及细胞膜上也有其结合位点，对转录后的过程、线粒体的生物氧化以及膜的转运功能均有影响，所以甲状腺激素的生物效应十分广泛。

（一）对代谢的影响

1. 产热效应　甲状腺激素可使绝大多数组织的耗氧量提高，产热量增加。实验证实，1mg T_4 使人体产热量增加约 4200kJ，基础代谢率提高 28%。研究表明，给动物注射甲状腺激素后，心、肝、肾和骨骼肌等组织出现产热效应，同时 Na^+-K^+-ATP 酶活性明显升高。如用哇巴因抑制此酶活性，则甲状腺激素的产热效应可完全被消除。甲状腺功能低下的大鼠，血中甲状腺激素含量下降，其肾组织细胞膜 Na^+-K^+-ATP 酶活性减弱，若给予 T_4，酶活性可恢复，甚至增加，表明 T_4 的产热作用与 Na^+-K^+-ATP 酶的活性有关。另外，甲状腺激素也能促进脂肪酸氧化，产生大量的热能。

甲状腺功能亢进时，产热量增加，基础代谢率升高，患者多汗，喜凉怕热；而甲状腺功能低下者，产热量减少，基础代谢率降低，患者喜热恶寒。两种情况均不能较好地适应环境温度的变化。

2. 对物质代谢的影响

（1）糖代谢　甲状腺激素促进小肠黏膜对糖的吸收，增强糖原分解，抑制糖原合成，并增强肾上腺素、胰高血糖素、皮质醇和生长激素的升糖作用，因此，甲状腺激素有升高血糖的作用；但是由于 T_4 与 T_3 还可加强外周组织对糖的利用，也有降低血糖的作用。但总体来说，甲状腺激素的升血糖作用大于降血糖作用。甲状腺功能亢进时，血糖升高，有时出现糖尿。

（2）脂肪代谢　甲状腺激素促进脂肪酸氧化，增强儿茶酚胺与胰高血糖素对脂肪的分解作用。T_4 与 T_3 既促进胆固醇的合成，又可增强肝对胆固醇的降解，但总的效应是降解超过合成。所以甲状腺功能亢进患者血中胆固醇含量低于正常。

（3）蛋白质代谢　甲状腺激素对蛋白质代谢的影响因其分泌量的不同而作用效应不一。生理情况下，T_4 或 T_3 作用于核受体，激活 DNA 转录过程，促进 mRNA 形成，加速蛋白质与各种酶的生成，肌肉、肝与肾的蛋白质合成明显增加，有利于机体的生长、发育，表现为正氮平衡。当甲状腺激素分泌不足时，蛋白质合成减少，肌肉收缩无力，但细胞间的黏蛋白增多，可吸附大量的正离子和水，引起**黏液性水肿（myxedema）**。当甲状腺激素分泌过多时，则促进蛋白质分解，特别是促进骨骼肌蛋白质分解，肌肉消瘦，收缩无力，尿氮含量增加，呈负氮平衡；骨的蛋白质分解，导致血钙升高和骨质疏松，尿钙的排出量增加。

甲状腺功能亢进时，由于糖、脂肪和蛋白质的分解代谢增强，所以患者常感饥饿，食欲旺盛，但身体明显消瘦。

（二）对生长与发育的影响

甲状腺激素是机体生长发育必不可少的激素。在切除蝌蚪的甲状腺后，可见生长与发育停滞，不能发育成蛙，若及时给予甲状腺激素，又可恢复生长发育，包括长出肢体、尾巴消失、躯体长大，发育成蛙。对于人类和哺乳动物来说，甲状腺激素是维持正常生长和发育不可缺少的激素，特别是对脑和骨的发育尤为重要。甲状腺功能低下的儿童，表现为以智力迟钝、身材矮小为特征的呆小病，又称**克汀病（cretinism）**。其主要原因在于胚胎期缺碘造成甲状腺激素合成不足，或出生后甲状腺功能低下，脑的发育明显障碍。甲状腺激素与生长激素协同调控幼年期的生长发育。甲状腺激素刺激骨化中心发育，软骨骨化，促进长骨和牙齿的生长。但在胚胎期胎儿骨的生长并不必需甲状腺激素，所以患先天性甲状腺发育不全的胎儿，出生后身长可以基本正常，但脑的发育已经受到不同程度的影响。在出生后数周至 4 个月后，就会表现出明显的智力迟钝和长骨生长停滞。所以在缺碘地区预防呆小症的发生，应于妊娠期注意补充碘，治疗呆小症必须抓紧时机，应于出生后 3 个月以前补充甲状腺激素，过迟则难以奏效。此外，甲状腺激素还能通过增强 IGF 的活性，促进生长发育。

（三）对器官系统的影响

1. 对神经系统的影响 甲状腺激素不但影响中枢神经系统的发育，对已分化成熟的神经系统表现为兴奋性。甲状腺功能亢进时，中枢神经系统的兴奋性增高，主要表现为注意力不易集中、过度疑虑、多愁善感、喜怒无常、烦躁不安、失眠多梦，以及肌肉震颤等。相反，甲状腺功能低下时，中枢神经系统兴奋性降低，出现记忆力减退、反应迟钝、动作笨拙、说话和行动迟缓、淡漠、嗜睡等表现。

2. 对心血管活动的影响 甲状腺激素对心脏的活动有明显影响。T_4 与 T_3 可使心率加快，心收缩力增强，心输出量与心做功增加。甲状腺功能亢进患者表现心动过速，心肌可因过度耗竭而致心力衰竭。离体培养的心肌细胞实验表明，甲状腺激素可直接作用于心肌，T_3 能增加心肌细胞膜上 β 受体的数量。甲状腺激素促进心肌细胞肌质网释放 Ca^{2+}，增加心肌细胞内 Ca^{2+} 浓度，增强心肌收缩力。甲状腺激素常因增加产热量、氧耗量而间接使外周血管舒张，外周阻力降低，所以甲状腺功能亢进患者的脉压常增大。

三、甲状腺功能的调节

甲状腺的分泌活动主要受下丘脑 - 腺垂体 - 甲状腺轴的调节。此外，甲状腺还可进行自身调节。

（一）下丘脑 - 腺垂体 - 甲状腺轴的调节

1. 下丘脑 - 腺垂体系统的调节 下丘脑分泌促甲状腺激素释放激素（TRH）。下丘脑 TRH

神经元接受神经系统其他部位传来的信息，把环境刺激与 TRH 神经元活动联系起来，TRH 神经元合成和释放 TRH，经垂体 – 门脉系统运送至腺垂体，促进腺垂体合成并分泌促甲状腺激素（TSH），TSH 刺激甲状腺合成并释放甲状腺激素（T_4 与 T_3）。例如，寒冷刺激的信息到达中枢神经系统，经一定的神经联系，一方面传入下丘脑体温调节中枢，同时还与该中枢接近的 TRH 神经元发生联系，促进 TRH 释放增多，进而使腺垂体分泌 TSH 增加，TSH 促进 T_4 与 T_3 的分泌，促使产热量增多，以利于御寒。在这一过程中，去甲肾上腺素发挥重要的递质作用，它能增强 TRH 神经元释放 TRH，如阻断去甲肾上腺素的合成，则机体对寒冷刺激引起的这一适应性反应减弱。另外，下丘脑还可通过生长抑素减少 TRH 的合成与释放。应激刺激，如外科手术或严重创伤引起生长抑素的释放，从而使腺垂体分泌 TSH 减少，T_4 与 T_3 的分泌水平降低，减少机体的代谢消耗，有利于创伤修复过程。

TSH 分泌受下丘脑 TRH 控制。血清中 TSH 浓度为 $2 \sim 11mU/L$，半衰期约 60 分钟。TSH 呈脉冲式释放，每 $2 \sim 4$ 小时出现一次波动，在脉冲式释放的基础上，还有日周期变化，TSH 浓度清晨高而午后低。TSH 的主要作用是促进甲状腺激素的合成与释放。TSH 的长期效应是刺激甲状腺细胞增生，腺体增大，这是由于 TSH 刺激腺泡上皮细胞核酸与蛋白质合成增强的结果。切除垂体之后，血中 TSH 迅速消失，甲状腺发生萎缩，甲状腺激素分泌明显减少。

有些甲状腺功能亢进患者，血中可出现一些免疫球蛋白物质，其中之一是**人类刺激甲状腺免疫球蛋白（human thyroid–stimulating immunoglobulin，HTSI）**，其化学结构与 TSH 相似，它可与 TSH 竞争甲状腺细胞上的受体，刺激甲状腺分泌和腺体细胞增生，可能是引起甲状腺功能亢进的原因之一。

2. 甲状腺激素的反馈调节 血中游离的 T_4 与 T_3 浓度的升降，对腺垂体 TSH 的分泌起着经常性反馈调节作用。当血中游离的 T_4 与 T_3 浓度增高时，抑制 TSH 分泌（图 9-6）。实验表明，甲状腺激素抑制 TSH 分泌的作用，是由于甲状腺激素刺激腺垂体促甲状腺激素细胞产生一种抑制性蛋白，从而使 TSH 的合成与释放减少，同时还能降低腺垂体对 TRH 的反应性。由于这种抑制作用需要通过新的蛋白质合成，所以需要几小时后方能出现效果。T_4 与 T_3 比较，T_3 对腺垂体 TSH 分泌的抑制作用较强，血中 T_4 与 T_3 对腺垂体这种反馈作用与 TRH 的刺激作用，相互拮抗，对腺垂体 TSH 的分泌起着决定性作用。

另外，有些激素也可影响腺垂体分泌 TSH，如雌激素可增强腺垂体 TSH 细胞膜上 TRH 受体的数量及其对 TRH 反应的敏感性，使 TSH 分泌增加，而生长激素与糖皮质激素则对 TSH 的分泌有抑制作用。

（二）甲状腺的自身调节

甲状腺具有适应碘的变化而调节自身对碘的

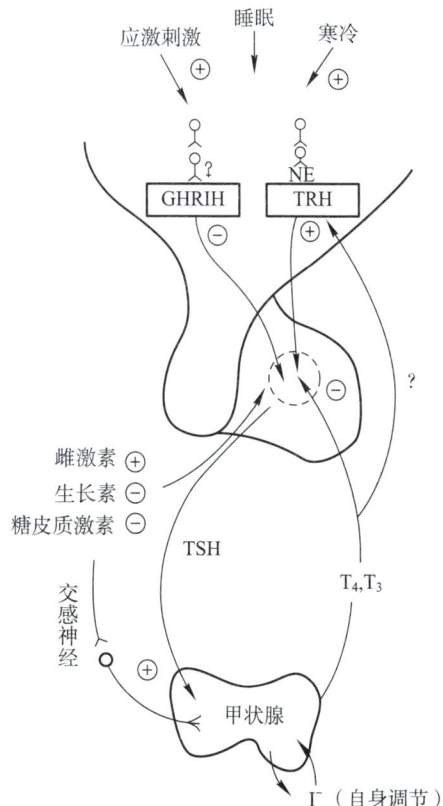

图 9-6 甲状腺激素分泌调节示意图

TRH：促甲状腺激素释放激素；TSH：促甲状腺激素；⊕表示促进或刺激；⊖表示抑制

摄取以及甲状腺激素合成与释放的能力。在 TSH 缺乏或 TSH 浓度不变的情况下，这种调节仍能发生，称为自身调节。血碘浓度增加初期，T_4 与 T_3 的合成有所增加，但碘量超过一定限度，T_4 与 T_3 的合成在维持一段高水平之后，随即明显下降。当血碘浓度超过 1mmol/L 时，甲状腺摄碘能力开始下降，若血碘浓度达到 10mmol/L 时，甲状腺聚碘作用完全消失，即过量的碘可产生抗甲状腺效应，称为 Wolff-Chaikoff 效应。过量的碘抑制碘转运的机制，尚不十分清楚。Wolff-Chaikoff 效应是暂时的，如果在持续加大碘量的情况下，则抑制 T_4 与 T_3 合成的现象就会消失，激素的合成再次增加。相反，当血碘含量不足时，甲状腺可出现碘转运增强，并加强甲状腺激素的合成，使 T_4、T_3 的合成与释放不因碘供应不足而减少。

（三）神经调节

甲状腺受交感肾上腺能纤维和副交感神经胆碱能纤维的双重支配。电刺激一侧的交感神经，可使该侧甲状腺激素合成与分泌增加；相反，兴奋胆碱能纤维对甲状腺激素的分泌则是抑制性的。

第四节　甲状旁腺和甲状腺 C 细胞

甲状旁腺分泌的**甲状旁腺激素（parathyroid hormone，PTH）**与甲状腺 C 细胞分泌的**降钙素（calcitonin，CT）**以及 1,25- 二羟维生素 D_3 共同调节钙磷代谢，控制血浆中钙磷的水平。

一、甲状旁腺激素

PTH 是甲状旁腺主细胞分泌的含有 84 个氨基酸的直链肽，相对分子质量为 9000Da，其生物活性决定于 N 端的第 1～27 个氨基酸残基。正常人血浆 PTH 浓度为 10～50ng/L，半衰期为 20～30 分钟。PTH 主要在肝脏水解灭活，代谢产物经肾脏排出体外。PTH 有升高血钙和降低血磷含量的作用，对靶器官的作用是通过 cAMP 系统实现的。甲状腺手术时若误伤甲状旁腺，术后会引起严重的低血钙，导致手足抽搐，甚至因喉部肌肉痉挛而窒息死亡。

（一）甲状旁腺激素的生理作用

1. 对骨的作用　骨是体内最大的钙贮存库，PTH 动员骨钙入血，使血钙浓度升高，其作用包括快速效应与延缓效应两个时相。快速效应是通过骨细胞膜系统实现的，在 PTH 作用数分钟后迅速提高骨细胞膜对 Ca^{2+} 的通透性，使骨液中 Ca^{2+} 进入细胞内；增强骨细胞膜上钙泵活动，将 Ca^{2+} 转运到细胞外液中。延迟效应是通过刺激破骨细胞活性，从而加速骨盐溶解实现的，在 PTH 作用后 12～14 小时出现，几天甚至几周后达高峰。PTH 既促进破骨细胞的生成，加强破骨细胞的溶骨活动，又抑制成骨细胞的活动，减少钙盐在骨中沉积，使血钙浓度进一步提高。PTH 的两个效应相互配合，不但能对血钙的急切需要做出迅速应答，而且能使血钙长时间维持在一定水平。

2. 对肾的作用　PTH 促进肾远端小管和集合管对钙离子的重吸收，使尿钙排泄减少，血钙升高；同时抑制近端小管对磷酸盐的重吸收，促进磷酸盐的排出，使血磷降低。PTH 还能激活肾脏的羟化酶，促进高活性的 1,25-（OH）$_2$VitD$_3$ 的生成。后者可以加速小肠黏膜上皮细胞对钙和磷的吸收，升高血钙和血磷。

（二）甲状旁腺激素分泌的调节

PTH 的分泌主要受血钙浓度的调节。血钙浓度轻微下降，直接刺激甲状旁腺细胞释放 PTH，促使骨钙释放，并促进肾小管重吸收钙，使血钙浓度迅速回升。相反，血钙浓度升高时，PTH 分泌减少。长时间的高血钙可使甲状旁腺发生萎缩，而长时间的低血钙则可使甲状旁腺增生。

二、降钙素

降钙素是含有一个二硫键的三十二肽，相对分子质量为 3400Da。正常人血清中降钙素浓度为 10～20ng/L，血浆半衰期小于 1 小时，主要在肾降解并排出。

（一）降钙素的生理作用

1. 对骨的作用　CT 能抑制破骨细胞活动，减弱溶骨过程，同时加强成骨细胞活动，增强成骨过程，以致骨组织钙、磷释放减少，血钙与血磷水平下降。

2. 对肾的作用　CT 能抑制肾小管对钙、磷、钠及氯等离子的重吸收，增加这些离子在尿中的排出量。

（二）降钙素分泌的调节

CT 的分泌主要受血钙浓度的调节。当血钙浓度升高时，CT 的分泌亦随之增加。CT 对血钙的调节作用启动较快，在 1 小时内即可达到高峰。由于 CT 的作用快速而短暂，它对高钙饮食引起的血钙升高回复到正常水平起重要作用。此外，血 Mg^{2+} 浓度升高也可刺激 CT 分泌。

附：维生素 D_3

维生素 D_3（$VitD_3$）是胆固醇的衍生物，也称**胆钙化醇（cholecalciferol）**，其活性形式有 25 羟维生素 D_3［25（OH）$VitD_3$］及 1,25 二羟维生素 D_3［1,25-（OH）$_2VitD_3$］两种，其中以 1,25-（OH）$_2VitD_3$ 为主要活性形式。体内的 $VitD_3$ 主要由皮肤中 7- 脱氢胆固醇经日光中的紫外线照射转化而来，也可从肝、乳、鱼肝油等食物中获取。其作用为促进小肠黏膜对钙和磷的吸收；刺激成骨细胞的活动，促进骨盐沉积和骨的形成，当血钙浓度降低时，又能提高破骨细胞的活性，动员骨钙入血；增强 PTH 对骨的作用，在缺乏 1,25-（OH）$_2$-D_3 时，PTH 的作用明显减弱；促进肾小管对钙、磷的重吸收，使尿中钙、磷排出量减少。

现将 PTH，1,25-（OH）$_2$-D_3 和降钙素对血钙的调节作用及其相互关系总结如图 9-7。

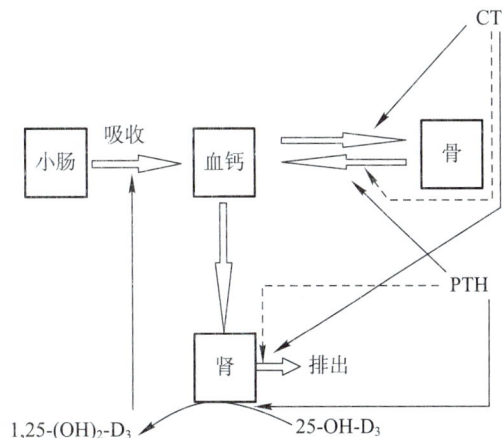

图 9-7　PTH、CT 与 1,25-（OH）$_2$-D_3 对血钙的调节
实线为促进作用；虚线为抑制作用

第五节　肾上腺

肾上腺由皮质和髓质两部分组成。皮质和髓质在发生、结构和功能上都不相同，但皮质与髓质之间有特殊门脉系统相通，故两者也有功能上的联系。

一、肾上腺皮质激素

肾上腺皮质由外向内可分为球状带、束状带和网状带，各带内分泌细胞存在不同的合成酶。球状带细胞分泌盐皮质激素，主要是**醛固酮（aldosterone）**；束状带细胞分泌糖皮质激素（GC），主要是**皮质醇（cortisol）**；网状带细胞主要分泌性激素，如**雌二醇（estradiol）**和**脱氢表雄酮（dehydroepiandrosterone）**，也能分泌少量的糖皮质激素。这些激素都是类固醇的衍生物，故统称为**类固醇激素（steroid hormones）**。

血中的皮质激素以游离型和结合型两种形式存在，二者可以相互转化维持动态平衡，但只有游离型的皮质激素才能发挥作用。皮质激素主要在肝脏降解，代谢产物随尿排出，尿中的 17– 羟类固醇含量可以反映肾上腺皮质激素的分泌水平。

（一）糖皮质激素

1. 糖皮质激素的生理作用

（1）对物质代谢的影响　糖皮质激素（GC）对糖、蛋白质和脂肪代谢均有作用。①糖代谢：GC 是调节机体糖代谢的重要激素之一，它能增强肝脏内糖异生及糖原合成过程中所需酶的活性，利用肌肉等组织动员出的氨基酸，加速糖异生。此外，糖皮质激素又有抗胰岛素作用，降低肌肉与脂肪等组织细胞对胰岛素的反应性，减少外周组织对葡萄糖的利用，促使血糖升高。如果糖皮质激素分泌过多（或服用此类激素药物过多），可使血糖升高，甚至出现糖尿；相反，肾上腺皮质功能低下患者（如艾迪生病），则可发生低血糖。②蛋白质代谢：GC 促进肝外组织，特别是肌肉组织蛋白质分解，加速氨基酸转移至肝生成肝糖原。GC 分泌过多时，由于蛋白质分解增强、合成减少，将出现肌肉消瘦、骨质疏松、皮肤变薄及淋巴组织萎缩等。③脂肪代谢：GC 促进脂肪分解，增强脂肪酸在肝内的氧化过程，有利于糖异生作用。肾上腺皮质功能亢进时，糖皮质激素对身体不同部位的脂肪作用不同，四肢脂肪组织分解增强，而腹、面、肩及背的脂肪合成有所增加，以致呈现出面圆、背厚、躯干部发胖而四肢消瘦的特殊体形（向心性肥胖）。

（2）对水盐代谢的影响　GC 可降低肾小球入球小动脉的阻力，增加肾小球血浆流量，使肾小球滤过率增加，促进水的排出。肾上腺皮质功能不全患者，排水能力明显降低，严重时可出现"水中毒"；如补充适量的 GC 即可得到缓解，而补充盐皮质激素则无效。此外，GC 可轻微促进肾远端小管和集合管重吸收 Na^+ 和排出 K^+；减少近球小管对磷的重吸收。

（3）对血细胞的影响　GC 可刺激骨髓造血，促进血中红细胞、血小板的生成；抑制胸腺与淋巴组织细胞的 DNA 合成和有丝分裂，使淋巴细胞减少，降低机体的特异性免疫功能；动员附着在小血管壁上的中性粒细胞进入血流，增加血液的中性粒细胞数量；此外，还能促进淋巴细胞与嗜酸性粒细胞的破坏，抑制 T 淋巴细胞产生白介素 –2。

（4）对循环系统的影响　GC 能增强血管平滑肌对儿茶酚胺的敏感性（允许作用），有利于提高血管的张力和维持血压。此外，糖皮质激素还可降低毛细血管壁的通透性，减少血浆的滤出，有利于维持血容量。离体实验表明，糖皮质激素可增强心肌的收缩力，但在整体条件下对心脏的作用并不明显。

（5）参与应激反应　**应激反应（stress reaction）**是指当机体受到应激刺激（包括缺氧、感染、创伤、手术、饥饿、疼痛、寒冷以及精神紧张和焦虑不安等）时，产生的一种以 ACTH 和 GC 分泌增加为主，多种激素共同参与的、增强机体抵抗力的非特异性反应。在这一反应中，除垂体 - 肾上腺皮质系统参加外，交感 - 肾上腺髓质系统也参加，血中儿茶酚胺含量也相应增加。在应激反应中，除了 ACTH、糖皮质激素与儿茶酚胺的分泌增加外，β- 内啡肽、生长激素、催乳素、胰高血糖素、抗利尿激素、醛固酮等均增加，说明应激反应是以 ACTH 和糖皮质激素分泌增加为主，多种激素参与的使机体抵抗力增强的非特异性全身反应。动物实验表明，切除双侧肾上腺的动物 1 ～ 2 周内即死亡；如果仅切除肾上腺髓质，则动物可存活较长时间，可见肾上腺皮质激素对维持生命的重要性。

（6）其他作用　除上述主要作用外，GC 还有促进胎儿肺表面活性物质的生成；提高胃腺细胞对迷走神经和促胃液素的反应性，增加胃酸及胃蛋白酶原的分泌；提高大脑皮层兴奋性，维持中枢神经系统的正常功能。在临床上可使用大剂量的糖皮质激素及其类似物用于抗炎、抗过敏、抗中毒和抗休克等的治疗。

2. 糖皮质激素分泌的调节　GC 无论是在生理状态下的基础分泌，还是在应激状态下的分泌活动，都受到下丘脑 - 腺垂体 - 肾上腺皮质轴的调控，维持浓度的相对稳定和在不同状态下的适应性变化（图 9-8）。

（1）下丘脑 - 腺垂体对肾上腺皮质功能的调节　下丘脑室旁核及促垂体区的 CRH 神经元可合成和释放 CRH，经垂体门脉系统到达腺垂体，刺激 ACTH 的分泌。此外，引起应激反应的各种刺激信息传入中枢，信号到达下丘脑时，也可导致 CRH 的分泌，促进 ACTH 和 GC 的分泌。

ACTH 是调节糖皮质激素合成和释放最重要的生理因素，同时还刺激束状带和网状带的生长发育。分泌糖皮质激素的束状带及网状带处于 ACTH 的经常性控制之下，无论是糖皮质激素的基础分泌，还是应激状态下的分泌，都受 ACTH 的调控。切除动物的腺垂体后，束状带与网状带萎缩，糖皮质激素的分泌显著减少，如及时补充 ACTH，可使已发生萎缩的束状带与网状带基本恢复，糖皮质激素的分泌回升。

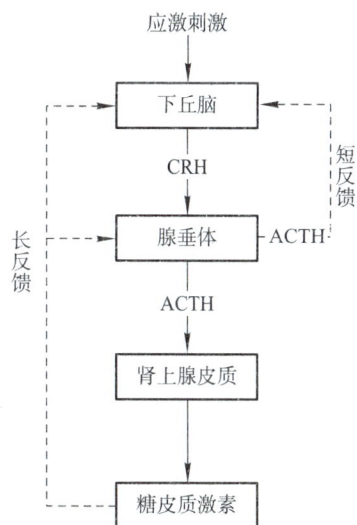

图 9-8　糖皮质激素的分泌调节示意图
实线为促进作用；虚线为抑制作用

此外，GC 还受下丘脑生物钟的影响。CRH 的分泌呈现昼夜节律性波动，清晨 6 ～ 8 时分泌量最多，白天维持在较低水平，入睡后逐渐减少，午夜分泌最低。由于 CRH 的节律性释放，ACTH 和 GC 的分泌也发生相应的日周期波动。

（2）反馈调节　当血中 GC 浓度升高时，可使腺垂体释放 ACTH 减少，ACTH 的合成也受到抑制，同时，腺垂体对 CRH 的反应性减弱。糖皮质激素的负反馈调节主要作用于垂体，也可作用于下丘脑，这种反馈称为长反馈。ACTH 还可反馈抑制 CRH 神经元，称为短反馈。至于是否存在 CRH 对 CRH 神经元的超短反馈，尚不能肯定。由于这些负反馈形式的调节，使机体在一般生活条件下能保持 ACTH 和糖皮质激素分泌水平的相对稳定。

临床上长期大量服用 GC 的患者会造成肾上腺皮质功能减退，甚至萎缩，如果突然停药，可引起肾上腺皮质危象，甚至危及生命。因此，应逐渐减量停药或在治疗过程中间断补充 ACTH，防止肾上腺皮质萎缩。

（二）盐皮质激素

肾上腺皮质分泌的盐皮质激素以醛固酮为代表，它对水盐代谢的作用最强，是调节机体水盐代谢的重要激素，其次为脱氧皮质酮。醛固酮主要有促进肾脏的远曲小管和集合管保 Na^+、保水和排 K^+ 作用，这对于维持细胞外液和循环血量的稳定起着重要作用。此外，醛固酮也能增强血管平滑肌对儿茶酚胺的敏感性。关于醛固酮的作用机制及其分泌调节参阅第八章。

二、肾上腺髓质激素

肾上腺髓质嗜铬细胞直接受交感神经胆碱能节前纤维支配，分泌肾上腺素（E）和去甲肾上腺素（NE），前者约占 80%，后者约占 20%，属于儿茶酚胺类激素。血液中的 E 主要来自肾上腺髓质，而 NE 则除由肾上腺髓质分泌外，还有部分来自交感肾上腺素能神经末梢。

近年来发现，肾上腺髓质嗜铬细胞还能分泌一种由 52 个氨基酸残基组成的单链多肽，称为**肾上腺髓质素（adrenomedulin，AM）**，它具有扩张血管、降血压、抑制内皮素和血管紧张素 Ⅱ 释放等作用。

（一）肾上腺髓质激素的生理作用

肾上腺素和去甲肾上腺素是通过胞膜上的肾上腺素能受体发挥作用，肾上腺素能受体有多种分型且在体内分布广泛。

肾上腺髓质与交感神经系统组成交感－肾上腺髓质系统，髓质激素的作用与交感神经的活动紧密联系。当机体遭遇特殊紧急情况时，如畏惧、焦虑、剧痛、失血、脱水、乏氧、暴冷暴热以及剧烈运动等，交感－肾上腺髓质系统将立即被调动起来，肾上腺素与去甲肾上腺素的分泌大大增加。它们作用于中枢神经系统，提高其兴奋性，使机体处于警觉状态，反应灵敏；呼吸加强加快，肺通气量增加；心跳加快，心缩力增强，心输出量增加，血压升高，血液循环加快，内脏血管收缩，骨骼肌血管舒张，同时血流量增多，全身血液重新分配，以保证重要器官的血液供应；肝糖原分解增强，血糖升高，脂肪分解加速，血中游离脂肪酸增多，葡萄糖与脂肪酸氧化过程增强。上述一切变化都是在紧急情况下，通过交感－肾上腺髓质系统发生的适应性反应，故称为应急反应。

实际上，引起应急反应的各种刺激也是引起应激反应的刺激，当机体受到应激刺激时，同时引起应急反应与应激反应。应急反应提高机体对环境急剧变化的应变能力，主动适应环境；应激反应提高机体对伤害性刺激的耐受能力，两者相辅相成，使机体的适应能力更加完善。

（二）肾上腺髓质激素分泌的调节

1. 交感神经的作用 支配肾上腺髓质的交感神经兴奋时，其节前纤维末梢释放 ACh，作用于嗜铬细胞上的 N 受体，引起肾上腺素和去甲肾上腺素的释放。若交感神经兴奋时间较长，还可使合成髓质激素所需要的酶的活性增强。

2. ACTH 与糖皮质激素的作用 动物摘除垂体后，肾上腺髓质酪氨酸羟化酶、多巴胺 β- 羟化酶与 PNMT 的活性降低，而补充 ACTH 则使这三种酶的活性恢复；如给予糖皮质激素，可使多巴胺 β- 羟化酶与 PNMT 活性恢复，而对酪氨酸羟化酶则未见明显影响，提示 ACTH 促进髓质合成儿茶酚胺的作用主要通过糖皮质激素，但也有直接作用。肾上腺皮质的血液经髓质后才流回循环，这一解剖特点有利于糖皮质激素直接进入髓质，调节儿茶酚胺的合成。

3. 负反馈调节　肾上腺髓质细胞内去甲肾上腺素含量增加到一定程度时，可抑制酪氨酸羟化酶活性，减少肾上腺髓质激素合成；反之，则使合成增加。

第六节　胰　岛

胰岛是散布于胰腺腺泡组织之间的内分泌细胞群，至少含有 5 种内分泌细胞，其中 B 细胞数量最多，占 60% ～ 70%，分泌**胰岛素**（insulin）；A 细胞其次，占 25%，分泌**胰高血糖素**（glucagon）；D 细胞占 10%，分泌生长抑素（SS）；D_1 细胞分泌**血管活性肠肽**（vasoactive intestinal peptide，VIP）；PP 细胞数量很少，分泌**胰多肽**（pancreatic polypeptide，PP）。本节主要介绍胰岛素和胰高血糖素。

一、胰岛素

胰岛素是由 51 个氨基酸构成的小分子蛋白质，相对分子质量为 5800Da。胰岛素含有 A、B 两条肽链，两链之间具有两个二硫键。胰岛素在血中的半衰期只有 5 ～ 6 分钟，主要在肝、肾、肌肉组织灭活。

（一）胰岛素的生理作用

胰岛素是促进合成代谢、调节血糖浓度的主要激素。

1. 糖代谢　胰岛素是体内唯一降低血糖的激素。胰岛素促进全身组织细胞对葡萄糖的摄取和利用，加速葡萄糖合成为糖原，贮存于肝和肌肉中，并抑制糖异生，促进葡萄糖转变为脂肪酸，贮存于脂肪组织，因而降低血糖。当胰岛素缺乏时，血糖浓度异常升高，甚至超过肾糖阈，引起胰源性糖尿病。

2. 脂肪代谢　胰岛素促进肝脏合成脂肪酸，并转运至脂肪细胞贮存。胰岛素促进葡萄糖进入脂肪细胞，合成脂肪酸及甘油三酯，贮存于脂肪细胞中。同时，胰岛素还能抑制脂肪酶的活性，减少脂肪的分解。胰岛素缺乏时，脂肪的分解增强，加速脂肪酸在肝内氧化，生成大量酮体，引起酮症酸中毒。

3. 蛋白质代谢　胰岛素促进蛋白质的合成并抑制其分解。胰岛素可促进氨基酸进入细胞；加快细胞核内的复制和转录过程，增加 DNA 和 RNA 的生成；加速核糖体翻译过程，促进蛋白质合成。胰岛素与生长激素共同作用是对机体的生长发育有促进作用，但单独促生长作用并不强。

（二）胰岛素分泌的调节

1. 血糖浓度的负反馈调节　当血糖浓度升高时，胰岛素分泌明显增加，从而促进血糖降低。当血糖浓度下降至正常水平时，胰岛素分泌也迅速回到基础水平。在持续高血糖刺激下，胰岛素的分泌可分为 3 个阶段：血糖升高 5 分钟内，胰岛素的分泌可增加 10 倍，主要来源于 B 细胞内贮存的激素释放，因此持续时间不长；血糖升高 15 分钟后，出现胰岛素分泌的第二次增多，在 2 ～ 3 小时达高峰，并持续较长的时间，这主要是激活了 B 细胞的胰岛素合成酶系，促进合成与释放；倘若高血糖持续 1 周左右，胰岛素的分泌可进一步增加，这与长时间的高血糖刺激 B 细胞增殖有关。

2. 氨基酸和脂肪酸的调节　血液中氨基酸可刺激胰岛 B 细胞分泌胰岛素，以精氨酸和赖氨酸的作用较强。氨基酸与血糖对胰岛素分泌的刺激有协同作用，当血糖与氨基酸同时升高，胰岛素分泌量加倍。脂肪酸和酮体大量增加时也能刺激胰岛素分泌，但作用较弱。

3. 激素对胰岛素分泌的调节 某些胃肠激素如促胃液素、促胰液素、缩胆囊素和抑胃肽（GIP）能刺激胰岛素分泌，以 GIP 作用最为明显；生长激素、糖皮质激素、甲状腺激素等可以通过升高血糖刺激胰岛素分泌，如长期大剂量应用糖皮质激素，有可能使胰岛 B 细胞衰竭而导致糖尿病。胰岛内胰高血糖素可通过直接作用于胰岛 B 细胞及升高血糖间接促进胰岛素分泌；生长抑素可通过旁分泌抑制 B 细胞分泌胰岛素。

4. 神经调节 刺激迷走神经，通过乙酰胆碱作用于 M 受体，直接促进胰岛素的分泌；迷走神经还可通过刺激胃肠激素的释放，间接促进胰岛素的分泌。交感神经兴奋时，则通过去甲肾上腺素作用于 α 受体，抑制胰岛素的分泌。

二、胰高血糖素

胰高血糖素是由 29 个氨基酸组成的直链多肽，相对分子质量 3485Da，半衰期为 5 ～ 10 分钟，主要在肝脏失活，肾脏也有降解作用。

（一）胰高血糖素的生理作用

与胰岛素相反，胰高血糖素是一种促进分解代谢的激素，其最显著的效应是升高血糖。胰高血糖素具有很强的促进肝糖原分解和使氨基酸异生为葡萄糖的作用；还可激活脂肪酶，促进脂肪分解，同时又可加强脂肪酸氧化，使酮体生成增多。此外，胰高血糖素可促进胰岛素和胰岛生长抑素的分泌。药理剂量的胰高血糖素可使心肌细胞内 cAMP 增加，能增强心肌的收缩力。

（二）胰高血糖素分泌的调节

血糖浓度是影响胰高血糖素分泌的重要因素。血糖降低时，胰高血糖素分泌增加，血糖升高时，胰高血糖素分泌减少。氨基酸的作用与葡萄糖相反，能促进胰高血糖素的分泌。蛋白餐或静脉注入各种氨基酸均可使胰高血糖素分泌增多。血中氨基酸增多，对防止低血糖有一定的生理意义。

胰岛素和生长抑素可通过旁分泌直接作用于邻近的 A 细胞，抑制胰高血糖素的分泌；胰岛素又可以通过降低血糖间接刺激胰高血糖素的分泌。交感神经兴奋促进胰高血糖素分泌，迷走神经兴奋则抑制胰高血糖素分泌。

第七节　性　腺

性腺包括男性的睾丸和女性的卵巢，它们既是生殖器官，即生殖细胞（精子、卵子）产生、发育成熟的场所，又具有内分泌功能。性腺分泌的性激素是男女附性器官发育和第二性征出现以及生殖行为全过程的决定因素。

一、睾丸

睾丸由曲细精管与间质细胞组成，曲细精管产生精子，间质细胞分泌雄激素，支持细胞主要分泌抑制素。

（一）睾丸的生精作用

曲细精管上皮由生精细胞和支持细胞构成，原始的生精细胞为精原细胞，从青春期开始，精子生成的过程为：精原细胞→初级精母细胞→次级精母细胞→精子细胞→精子，直至成熟脱离支持细胞进入管腔，从精原细胞发育成为精子约需两个半月。正常男子每毫升精液约含两千万到四亿个精子，少于两千万精子，不易使卵子受精。

精子生成需要适宜的温度，阴囊内温度较腹腔内温度低 2℃左右，适于精子的生成。在胚胎发育期间，由于某种原因，使睾丸停留在腹腔内或腹股沟内，睾丸未能下降到阴囊内，称为隐睾症，此时曲细精管不能正常发育，也无精子产生。支持细胞为各级生殖细胞提供合适的微环境，形成血睾屏障，防止生精细胞的抗原物质进入血液循环而引起免疫反应。

（二）睾丸的内分泌功能

1. 雄激素　雄激素（androgen）主要包括**睾酮**（testosterone，T）、**脱氢表雄酮**（dehydroiepiandrosterone，DHEA）、**雄烯二酮**（androstenedione）和**雄酮**（androsterone）等，其中睾酮的生物活性最强。但睾酮在进入靶组织细胞后可转变为活性更强的**双氢睾酮**（dihydrotestosterone，DHT）。

雄激素在胚胎期的性分化，青春期性器官的发育和成熟、第二性征出现，精子的发生等方面均发挥重要作用，同时对机体的代谢活动也具有调节作用。睾酮的主要生理作用如下：

（1）影响胚胎的性分化　胚胎 7 周时分化出睾丸，并分泌雄激素，诱导含 Y 染色体的胚胎向男性分化。

（2）维持生精作用　睾酮可经支持细胞进入曲细精管与生精细胞相应的受体结合，促进精子的生成。附睾是精子成熟的场所，其功能的完整性很大程度取决于附睾中雄激素的含量。因此，睾酮对于维持正常的精子发生和成熟都是至关重要的。

（3）对代谢的影响　促进肌肉和生殖器官的蛋白质合成，同时还能促进骨骼生长与钙磷沉积和红细胞生成等。

（4）促进男性第二性征的出现，引起并维持性欲　在青春期后，男性在睾酮刺激下产生并维持一系列区别于女性的特征，如骨骼粗壮、肌肉发达、肌力增强、体毛生长并呈男性分布、喉结突起、发音低沉、皮脂腺分泌增多等。雄激素能作用于大脑和下丘脑，引起促性腺激素和性行为的改变，从而提高性感，维持正常性欲。

2. 抑制素　抑制素（inhibin）是睾丸支持细胞分泌的糖蛋白激素，由 α 和 β 两个亚单位组成，相对分子质量为 31000 ～ 32000Da。抑制素对腺垂体的 FSH 分泌有很强的抑制作用，对 LH 分泌却无明显影响。此外，在性腺，还存在由抑制素两个 β 亚单位组成的二聚体，称为**激活素**（activin），其作用与抑制素相反。

二、卵巢

女性的主要生殖器官是卵巢，此外还有输卵管、子宫、阴道及外阴等附属器官。卵巢的功能是产生卵子和分泌激素，在排卵前卵泡的内膜细胞和颗粒细胞分泌雌激素，排卵后黄体分泌雌激素和孕激素。

（一）卵巢的生卵作用

自青春期起，一般每月有 15～20 个卵泡开始生长发育，原始卵泡经初级卵泡与次级卵泡阶段才成为成熟卵泡，但通常只有 1 个卵泡发育成优势卵泡并成熟，排出其中的卵细胞，其余同时生长的卵泡均退化形成闭锁卵泡。

排卵后，卵巢破裂口被纤维蛋白封闭，血液进入腔内凝固，新生血管长入，残留卵泡细胞增殖，在 LH 的作用下颗粒细胞和内膜细胞分别转化为颗粒黄体细胞和卵泡膜黄体细胞，外观呈黄色，称为**黄体（corpus luteum）**。在 LH 作用下，黄体细胞可分泌大量的雌激素和孕激素。若排出的卵子未能受精，在排卵后第 9～10 天黄体细胞开始退化，寿命一般为 12～16 天。

（二）卵巢的内分泌功能

卵巢主要分泌雌激素和孕激素，也分泌抑制素和少量雄激素。雌激素包括**雌二醇（estradiol，E₂）和雌酮（estrone）**，两者可以相互转化，其中雌二醇的活性最强。

1. 雌激素的生理作用

（1）对生殖器官的作用　雌激素与相应受体结合，促进细胞分裂与增殖，使各生殖器官生长发育，并维持其正常功能。①可协同 FSH 促进卵泡的发育，诱导排卵前 LH 峰的出现，从而促进排卵。②可促进输卵管上皮细胞增生，促进输卵管的节律性收缩。③促使子宫内膜发生增生期的变化，子宫颈分泌清亮、稀薄的黏液；增加子宫肌的兴奋性，提高子宫肌对催产素的敏感性。④促使阴道黏膜细胞增生，表浅细胞角化，糖原含量增加；糖原分解产物可使阴道分泌物呈酸性（pH 值 4～5），维持阴道的自净作用。

（2）对第二性征和乳腺的影响　青春期后，雌激素可促使脂肪沉积于乳腺、臀部等部位，毛发分布呈女性特征以及发音声调较高等；对乳腺可刺激乳腺导管和结缔组织增生，促进乳腺发育。

（3）对代谢的作用　促进蛋白质合成，促进骨的成熟；促进肾对水和钠的重吸收。

（4）心血管系统　促进血管内皮细胞的生成和抑制血管平滑肌细胞增殖，阻断血管平滑肌细胞上钙离子通道，维持血管正常的舒张功能。此外，雌激素还可降低血胆固醇和 β 脂蛋白含量，所以雌激素是抗动脉硬化的重要因素之一。

2. 孕激素的生理作用　孕激素（progesterone）主要作用于子宫内膜和子宫平滑肌，为受精卵的着床和妊娠的维持提供基本保障作用。由于孕酮受体含量受雌激素调节，所以孕酮的绝大部分作用都必须在雌激素作用的基础上才能发挥。

（1）对子宫与输卵管的作用　孕激素促使在雌激素作用下增生的子宫内膜进一步增厚，呈现分泌期的改变，为受精卵着床做好准备。另外，孕酮使宫颈黏液分泌减少，黏度增大，并且抑制输卵管节律性收缩。

（2）维持妊娠　孕酮降低子宫平滑肌对催产素的敏感性，而使子宫处于安静状态；孕酮还可抑制母体对胎儿排斥反应的发生。

（3）对乳腺的作用　在雌激素作用的基础上，孕酮可促进乳腺腺泡的发育、成熟，并与其他相关激素一起为分娩后的泌乳做充分准备。

（4）产热作用　女性基础体温在排卵前先出现短暂降低，而在排卵后升高 0.5℃左右，并在黄体期一直维持在此水平，其作用可能与其对体温调节中枢的作用有关。

3. 雄激素与抑制素的生理作用　女子体内也有少量的雄激素，适量的雄激素配合雌激素可刺激阴毛及腋毛的生长，并能增强女子的性欲，维持性快感。FSH 促使卵泡的颗粒细胞分泌抑制素，抑制素则抑制垂体合成或释放促性腺激素。

三、胎盘

精子与卵子在输卵管壶腹部相遇相融为受精卵。受精卵在输卵管运行途中进行细胞分裂发育为胚泡。在受精后第四五天，植入子宫内膜。在受精后第六天左右，胚泡形成滋养层细胞开始分泌绒毛膜促性腺激素。当胎盘形成后，胎盘成为妊娠期一个重要的内分泌器官，大量分泌蛋白质激素、肽类激素和类固醇激素。

1. 人绒毛膜促性腺激素（human chorionic gonadotropin，HCG） HCG 是由胎盘绒毛组织的合体滋养层细胞分泌的一种糖蛋白激素，分子量为 45000 ～ 50000Da。HCG 与 LH 的生物学作用与免疫特性基本相似。在早孕期，HCG 刺激卵巢黄体转变成妊娠黄体，妊娠黄体的寿命只有 10 周左右，以后便发生退缩，与此同时胎盘分泌孕激素和雌激素，逐渐接替了妊娠黄体的作用。

2. 其他蛋白质激素和肽类激素 胎盘还可分泌人绒毛膜生长素、绒毛膜促甲状腺激素、促肾上腺皮质激素、TRH、GnRH 及 β- 内啡肽等。人绒毛生长素为合体滋养层细胞分泌的单链多肽，可调节母体与胎儿的糖类、脂肪与蛋白质代谢，促进胎儿生长。

3. 类固醇激素 胎盘本身不能独立产生类固醇激素，需要从母体或胎儿得到前体物质，再加工制成孕激素与雌激素。

（1）孕激素　胎盘将自母体进入胎盘的胆固醇变为孕烯醇酮，然后再转变为孕酮。此外，胎盘的 3β- 醇甾脱氢酶的活性很强，也可将来自胎儿和母体的孕烯醇酮转变为孕酮。

在妊娠 10 周以后，由胎盘代替卵巢持续分泌孕酮，血中孕酮迅速增加，至妊娠足月时达高峰，平时浓度可达 600nmol/L。

（2）雌激素　由母体和胎儿肾上腺产生的脱氢异雄酮硫酸盐，进入胎盘最后转变为雌酮和雌二醇，但生成量极少。胎盘分泌的雌激素主要为雌三醇，但需要胎儿共同参与制造的，故检测母体血中雌三醇的含量多少，可用来判断胎儿是否存活。

第十章
神经系统

神经系统是机体内起主导作用的功能调节系统，能够整合机体各器官、组织和细胞功能，使之相互联系与协调，以适应环境变化，维持内环境稳态。神经系统分为中枢神经系统和外周神经系统，前者包括脑和脊髓，主要负责处理信息、整合感觉、调控随意运动与自主神经活动，实现觉醒与睡眠、学习与记忆以及思维、意识、语言等高级功能活动；而后者主要指脑和脊髓以外的部分，主要负责传递信息。

第一节　神经系统的基本组成与功能

神经系统主要由神经元和神经胶质细胞构成。**神经元**（neuron）是神经系统的基本结构与功能单位，具有接受刺激、传递和整合信息等功能；**神经胶质细胞**（neurogliocyte）填充于神经元之间，主要对神经元起支持、营养和保护作用。

一、神经元与神经纤维

（一）神经元

人类中枢神经系统内约有 10^{11} 个神经元。各类神经元形态大小差异较大，典型的神经元可分为细胞体与突起两部分（图 10-1）。细胞体是神经元功能活动的中心，主要功能是合成物质、接受信息与整合信息。突起又分**树突**（dendrite）和**轴突**（axon）两种。树突较短，数量较多，主要功能是接受其他神经元传来的信息，并传向细胞体。轴突较长，一个神经元一般只有一个轴突。轴突从胞体发出的部位称为**轴丘**（axon hillock）。轴突末端膨大称为突触小体。神经元的动作电位一般在轴丘部位产生，沿轴突传向末梢，引起突触小体释放递质。

（二）神经纤维

轴突离开细胞体若干距离后获得髓鞘成为**神经纤维**（nerve fiber）。根据神经胶质细胞是否形成髓鞘将神经纤维分为**有髓纤维**（myelinated fiber）与无髓纤维

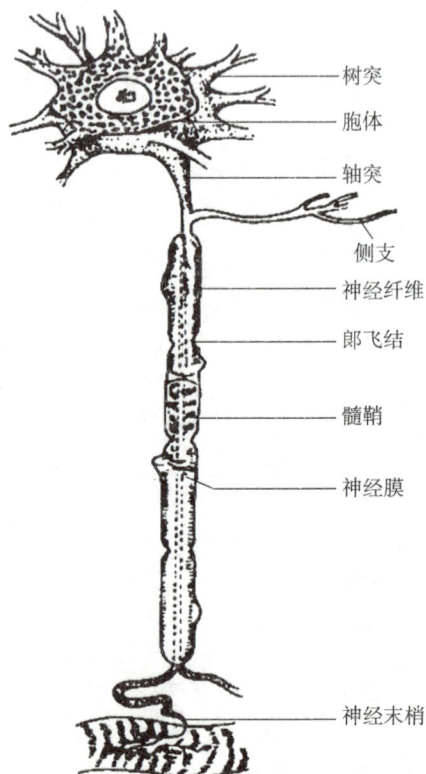

图 10-1　运动神经元模式图

（树突、胞体、轴突、侧支、神经纤维、郎飞结、髓鞘、神经膜、神经末梢）

（unmyelinated fiber）两大类。神经纤维的主要功能是将冲动由细胞体传向轴突末梢，其次还能借助轴浆完成物质运输。

1. 神经纤维分类 生理学中常采用两种分类法。一是根据电生理学特征将神经纤维分为A、B、C三类，这种方法多适用于传出神经纤维；二是根据神经纤维的直径与来源的不同，将其分为Ⅰ、Ⅱ、Ⅲ、Ⅳ四类，这种方法多适用于传入神经纤维。两种分类方法及其对应关系见表10-1。

表 10-1 神经纤维的分类

按电生理学特性分类	传导速度（m/s）	直径（μm）	来源	按来源及直径分类
A 类				
Aα	70～120	13～22	肌梭、腱器官传入纤维，梭外肌传出纤维	Ⅰ
Aβ	30～70	8～13	皮肤的触、压觉传入纤维	Ⅱ
Aγ	15～30	4～8	梭内肌传出纤维	
Aδ	12～30	1～4	皮肤痛温觉传入纤维	Ⅲ
B 类	3～15	1～3	自主神经节前纤维	
C 类				
sC	0.7～2.3	0.3～1.3	交感节后纤维	
drC	0.6～2.0	0.4～1.2	脊髓后根痛觉传入纤维	Ⅳ

注：sC 交感，drC 后根。

2. 神经纤维兴奋传导的特征

（1）**生理完整性** 正常的神经传导不仅要求神经纤维保持结构完整，而且从功能上也要保持正常。如果神经纤维被切断或局部受麻醉药物的作用，丧失了结构的完整性或正常生理功能，局部电流将不能通过断口或麻醉区，而发生传导阻滞。

（2）**绝缘性** 一条神经干包含着许多条神经纤维，各条纤维上传导的冲动基本上互不干扰，这种彼此隔绝的特性，称为绝缘性。这种特性有利于保证神经调节的精确性。

（3）**双向传导性** 在实验条件下，刺激神经纤维的任何一点引发动作电位时，神经冲动可沿神经纤维同时向两端传导，称为双向传导性。但在在体情况下，神经冲动是由一个胞体通过轴突传向另一个细胞，表现为传导的单向性。

（4）**相对不疲劳性** 相对突触传递而言，神经纤维的兴奋传导不易产生疲劳。连续电刺激神经纤维数小时至十几小时，神经纤维仍然保持其传导兴奋的能力，称为相对不疲劳性。

3. 神经纤维的传导速度 神经纤维的传导速度可因纤维的粗细、髓鞘的厚薄和温度的高低而异。一般来说，神经纤维越粗，其传导速度也越快。由于髓鞘具有很高的阻抗，髓鞘厚的神经纤维其兴奋传导只能从一个郎飞结传到另一个郎飞结，呈跳跃式传导，因而有髓纤维的传导速度较无髓纤维快。温度在一定范围内升高可使传导速度加快，温度降低则传导速度减慢，当温度降至0℃以下时，神经传导发生阻滞，这是临床上低温麻醉的机制。

4. 神经纤维的轴浆运输 物质在轴浆内的运输称为**轴浆运输（axoplasmic transport）**，有顺向与逆向两种。**顺向轴浆运输（anterograde axoplasmic transport）**是指由胞体向轴突末梢的转运，是实现递质释放、神经内分泌、受体与离子通道等结构和功能物质代谢更新的生理基础，也是运输内源性神经营养物质的通道。**逆向轴浆运输（retrograde axoplasmic transport）**是指自轴突末梢向胞体的转运，可能起着反馈控制胞体合成蛋白质的作用，也可能与递质的回收有关。逆向轴浆运输还能转运末梢摄取的外源性物质，如破伤风毒素、狂犬病病毒等，对神经元的活动和存活产生影响。

　　轴浆运输以顺向转运为主，且可分为快速与慢速两类。快速轴浆运输是指具有膜的细胞器，如线粒体、递质囊泡和分泌颗粒等囊泡结构的运输。慢速轴浆运输是指轴浆内可溶性成分随着微管、微丝等细胞骨架结构不断向前延伸而发生的移动。

（三）神经的营养性作用

　　神经末梢经常释放一些营养因子，持续调整所支配组织的内在代谢活动，缓慢但持久性地影响其结构、生化与生理过程，这种作用称为神经的**营养性作用（trophic action）**。该作用在正常情况下不易被察觉到，但在神经被切断、变性时就明显表现出来。如周围神经损伤的患者，肌肉发生明显萎缩就是因为肌肉失去了神经营养性作用的结果。神经纤维所支配的效应组织和神经胶质细胞也能持续产生**神经营养性因子（neurotrophin，NT）**作用于神经元，维持神经元正常的生长、发育与功能的完整性。目前已陆续发现并分离出多种神经营养性因子，主要分为神经生长因子家族、其他神经营养因子与神经营养活性物质三大类。其中，神经生长因子是最早发现、较为重要的神经营养性因子。

二、神经胶质细胞

　　人类胶质细胞的总数为神经元的 10～50 倍，广泛分布于中枢与周围神经系统中。胶质细胞也具有突起，但无轴突和树突之分，与相邻细胞不形成突触样结构。依据形态、起源和功能的不同，可将胶质细胞分为星形胶质细胞、少突胶质细胞和小胶质细胞等，胶质细胞终身具有分裂增殖能力。

　　胶质细胞对神经元形态、功能的完整性和神经系统微环境的稳定性的维持都具有重要的作用：①支持作用：星形胶质细胞以其长突起在脑和脊髓内交织成网，构成神经元和纤维的支架，起到支持作用。②修复与再生作用：胶质细胞的分裂增殖能填补神经损伤而发生变性死亡造成的缺损，但增生过强则会形成脑瘤。③引导神经元迁移：在神经系统发育时期，发育中的神经元沿胶质细胞突起的方向迁移到最终的定居部位，并与其他细胞建立突触联系。④绝缘和屏障作用：胶质细胞还可分隔神经元，起到绝缘作用，另外星形胶质细胞的部分突起包绕在毛细血管表面，是构成血-脑屏障的重要组成部分。⑤维持细胞外的 K^+ 浓度：星形胶质细胞膜上的钠泵可将兴奋后细胞外过多的 K^+ 泵入胞内，并通过缝隙连接扩散到其他胶质细胞中，维持细胞内外 K^+ 平衡，有助于神经元电活动的正常进行。⑥参与神经递质及生物活性物质的代谢：星形胶质细胞能够摄取谷氨酸和 γ-氨基丁酸两种中枢神经递质，从而消除其对神经元的持续作用，同时也为氨基酸类递质的合成提供前体物质。星形胶质细胞还能合成分泌血管紧张素原、前列腺素、白介素，以及多种神经营养因子等生物活性物质。此外，胶质细胞还具有免疫应答和对神经元的物质代谢及营养作用等。

第二节　神经元间的信息传递

　　神经系统内各种神经元之间的联系非常复杂，任何一种功能都要依靠神经元的共同活动来完成。现代神经生理学的一个根本问题，是神经元之间或神经元与效应器之间的信息传递。神经元之间或神经元与效应器细胞之间传递信息的结构部位，称为**突触（synapse）**。

一、突触的结构与分类

信息在突触传递的基本方式有**化学性突触（chemical synapse）**传递、**电突触（electrical synapse）**传递和**非突触性化学传递（non-synaptic chemical transmission）**，其中以化学性突触传递方式最普遍、最重要。

（一）化学性突触

1. 突触的基本结构　经典的化学性突触由**突触前膜（presynaptic membrane）**、**突触后膜（postsynaptic membrane）**和**突触间隙（synaptic cleft）**三部分组成（图10-2）。突触前神经元的突起末梢分出许多小支，每个小支的末梢膨大呈球状，形成突触小体；它贴附在另一个神经元的表面，构成突触。突触小体的末梢膜，称为突触前膜；与之相对的胞体膜或突起膜，称为突触后膜；突触前膜与突触后膜均较一般神经元细胞膜稍厚，两膜之间的缝隙为突触间隙。在突触小体的轴浆内，含有大量的线粒体和**突触囊泡（synaptic vesicle）**。一种突触可含一种或几种形态的囊泡，内含高浓度的神经递质。在突触后膜上，有丰富的特异性受体或化学门控性通道。

一个神经元可通过轴突末梢的分支形成许多突触小体，与周围许多神经元发生突触联系；同时，一个神经元也能接受多个神经元的突触小体而形成突触联系。

2. 突触的分类　突触可根据其接触部位与功能特点进行分类。按接触部位分，常见的有轴突–胞体、轴突–树突与轴突–轴突三种类型的突触（图10-3）。按突触对后神经元功能活动的影响，可分为兴奋性突触与抑制性突触两种。

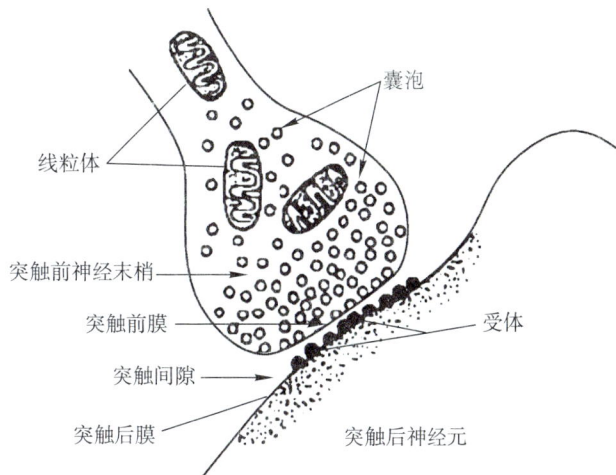

图 10-2　经典化学性突触微细结构模式图

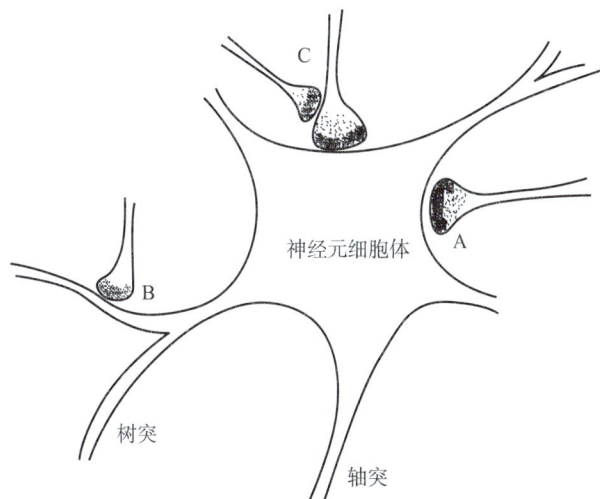

图 10-3　突触类型示意图

A：轴突–胞体突触；B：轴突–树突突触；C：轴突–轴突突触

（二）电突触

电突触的结构基础为缝隙连接，相邻的两个神经元膜之间距离特别近，仅有 2～3nm，连接处神经元膜不增厚，其邻近轴浆内无突触囊泡存在。两侧膜上有沟通两细胞胞质的水相通道，允许带电离子通过通道而传递电信息，所以称为电突触。电突触传递具有双向性、低电阻、传递快和几乎不存在潜伏期的特点，广泛存在于中枢神经系统和视网膜中，主要发生在同类神经元之间，使相邻的许多神经元产生同步化活动。

（三）非突触性化学传递

该传递的前神经元轴突末梢有许多分支，分支上布满了呈念珠状的**曲张体**（**varicosity**），内含有包裹递质的囊泡。递质释放后，通过周围细胞外液弥散地作用于邻近或远隔部位的靶细胞，从而发挥生理效应。这种无特定突触结构的化学信息传递，称为非突触性化学传递。在中枢神经内，单胺类神经纤维都能进行非突触性化学传递。在外周神经中，以去甲肾上腺素为递质的自主神经–平滑肌接头传递也是通过这种方式进行的（图10-4）。

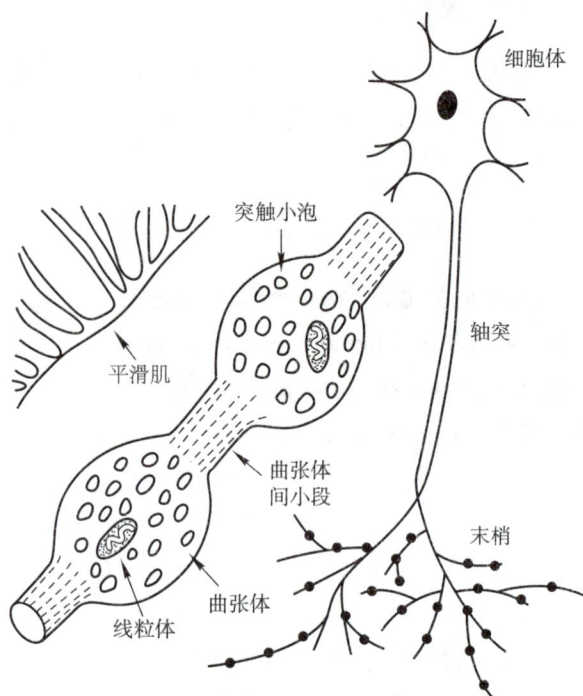

图 10-4　非定向突触传递的示意图

二、突触传递的过程

化学性突触传递要经历复杂的突触前和突触后过程。

（一）经典突触传递的基本过程

主要步骤有：①突触前神经元兴奋，动作电位抵达神经末梢，引起突触前膜去极化。②前膜结构中电压门控 Ca^{2+} 通道开放，产生 Ca^{2+} 内流。③突触小泡前移，与前膜接触、融合。④小泡内递质以胞裂外排方式释放入突触间隙；⑤递质扩散到达突触后膜，作用于特异性受体或化学门控通道。⑥突触后膜离子通道开放或关闭，引起跨膜离子活动。⑦突触后膜电位发生变化，引起突触后神经元兴奋性的改变。⑧递质与受体作用后立即被分解或移除。从以上全过程来看，化学性突触传递是一个电–化学–电的过程，即突触前神经元的生物电活动，通过诱发突触前神经末梢化学递质的释放，最终导致突触后神经元的电活动变化。

（二）突触后神经元的电活动变化

突触传递包括兴奋性与抑制性突触传递，其突触后神经元的电活动变化分别为**兴奋性突触后电位**（**excitatory postsynaptic potential，EPSP**）与**抑制性突触后电位**（**inhibitory postsynaptic potential，IPSP**）。

1. EPSP　突触前膜释放的某种兴奋性递质，作用于突触后膜上的特异性受体，提高了后膜对 Na^+ 和 K^+ 的通透性，特别是对 Na^+ 通透的化学门控离子通道开放，引起 Na^+ 内流，使突触后膜发生局部去极化。这种在递质作用下发生在突触后膜的局部去极化，能使该突触后神经元的兴奋性提高，故称为兴奋性突触后电位（图10-5）。该电位是局部兴奋，当突触前神经元活动增强或参与活动的突触数目增多时，可以发生总和现象，若电位增大到阈电位水平时，便可引起突触后神经元兴奋。如果未能达阈电位，虽不能产生动作电位，但能提高突触后神经元的兴奋性，使之容易发生兴奋，这种现象称为易化。

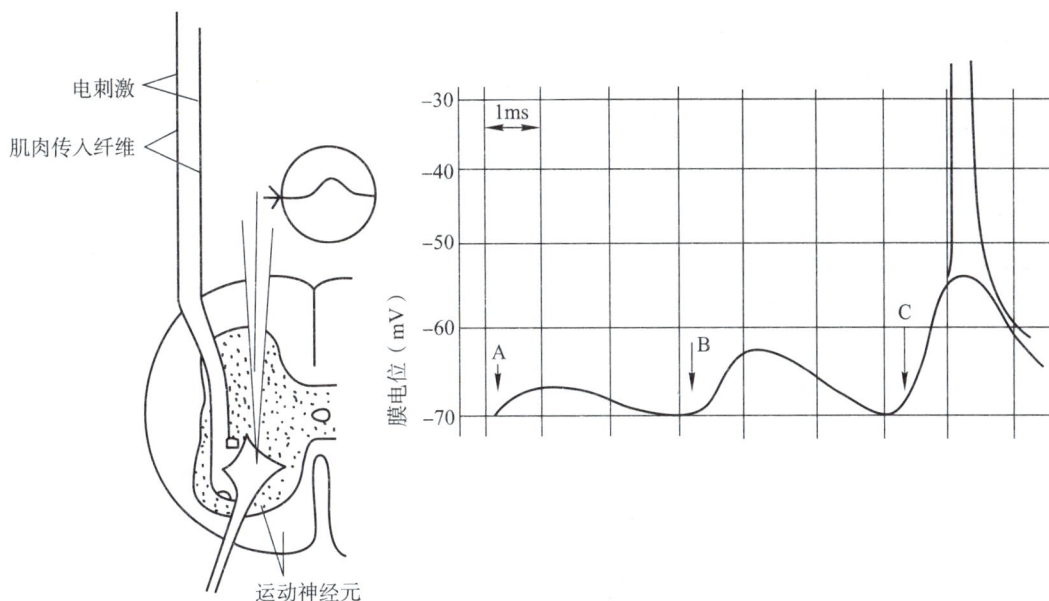

图 10-5 兴奋性突触后电位产生机制示意图

A、B、C 表示刺激强度逐步增大

2. IPSP 突触前膜释放的抑制性递质与突触后膜受体结合后，可提高后膜对 Cl^- 和 K^+ 的通透性，引起 Cl^- 的内流与 K^+ 的外流，导致突触后膜发生局部超极化，降低突触后神经元的兴奋性，故称为抑制性突触后电位（图 10-6），从而发挥抑制效应。

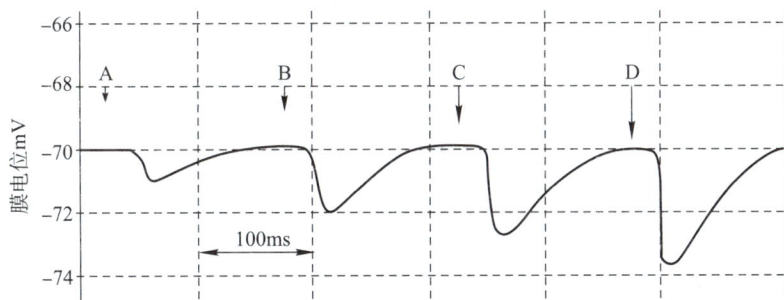

图 10-6 抑制性突触后电位产生机制示意图

记录方法与图 10-5 相同

一个突触后神经元常与多个神经末梢构成突触联系，既有兴奋性突触又有抑制性突触，突触后神经元胞体电位改变总趋势取决于 EPSP 与 IPSP 的代数和。如果 EPSP 占优势并达到阈电位水平时，突触后神经元产生兴奋；相反，若 IPSP 占优势，则呈现抑制。

三、神经 – 骨骼肌接头的传递过程

运动神经元轴突末梢与骨骼肌之间形成的传递信息的特化部位，称为**神经 – 骨骼肌接头**（**neuromuscular junction**）。其信息传递过程与经典化学性突触的信息传递十分相似。

（一）神经 – 骨骼肌接头的结构

运动神经轴突末梢在接近骨骼肌细胞处时先失去髓鞘，以裸露的轴突末梢嵌入到肌细胞膜的凹陷中，形成**接头前膜（prejunctional membrane）**，与接头前膜相对应的肌膜称为**接头后膜（postjunctional membrane）**，或**终板膜（end-plate membrane）**。接头前后膜并不直接接触，之间有 15 ～ 50nm 的间隙，称为**接头间隙（junctional cleft）**，其间充满细胞外液。在运动神经轴突末梢的轴浆中含有大量包含乙酰胆碱的囊泡（图 10-7），其释放是以囊泡为单位的"倾囊"释放，也被称为量子式释放。终板膜上有 N_2 型胆碱能受体，能与乙酰胆碱进行特异性结合。此外，在接头后膜外表面还有大量能分解乙酰胆碱的胆碱酯酶。

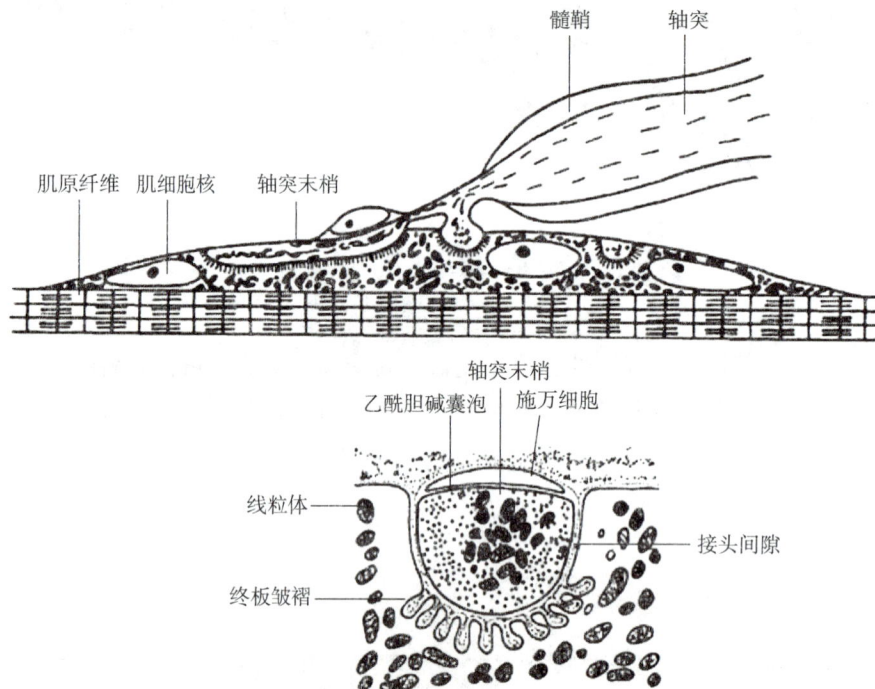

图 10-7　神经 – 骨骼肌接头处超微结构示意图

（二）神经 – 骨骼肌接头兴奋传递的过程

在安静状态时，神经末梢只有少数囊泡自发释放，通常不足以引起肌细胞的兴奋。当神经冲动到达时，引起接头前膜去极化，使膜上电压门控 Ca^{2+} 通道开放，Ca^{2+} 内流，促进大量囊泡向前膜靠近，并与之融合，然后通过胞裂外排的方式将乙酰胆碱全部释放入接头间隙。据测算，一次动作电位能使大约 200 ～ 300 个囊泡几乎同步释放 10^7 个乙酰胆碱分子。当乙酰胆碱扩散至终板膜时，便与膜上的 N_2 型胆碱能受体结合，允许 Na^+、K^+ 甚至少量 Ca^{2+} 同时通过。由于 Na^+ 内流远远超过 K^+ 外流，导致终板膜去极化，产生**终板电位（end-plate potential，EPP）**。EPP 以电紧张形式激活邻近肌膜上电压门控 Na^+ 通道，当去极化达到阈电位时则产生动作电位，并向整个肌细胞扩布，从而完成一次神经与骨骼肌之间的兴奋传递。乙酰胆碱在 EPP 产生后被胆碱酯酶迅速分解、消除。

（三）神经－骨骼肌接头兴奋传递的特点

神经－骨骼肌接头兴奋传递与兴奋性突触传递类似，表现在：①终板电位没有"全或无"的特性，其大小与接头前膜释放的乙酰胆碱量成正变关系。②终板电位无不应期，有总和现象。③终板电位也以电紧张形式进行扩布。但与 EPSP 的区别也是明显的，一次神经冲动所释放的 ACh以及它所引起的终板电位的大小，大约超过引起肌细胞膜动作电位所需阈值的 3 ～ 4 倍，因此神经－骨骼肌接头处的兴奋传递通常是一对一的，亦即运动纤维每有一次神经冲动到达末梢，都能"可靠地"使肌细胞兴奋一次，触发一次收缩。

（四）影响神经－骨骼肌接头兴奋传递的因素

肉毒杆菌毒素能阻滞神经末梢释放乙酰胆碱，黑寡妇蜘蛛毒则可促进神经末梢释放乙酰胆碱，导致乙酰胆碱耗竭，两者均可引起接头传递阻滞。美洲箭毒和 α- 银环蛇毒可特异性地阻断终板膜上 N_2 型乙酰胆碱受体，从而阻断接头信息传递，引起肌肉松弛。临床上重症肌无力患者，是由于自身免疫性抗体破坏了终板膜上的 N_2 型乙酰胆碱受体，从而导致神经－骨骼肌接头兴奋传递障碍，出现肌肉收缩无力。新斯的明及有机磷农药等可抑制乙酰胆碱酯酶，影响已释放递质的清除，使乙酰胆碱持续发挥作用。

四、神经递质和受体

（一）神经递质

神经递质（neurotransmitter）是指由突触前膜释放的，在神经元之间或神经元与效应细胞之间起传递信息作用的特殊化学物质。与神经递质不同，由神经元产生的另一类化学物质，其本身不起直接传递信息的作用，而是调节信息传递的效率，增强或削弱递质的效应。这类化学物质被称为**神经调质（neuromodulator）**，其作用称为**调制作用（modulation）**。

过去认为一个神经元内只存在一种递质，其全部末梢只释放一种递质，这一原则称为**戴尔原则（Dale principle）**。近年来，发现有递质共存现象，即两种或两种以上的递质可共存于同一神经元。递质共存的意义在于协调某些生理功能活动。

神经递质可根据其存在部位的不同，分为外周与中枢神经递质。

1. 外周神经递质　主要有乙酰胆碱、去甲肾上腺素和肽类递质三类。

（1）乙酰胆碱　在自主神经系统中，全部交感和副交感神经的节前纤维、副交感神经的节后纤维及交感神经的小部分节后纤维（如支配汗腺及骨骼肌的舒血管纤维）都释放乙酰胆碱；躯体运动神经末梢释放的递质也是乙酰胆碱。凡释放乙酰胆碱作为递质的神经纤维，称为**胆碱能纤维（cholinergic fiber）**。

（2）去甲肾上腺素　除上述交感胆碱能纤维外，大部分交感神经节后纤维释放的递质均为去甲肾上腺素。凡能释放去甲肾上腺素作为递质的神经纤维，称为**肾上腺素能纤维（adrenergic fiber）**。

（3）肽类递质　自主神经的节后纤维除胆碱能与肾上腺素能纤维外，还有**肽能纤维（peptidergic fiber）**，其释放的递质为肽类化合物。肽能神经纤维广泛地分布于外周神经组织、胃肠道、心血管、呼吸道、泌尿道和其他器官。

2. 中枢神经递质　在中枢神经系统内参与突触传递的化学递质，称为中枢神经递质。中枢神经递质比较复杂，大致可归纳为以下五类。

（1）乙酰胆碱　胆碱能神经元在中枢神经系统中分布极为广泛，主要在脊髓前角运动神经元、脑干网状结构上行激动系统、丘脑腹后核内的特异性感觉投射系统、纹状体以及边缘系统的梨状区、杏仁核、海马等脑区。胆碱能神经元对中枢神经元的作用以兴奋为主。

（2）单胺类　包括多巴胺（DA）、肾上腺素、去甲肾上腺素、5-羟色胺（5-HT）和组胺，它们分别组成不同的递质系统。①多巴胺递质系统的神经元主要分布在黑质 - 纹状体、中脑边缘系统以及结节 - 漏斗部分。②去甲肾上腺素递质系统比较集中，绝大多数分布在低位脑干，尤其是中脑网状结构、脑桥的蓝斑以及延髓网状结构的腹外侧部分。③肾上腺素递质系统主要分布在延髓和下丘脑。④5-羟色胺递质系统也比较集中，主要位于低位脑干的中缝核群内。

（3）氨基酸类　包括谷氨酸、门冬氨酸、甘氨酸、γ-氨基丁酸（GABA），前两者为兴奋性氨基酸，后两者为抑制性氨基酸。谷氨酸在脑和脊髓中含量都很高，对所有中枢神经元都表现明显的兴奋作用，因此有人认为它是神经系统中最基本的一类传递信息的神经递质；谷氨酸还具有神经毒或兴奋毒作用。甘氨酸为低位中枢，如脊髓、脑干的抑制性递质，可能对感觉和运动反射进行抑制性调控。γ-氨基丁酸主要分布在大脑皮层浅层、小脑皮层浦肯野细胞层、黑质、纹状体与脊髓，对中枢神经元具有普遍的抑制作用。

（4）肽类　神经元释放的具有神经活性的肽类化学物质，称为**神经肽（neuropeptide）**。迄今为止，在中枢神经系统内陆续发现的神经肽有100多种。目前，已肯定为中枢肽类递质的主要有P物质、脑啡肽和强啡肽等，它们与感觉兴奋的传递、镇痛以及心血管活动调节等生理过程有关。

（5）气体分子类　主要包括一氧化氮（NO）和一氧化碳（CO）。

（二）神经递质的受体

神经递质必须选择性地作用于突触后膜或效应器细胞膜上的受体，才能发挥作用。一些与递质相类似的物质也可以与受体结合。能与受体发生特异性结合并产生相应生理效应的化学物质称为受体激动剂。若只发生特异性结合，而不产生递质生理效应的化学物质则称为受体阻断剂。

1. 胆碱能受体　能与乙酰胆碱结合的受体称为**胆碱能受体（cholinergic receptor）**。胆碱能受体分为两大类，即**毒蕈碱（muscarine）**受体（M受体）和**烟碱（nicotin）**受体（N受体），它们除与乙酰胆碱结合外，还可分别被毒蕈碱与烟碱激动。

（1）M受体　广泛地分布于绝大多数副交感节后纤维支配的效应器（少数肽能纤维支配的效应器除外），以及部分交感节后纤维支配的汗腺、骨骼肌的血管壁上。M受体包括 $M_1 \sim M_5$ 五种亚型，均为G蛋白耦联受体。乙酰胆碱与M受体结合后，可产生一系列自主神经节后胆碱能纤维兴奋的效应，包括心脏活动的抑制、支气管与胃肠道平滑肌的收缩、膀胱逼尿肌和瞳孔括约肌的收缩、消化腺与汗腺的分泌及骨骼肌血管的舒张等，这种效应称为毒蕈碱样作用（M样作用）（表10-2）。阿托品是M受体的阻断剂。

（2）N受体　又分为 N_1 受体与 N_2 受体两种亚型，这两种受体实际上是一种N型乙酰胆碱门控通道。为了区别上述两种离子通道或受体，常将 N_1 受体称为神经元型N受体，它分布于自主神经节的细胞膜上，乙酰胆碱与之结合可引起节后神经元兴奋；而将 N_2 受体称为肌肉型N受体，其分布在神经 - 骨骼肌接头的终板膜上，乙酰胆碱与之结合可使骨骼肌兴奋。乙酰胆碱与这两种受体结合所产生的效应称为烟碱样作用（N样作用）（表10-2）。六烃季铵主要阻断 N_1 受体，十烃季铵主要阻断 N_2 受体，而筒箭毒碱可同时阻断 N_1 和 N_2 受体。

表 10-2 自主神经系统胆碱能和肾上腺素能受体的分布及其功能

效应器	胆碱能系统		肾上腺素能系统	
	受体	效应	受体	效应
自主神经节	N_1	节前 – 节后兴奋传递		
眼				
虹膜环行肌	M	收缩（缩瞳）		
虹膜辐射状肌			α_1	收缩（扩瞳）
睫状体肌	M	收缩（视近物）	β_2	舒张（视远物）
心脏				
窦房结	M	心率减慢	β_1	心率加快
房室传导系统	M	传导减慢	β_1	传导加快
心肌	M	收缩力减弱	α_1、β_1	收缩力增加
血管				
冠状血管	M	舒张	α_1	收缩
			β_2（主要）	舒张
皮肤黏膜血管	M	舒张	α_1	收缩
骨骼肌血管	M	舒张[1]	α_1	收缩
			β_2（主要）	舒张
脑血管	M	舒张	α_1	收缩
腹腔内脏血管			α_1（主要）	收缩
			β_2	舒张
唾液腺血管	M	舒张	α_1	收缩
支气管				
平滑肌	M	收缩	β_2	舒张
腺体	M	促进分泌	α_1	抑制分泌
			β_2	促进分泌
胃肠				
胃平滑肌	M	收缩	β_2	舒张
小肠平滑肌	M	收缩	α_2	舒张[2]
			β_2	舒张
括约肌	M	舒张	α_1	收缩
腺体	M	促进分泌	α_2	抑制分泌
胆囊和胆道	M	收缩	β_2	舒张
膀胱				

续表

效应器	胆碱能系统		肾上腺素能系统	
	受体	效应	受体	效应
逼尿肌	M	收缩	β_2	舒张
三角区和括约肌	M	舒张	α_1	收缩
输尿管平滑肌	M	收缩	α_1	收缩
子宫平滑肌	M	可变[3]	α_1	收缩（有孕）
			β_2	舒张（无孕）
皮肤				
汗腺	M	促进温热性发汗	α_1	促进精神性发汗
竖毛肌			α_1	收缩
唾液腺	M	分泌大量稀薄唾液	α_1	分泌少量黏稠唾液
代谢				
糖酵解			β_2	加强
脂肪分解			β_3	加强

注：[1]为交感节后胆碱能纤维支配。

　　[2]可能是胆碱能纤维的突触前受体调制乙酰胆碱的释放所致。

　　[3]因月经周期、循环血中雌孕激素水平、妊娠及其他因素而发生变动。

2. 肾上腺素能受体　肾上腺素能受体（adrenergic receptor）是机体内能与儿茶酚胺类物质（包括肾上腺素、去甲肾上腺素、异丙肾上腺素等）相结合的受体，可分为 α 型与 β 型两类。α 受体又可分为 α_1 和 α_2 受体两个亚型，β 受体则能分为 β_1、β_2 和 β_3 受体三个亚型。存在于不同部位不同类型的肾上腺素能受体，兴奋时产生的生物效应不同（表 10-2）。

（1）α 受体　α_1 受体一般分布于肾上腺素能神经所支配的效应器细胞膜上。在外周组织中，α_1 主要位于平滑肌，儿茶酚胺与 α_1 受体结合后产生的平滑肌效应主要是兴奋性的，包括血管收缩、子宫收缩和虹膜辐射状肌收缩等；但也有抑制性的效应，如使小肠平滑肌舒张。近年来，发现心肌细胞膜也存在 α_1 受体，介导儿茶酚胺的缓慢正性变力作用。α_2 受体主要分布于肾上腺素能纤维末梢的突触前膜上，对突触前去甲肾上腺素的释放进行反馈调节。**哌唑嗪（prazosin）**为选择性 α_1 受体阻断剂，可阻断 α_1 受体的兴奋效应，产生降压作用，也可用于慢性心功能不全的治疗；**育亨宾（yohimbine）**能选择性阻断 α_2 受体；而**酚妥拉明（phentolamine）**可阻断 α_1 与 α_2 两种受体。

（2）β 受体　β_1 受体主要分布于心脏组织中，其作用是兴奋性的。在生理情况下，心脏的 β_1 受体作用占优势，以至掩盖了心脏 α_1 受体的作用；只有在 β_1 受体功能抑制时，α_1 受体对心脏功能活动的调节才显示出重要地位。β_2 受体主要分布在平滑肌，其效应是抑制性的，包括支气管、胃肠道、子宫以及血管（冠状动脉、骨骼肌血管等）等平滑肌的舒张。β 受体阻断剂已广泛应用于临床，**阿替洛尔（atenolol）**为选择性 β_1 受体阻断剂，临床上可用于治疗高血压、缺血性心脏病及快速性心律失常等。**普萘洛尔（propranolol）**是临床上常用的非选择性 β 受体阻断剂，对 β_1 和 β_2 两种受体均有阻断作用。心动过速或心绞痛等心脏病患者应用普萘洛尔可降低心肌代谢与活动，达到治疗目的；但对伴有呼吸系统疾病的患者，应用后可引发支气管痉挛，应避免使用。

应该明确的是，α 受体和 β 受体不仅对交感递质起反应，也可对血液中存在的儿茶酚胺类物质起反应；但它们对不同类型受体的结合能力有所不同。去甲肾上腺素对 α 受体作用强，对 β 受体作用弱；肾上腺素对 α 与 β 受体作用都强；异丙肾上腺素主要对 β 受体有强烈作用。

3. 突触前受体　受体不仅存在于突触后膜，也存在于突触前膜。分布在突触前膜上的受体称**突触前受体（presynaptic receptor）**，它的主要作用是调节突触前神经末梢递质的释放量。例如，肾上腺素能纤维末梢的突触前膜上存在 α_2 受体和 β_2 受体。突触前 α_2 受体被激活后，能反馈性地抑制神经末梢释放去甲肾上腺素递质；而当 β_2 受体激活时，则引起去甲肾上腺素递质释放的增多。通过这两种反馈，调节去甲肾上腺素的释放，以维持递质释放的动态平衡。

4. 中枢内递质的受体　中枢神经递质很多，其相应的受体也十分多。除胆碱能受体及肾上腺素能受体外，还有多巴胺受体、5–羟色胺受体、兴奋性氨基酸受体、抑制性氨基酸受体和阿片受体等。这些受体还可进一步分成多种亚型，各种受体也有其相应的阻断剂。中枢内受体系统的分布与效应十分复杂，许多问题尚待深入研究。

第三节　反射中枢活动的一般规律

反射中枢是指中枢神经系统内调节某一特定生理功能的神经元群，即反射弧的中枢部分，是反射活动中最关键的环节。它们分布在中枢神经系统的不同部位，大体上可分为脊髓水平、皮层下水平与大脑皮层水平。一般来说，反射越原始，反射中枢在中枢神经内的位置就越低；反射越高级，则在中枢神经内向上延伸的位置就越高。在中枢仅有一次突触联系的反射称为**单突触反射**（**monosynaptic reflex**），腱反射是体内唯一的单突触反射。单突触反射接受一次刺激后只产生一次反射活动。在中枢经过多次突触传递的反射，称为**多突触反射**（**polysynaptic reflex**）。人和动物的大部分反射都属于多突触反射。在整体情况下，无论是简单的还是复杂的反射，传入冲动进入中枢后，除在同一水平与传出部分发生联系并发出传出冲动外，还有上行冲动到达更高级中枢进一步整合，再由高级中枢发出下行冲动来调整反射的传出冲动。经过各级中枢的整合后，反射活动将更具有复杂性和适应性。

一、中枢神经元的联系方式

中枢神经系统由数以千亿计、种类繁多的神经元所组成，它们之间通过突触接触，构成非常复杂而多样的联系方式，归纳起来有辐散式、聚合式、链锁式与环式四种最基本的方式（图 10-8）。一个神经元的轴突可以通过其分支末梢与多个神经元建立突触联系，称为辐散式联系。它能使与之相联系的多个神经元同时兴奋或抑制，从而扩大了神经元活动的影响范围。辐散式联系在感觉传入通路中多见。许多神经元的轴突末梢共同与同一个神经元的胞体和树突建立突触联系，称为聚合式联系。它使许多神经元的作用集中到同一神经元，从而发生总和或整合作用。聚合式联系在运动传出通路中多见。中间神经元之间的联系方式更是多种多样，有的形成链锁式，即神经元一个接一个依次连接；有的则呈环式，即多个神经元依次连接后又返回连接到原先的神经元。兴奋通过链锁式联系，可以在空间上加强或扩大作用范围。兴奋通过环式联系可引起正反馈或负反馈，相应产生后发放或使兴奋及时终止。

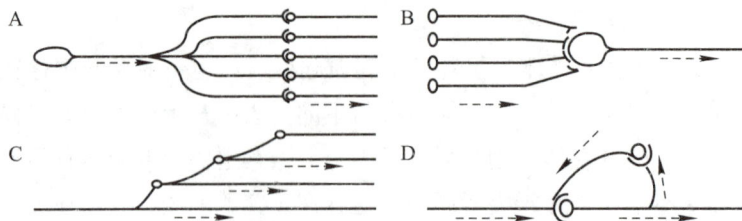

图 10-8   中枢神经元联系方式示意图

A：辐散式联系；B：聚合式联系；C：链锁式联系；D：环式联系

二、反射中枢内兴奋传递的特征

兴奋在中枢内传递时，必须通过突触。兴奋通过突触的传递要比神经纤维上的兴奋传导复杂得多，具有显著的特征。

（一）单向传递

冲动通过突触传递只能朝一个方向进行，即从突触前神经元传向突触后神经元，不能逆向传递。通常情况下，突触后膜不能释放递质，起突触传递作用的神经递质只能由突触前膜释放来影响突触后膜。所以反射活动进行时，只能由传入神经元传向传出神经元。

（二）中枢延搁

兴奋通过中枢部分时，传递比较缓慢、历时较长的现象，称为**中枢延搁（central delay）**。中枢延搁主要消耗在突触传递上，包括突触前膜递质的释放、递质的弥散以及递质对突触后膜的作用等多个环节，因而耗费的时间较长。据测定，兴奋通过一个突触所需要的时间约为 0.3～0.5ms。因此，在反射中枢内，通过的突触数目愈多，反射时间愈长。

（三）总和

在反射活动中，由单根纤维传入的一次冲动到达中枢一般仅能引起突触后膜的局部兴奋，不能产生传出效应。如果在同一纤维上有多个神经冲动相继传入，或者许多传入纤维的神经冲动同时传至同一神经元，则每个冲动各自引起的局部兴奋就能叠加起来，便可诱发突触后神经元爆发扩布性兴奋，产生传出效应。这种现象，称为兴奋的总和，前者称为时间总和，后者称为空间总和。若上述传入纤维是抑制性的，也会发生抑制的总和。

（四）兴奋节律的改变

在反射活动中，传出神经元的兴奋节律与传入神经元发放冲动的频率往往不同。这是由于传出神经元的兴奋节律既受传入神经元冲动频率的影响，也与本身的功能状态相关，还与中间神经元的功能以及联系方式对它的影响有关。因此，作为最后公路的传出神经元的兴奋节律，最终取决于各种因素总和后的突触后电位水平。

（五）后发放

在反射活动中，当传入刺激停止后，传出冲动仍可延续一段时间，这种现象称为**后发放（after discharge）**。引起后发放的原因是多方面的，中间神经元的环状联系是其主要原因之一。

此外，在效应器发生反应时，效应器本身的感受器（如骨骼肌的肌梭）受到刺激，也可产生冲动传入中枢，使传出冲动的发放延长。

（六）对内环境变化的敏感性和易疲劳性

突触部位很容易受内环境变化的影响。缺氧、酸中毒等均可改变突触部位的兴奋性与传递功能。此外，突触部位也是反射弧中最易发生疲劳的环节。突触疲劳的发生可能与突触处递质的耗竭等原因有关。疲劳的出现，是防止中枢过度兴奋的一种保护性抑制。

三、中枢抑制

在任何反射活动中，神经中枢内既有兴奋过程，也有抑制过程，此抑制过程称为**中枢抑制**（central inhibition）。中枢兴奋的意义是使反射活动能够进行，中枢抑制的意义是使反射有一定的次序、一定的强度，保证反射活动的协调完成。中枢兴奋和中枢抑制均为主动过程，且具有同样重要的生理意义。中枢抑制也表现在突触传递的过程中，所以也称为突触抑制。突触抑制可分为突触后抑制和突触前抑制。

（一）突触后抑制

突触后抑制（postsynaptic inhibition）是由于突触后膜的兴奋性降低，接受信息的能力减弱所造成的传递抑制。这种抑制效应是通过兴奋性神经元唤起抑制性中间神经元的活动，释放抑制性递质，使突触后膜超极化，产生 IPSP 而引起的。根据抑制性中间神经元的功能和联系方式不同，突触后抑制可分为传入侧支性抑制和回返性抑制两种形式。

1. 传入侧支性抑制　传入神经元兴奋某一中枢神经元的同时，经其轴突侧支兴奋一个抑制性中间神经元，转而抑制另一中枢神经元的活动，这种现象称为**传入侧支性抑制**（afferent collateral inhibition），又称**交互抑制**（reciprocal inhibition）。例如，引起屈反射的传入神经进入脊髓后，一方面直接兴奋屈肌运动神经元，另一方面经侧支兴奋抑制性中间神经元，转而通过突触后抑制作用抑制伸肌运动神经元（图 10-9）。这种抑制形式不仅存在于脊髓，也存在于脑内，其意义是使互相拮抗的两个中枢的活动协调起来。

2. 回返性抑制　一个中枢神经元的兴奋活动，可通过其轴突侧支兴奋另一抑制性中间神经元，而返回抑制原先发动兴奋的神经元及同一中枢的其他

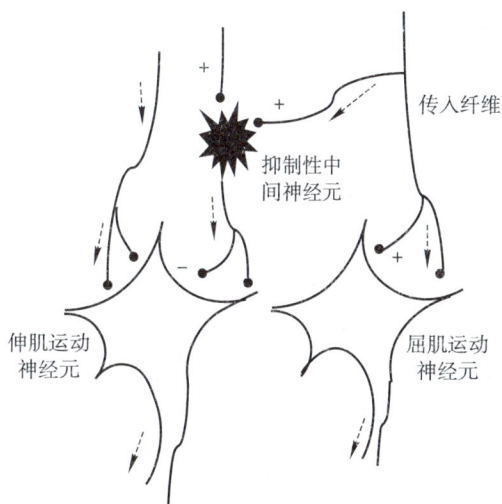

图 10-9　传入侧支性抑制示意图

神经元，称为**回返性抑制**（recurrent inhibition）。例如，脊髓前角运动神经元与闰绍细胞（抑制性中间神经元）之间的功能联系，就是回返性抑制的典型。脊髓前角 α 运动神经元的轴突通常发出返回侧支，与闰绍细胞形成兴奋性突触，而闰绍细胞的轴突反过来与该运动神经元的胞体构成抑制性突触（图 10-10）。当前角运动神经元兴奋时，释放乙酰胆碱激活闰绍细胞，后者释放抑制性递质甘氨酸，引起 α 运动神经元抑制，这是一种负反馈抑制。其意义在于防止神经元过度、过久兴奋，并促使同一中枢内许多神经元的活动步调一致。

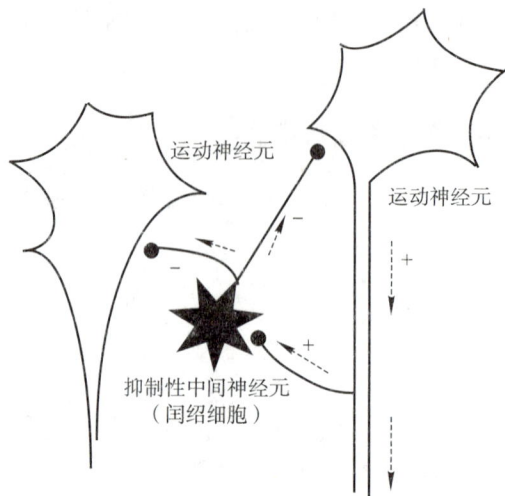

图 10-10 回返性抑制示意图

（二）突触前抑制

突触前抑制（presynaptic inhibition）的结构基础是轴突 – 轴突式突触与轴突 – 胞体式突触的联合存在。图 10-11 表示突触前抑制的发生过程。轴突 B 分别与运动神经元的胞体 C、轴突 A（中间神经元）构成轴突 – 胞体式兴奋性突触以及轴突 – 轴突式兴奋性突触。当轴突 B 单独兴奋时，可在神经元 C 上产生一定大小的 EPSP。如果先兴奋轴突 A，随后再兴奋轴突 B，则神经元 C 上产生的 EPSP 明显减小。其发生机制可能是轴突 A 末梢释放的兴奋性递质，使轴突 B 发生部分去极化，膜电位减小；当轴突 B 发生兴奋时，由于此处的膜电位小，形成动作电位的幅度也小，所以轴突 B 末梢释放的兴奋性递质量减少，导致神经元 C 形成的 EPSP 显著降低，处于阈电位水平以下，使之不能爆发动作电位而表现为抑制效应。由于这种抑制是通过中间神经元的活动，使突触前膜发生去极化所造成的传递抑制，故称为突触前抑制。又因为这种抑制发生时，后膜产生的不是超极化，而是去极化，形成的不是 IPSP，只是减小了 EPSP，所以也称为去极化抑制。

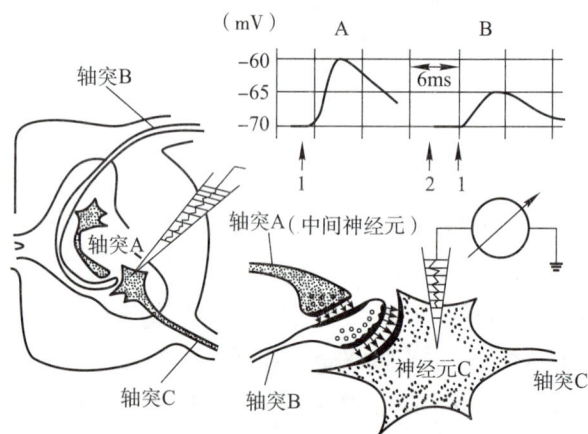

图 10-11 突触前抑制产生示意图

上图的 A 和 B 分别代表轴突 A 无冲动和有冲动传来时，在神经元 C 上记录膜电位的改变；1 和 2 分别代表轴突 B 和轴突 A 冲动到达的时刻

突触前抑制在中枢神经系统内广泛存在，尤其多见于感觉传入系统的各级转换站。此外，从大脑皮层、脑干与小脑等处发出的下行冲动，也可对感觉传导束发生突触前抑制。突触前抑制的生理意义是控制从外周传入中枢的感觉信息，在调节感觉传入活动中起重要作用。

第四节　神经系统的感觉功能

感觉是神经系统的一项重要功能。感受器将体内、外环境中的各种变化信息转换为电信号，并以神经冲动形式经各自的神经通路传向各级中枢。其在中枢内逐级向上传递，并对传入信息不断地进行分析、整合，有的信息引起各种反射活动，有的信息则产生感觉或意识。

一、脊髓的感觉传导功能

来自各种感受器的神经冲动，除通过脑神经传入中枢外，大部分经脊神经后根进入脊髓，由脊髓上传到高位中枢。感觉传导路径可分为两大类。一类为浅感觉传导路，传导痛、温觉与轻触觉。其传入纤维由后根的外侧部进入脊髓，在后角更换神经元后，再发出纤维在中央管前交叉到对侧，分别经脊髓－丘脑侧束（传导痛、温觉）和脊髓－丘脑前束（传导轻触觉）上行抵达丘脑。另一类为深感觉传导路，传导肌肉本体感觉和深部压觉。其传入纤维由后根内侧部进入脊髓后，即在同侧后索上行，抵达延髓下部薄束核与楔束核，更换神经元后，其纤维交叉到对侧，经内侧丘系至丘脑。浅感觉传导路特点是先交叉后上行，而深感觉传导路特点则是先上行后交叉。因此，当脊髓半离断时，在离断的对侧出现浅感觉障碍，而在离断的同侧发生深感觉障碍，同时有同侧的运动麻痹，临床上称为脊髓半切综合征。

二、丘脑及其感觉投射系统

丘脑是一个由大量神经元构成的神经核团集群，从功能上大致分为特异性核群（感觉接替核）、非特异性核群（髓板内核群）和联络核群三大类。除嗅觉以外的各种感觉传导通路都要在丘脑更换神经元，然后投射至大脑皮层。同时丘脑也能对感觉传入信息进行粗糙的分析与综合，因此，丘脑是最重要的感觉接替站。丘脑与大脑皮层之间的联系所构成的丘脑－皮层投射，决定大脑皮层的觉醒状态与感觉功能。由丘脑投射到大脑皮层的感觉投射系统，根据其途径与功能的不同可分为**特异性投射系统（specific projection system）**和**非特异性投射系统（non-specific projection system）**两种（图 10-12）。

（一）特异性投射系统

特异性投射系统是指从丘脑感觉接替核发出的纤维投射到大脑皮层特定区域，具有点对点投射关系的感觉投射系统。丘脑的联络核在结构上大部分也与大脑皮层有特定的投射关系，投射到皮层的特定区域，所以也归属于这一系统。除特殊感觉（视、听）的传导较为复杂外，经典的感觉传导通路是由三级神经元的

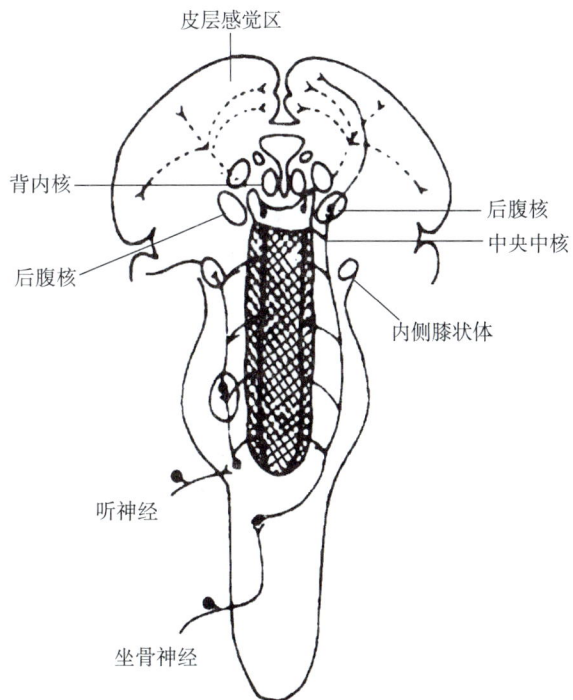

图 10-12　丘脑感觉投射系统示意图

网线区代表脑干网状结构，实线代表特异性投射系统，虚线代表非特异性投射系统

接替完成的，第三级神经元就在丘脑感觉接替核内。所以，一般经典感觉传导通路是通过丘脑的特异性投射系统而后作用于大脑皮层的，每一种感觉的投射系统都有其专一的上行途径。特异性投射系统的上行纤维主要终止于大脑皮层的第四层细胞，其功能是引起各种特定感觉，并激发大脑皮层发出传出神经冲动。

（二）非特异性投射系统

非特异性投射系统是指由丘脑的髓板内核群弥散地投射到大脑皮层广泛区域的非专一性感觉投射系统。上述经典感觉传导通路中第二级神经元的轴突在经过脑干时，发出侧支与脑干网状结构的神经元发生突触联系，在网状结构内反复换元，各种来源的兴奋互相会聚，形成共同的通路抵达丘脑髓板内核群，然后弥散地投射到大脑皮层广泛区域。因此，这一感觉投射系统失去了专一的特异性感觉传导功能。该投射系统的上行纤维进入皮层后分布在各层细胞，虽不能激发大脑皮层产生特定感觉，但可维持和改变大脑皮层的兴奋状态，对保持机体醒觉起重要作用。在脑干网状结构内存在的这种具有上行唤醒作用的功能系统，称为**上行网状结构激动系统（ascending reticular activating system，ARAS）**。目前认为，ARAS 主要是通过丘脑非特异性投射系统来发挥作用的。丘脑非特异性投射系统可视为 ARAS 的丘脑部分，因此在功能上这两者是一个不可分割的统一系统。由于这一系统是一个多突触接替的上行系统，所以容易受药物的影响而产生传导阻滞。如巴比妥类催眠药的作用，可能就是通过阻滞 ARAS 的传导，从而使大脑皮层进入抑制状态。

三、大脑皮层的感觉分析功能

各种感觉传入冲动最后到达大脑皮层，通过精细的分析、综合而产生相应的感觉。因此，大脑皮层是产生感觉的最高级中枢。皮层的不同区域在感觉功能上具有不同的分工，称为大脑皮层的功能定位。不同性质的感觉投射到大脑皮层的不同区域。

（一）体表感觉

大脑皮层中央后回为第一感觉区。该皮层感觉区产生的感觉定位明确，性质清晰。其感觉投射有如下规律：①投射纤维左右交叉，但头面部感觉的投射是双侧性的。②投射区域的空间安排是倒置的，即下肢代表区在顶部，上肢代表区在中间部，头面部代表区在底部，但头面部代表区内部的排列是正立的（图10-13）。③投射区的大小与体表感觉的灵敏度有关，感觉灵敏度高的拇指、食指、口唇的代表区大，而感觉灵敏度低的背部代表区小。在人和高等动物的脑，还存在着第二感觉区。它位于中央前回与脑岛之间，面积较小，体表感觉在此区的投射是双侧性的，空间安排呈正立位。其感觉定位不明确，性质不清晰。在人脑切除该区后，并不产生显著的感觉障碍。第二感觉区还接受痛觉传入的投射。

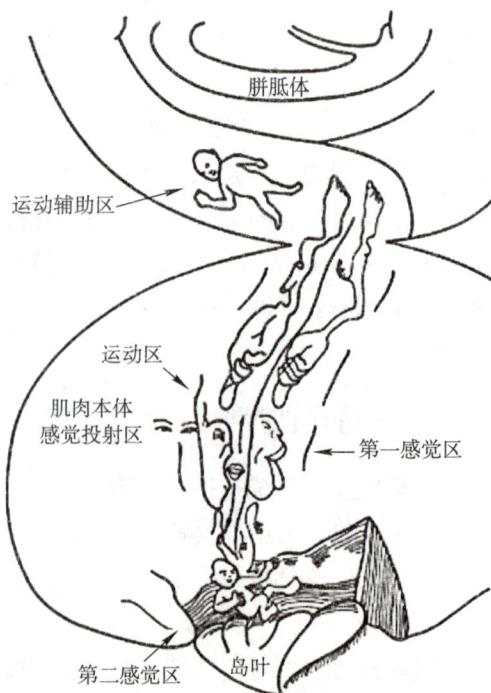

胼胝体

运动辅助区

运动区

肌肉本体感觉投射区

第一感觉区

第二感觉区

岛叶

图10-13　大脑皮层体表感觉与躯体运动功能代表区示意图

（二）肌肉本体感觉

本体感觉是指肌肉、关节等的运动觉与位置觉。目前认为，中央前回既是运动区，也是肌肉本体感觉投射区。

（三）内脏感觉

内脏感觉投射的范围较弥散，它位于第一感觉区、第二感觉区、运动辅助区和边缘系统等皮层部位。

（四）特殊感觉

1. 视觉　枕叶皮层的距状裂上、下缘是视觉的主要投射区。左眼颞侧和右眼鼻侧视网膜的传入纤维投射到左侧枕叶皮层；右眼颞侧和左眼鼻侧视网膜的传入纤维投射到右侧枕叶皮层。此外，视网膜的上半部与下半部分别投射到距状裂的上缘与下缘，视网膜中央的黄斑区与周边区则分别投射到距状裂的后部与前部。

2. 听觉　听觉皮层投射区位于颞横回与颞上回。听觉投射是双侧性的，即一侧皮层代表区接受来自双侧耳蜗感受器的传入投射，故一侧代表区受损不会引起全聋。

3. 嗅觉与味觉　嗅觉的皮层投射区位于边缘皮层的前底部区域，包括梨状区皮层的前部、杏仁核的一部分。味觉投射区在中央后回头面部感觉投射区的下侧和脑岛后部皮层。

四、痛觉

疼痛（pain）是伤害性刺激引起的不愉快的主观体验，常伴有自主神经活动、运动反射与情绪反应，是一种复杂的生理心理现象。疼痛可作为机体受损害时的一种报警系统，对机体起保护作用。但疼痛特别是慢性疼痛或剧痛，往往使患者深受折磨，导致机体功能失调，甚至发生休克。所以，研究疼痛产生的规律及其机制，对临床诊断与解除疼痛具有重要意义。

（一）痛觉感受器

痛觉感受器是背根神经节和三叉神经节中感受和传递伤害性信息的初级感觉神经元的外周末梢部分。从形态学上讲，痛觉感受器是无特化的游离神经末梢，广泛地分布于皮肤、肌肉、关节和内脏器官。一般认为痛觉感受器并无特殊的适宜刺激，任何形式的刺激只要达到一定强度都可作用于痛觉感受器而引起疼痛。近年来认为痛觉感受器实际上是一种化学感受器，在外伤、炎症、缺血、缺氧等伤害性刺激的作用下，损伤组织局部释放或合成一些致痛的化学物质，主要包括 H^+、K^+、5- 羟色胺、组胺、缓激肽、P 物质、前列腺素等，作用于游离神经末梢，产生痛觉传入冲动，传到中枢引起痛觉。

（二）皮肤痛觉

伤害性刺激作用于皮肤时，可先后出现**快痛（fast pain）**与**慢痛（slow pain）**两种性质的痛觉。快痛是一种尖锐的刺痛，其产生与消失迅速，感觉清楚，定位明确，常引起时相性快速的防卫反射；快痛一般属生理性疼痛。慢痛是一种定位不明确、持续时间较长、强烈而难以忍受的烧灼痛，通常伴有情绪反应及自主神经反应；慢痛一般属病理性疼痛。

上述两种痛觉的传导途径不同。快痛由较粗的、传导速度较快的 A_δ 纤维传导，其兴奋阈较低；慢痛由无髓鞘、传导速度较慢的 C 纤维传导，其兴奋阈较高。一般来说，痛觉初级传入纤维经背根进入脊髓后，冲动主要沿两条途径上传：A₈纤维进入脊髓后上行，主要抵达丘脑的感觉接替核，投射到大脑皮层第一体表感觉区，引起定位明确的快痛；C 纤维进入脊髓后，在脊髓内弥散上行，到达丘脑髓板内核群，换元后投射到大脑皮层第二体表感觉区和边缘系统，引起定位不明确的慢痛。

（三）内脏痛与牵涉痛

内脏痛是伤害性刺激作用于内脏器官上的游离神经末梢而引起的疼痛。与皮肤痛相比，内脏痛有两个明显的特征：①发生缓慢、持续时间长，定位不精确，常伴有明显的自主神经活动变化，情绪反应强烈，有时更甚于疾病的本身。②对引起皮肤痛的刺激如切割、烧灼等不敏感，而对机械性牵拉、缺血、痉挛、炎症与化学刺激敏感。

某些内脏疾病往往可引起体表一定部位发生疼痛或痛觉过敏，这种现象称为**牵涉痛**（**referred pain**）。每一内脏有特定牵涉痛区。如心肌缺血时，可出现左臂内侧和心前区疼痛；胆囊炎、胆结石时，可出现右肩胛部疼痛；阑尾炎初期，常感上腹部或脐区疼痛。目前认为，牵涉痛并非内脏痛所特有的现象，深部躯体痛、牙痛也可发生牵涉痛。

牵涉痛的发生机制通常用**会聚学说**（**convergence theory**）与**易化学说**（**facilitated theory**）进行解释。会聚学说（图 10-14 A）认为，来自躯体和内脏的痛觉传入纤维会聚到脊髓同一水平的同一脊髓后角神经元，并由同一个二级神经纤维上传入脑。由于大脑皮层习惯于识别来自皮肤的刺激，因而将内脏痛误认为是皮肤病变，故产生牵涉痛。易化学说（图 10-14 B）认为，内脏痛觉传入冲动，可提高内脏躯体会聚神经元的兴奋性，易化了相应皮肤区域的感觉传入，而导致牵涉痛。

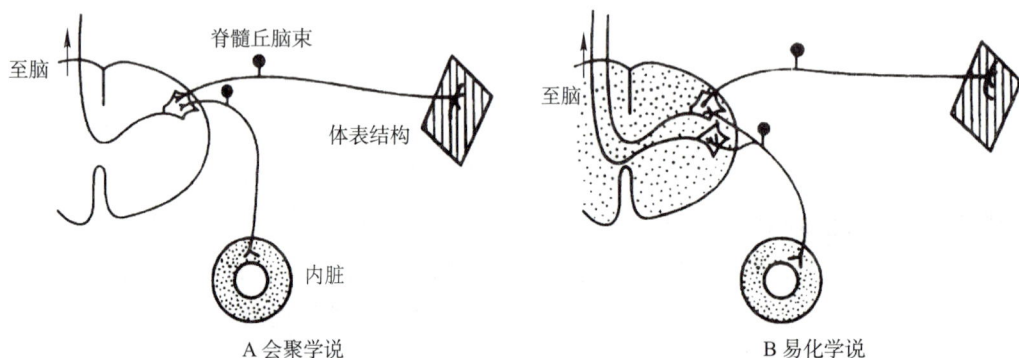

图 10-14   牵涉痛的会聚学说和易化学说示意图

第五节   神经系统对躯体运动的调节

机体各种姿势的维持和躯体运动以骨骼肌的舒缩为基础，而不同肌群之间的协调则依赖于神经系统的调节。其调节主要分为脊髓、脑干下行系统和大脑皮层运动区三个水平，同时也接受小脑和基底神经节的调节。

一、脊髓对躯体运动的调节

脊髓是调节躯体运动的初级中枢。通过脊髓能完成一些比较简单的躯体运动反射，如牵张反射、屈反射和对侧伸肌反射等。脊髓反射在整体内也受高位中枢调节。

（一）脊髓前角运动神经元

脊髓前角有 α、γ 与 β 三种神经元，自脊髓前根发出后直接支配相应的骨骼肌。

1. α 运动神经元　此类神经元数量较多，胞体大小不一，其发出的 Aα 传出纤维末梢在肌肉内的分支较多，每个分支均支配一根肌纤维，因此一个神经元兴奋往往会引起其所支配的许多肌纤维收缩。由一个 α 运动神经元及其所支配的全部肌纤维组成的功能单位，称为**运动单位**（motor unit）。

2. γ 运动神经元　该神经元较少，胞体较小，分散在 α 运动神经元之间，其发出的 Aγ 纤维较细，分布于梭内肌，可调节肌梭感受器的敏感性。γ 运动神经元的活动主要接受高位中枢的调控。

3. β 运动神经元　β 运动神经元较大，其发出的传出纤维支配骨骼肌的梭内肌与梭外肌纤维，但具体功能尚不清楚。

（二）脊髓的调节功能

脊髓是中枢神经系统的低级部位，存在最基本的反射中枢。脊髓在传导感觉和运动信息指令同时，也能够完成某些简单的躯体和内脏反射。由于在整体内，脊髓处于高位中枢的控制下，其调节功能不易表现出来，只有当二者联系被切断后，脊髓的功能方可显现。

1. 脊休克　与脑离断的脊髓暂时丧失一切反射活动能力的状态，称为**脊休克**（spinal shock）。这种脊髓与脑完全离断的动物称为脊动物。在动物实验中，为了保持动物的呼吸功能，常在第 5 节颈髓水平以下切断脊髓。脊休克的主要表现为在横断面以下脊髓所整合的反射均丧失，外周血管扩张，动脉血压下降，发汗反射消失，粪尿潴留等。经过一段时间后，已经丧失的脊髓功能可以逐渐恢复，其速度与动物进化程度有关，如蛙可在数秒或数分钟内恢复，犬在数小时至数日后恢复，人类因外伤所引起的脊休克可长达数周乃至数月以上。通常比较简单、原始的反射恢复较早，而比较复杂的反射恢复较晚。在脊髓躯体反射恢复后，部分内脏反射活动也随之恢复，如血压逐渐恢复上升，并出现一定的排便、排尿反射。由此可知，脊髓内存在着低级的躯体与内脏反射中枢。但是脊髓横断后，其内部的上行与下行的神经束也被切断，从而导致断面以下的各种感觉和随意运动出现永远丧失，临床上称此为截瘫。

脊休克产生的原因并非是对脊髓直接损伤所引起，因为当反射恢复后，在原切面之下再次切断脊髓并不能再次引起脊休克。目前认为，脊休克的产生是由于离断的脊髓突然失去了高位中枢的调节，特别是失去了大脑皮层、脑干网状结构和前庭核的下行性易化作用。

2. 脊髓对肌紧张与姿势的调节　中枢神经系统通过调节骨骼肌的张力或产生相应的运动，以维持或改变躯体在空间的姿势，称为**姿势反射**（postural reflex）。脊髓能够完成的姿势反射主要有**牵张反射**（stretch reflex）和**对侧伸肌反射**（crossed extensor reflex）。

（1）牵张反射　有神经支配的骨骼肌在受到外力牵拉而伸长时，引起受牵拉的同一肌肉收缩，称为骨骼肌的牵张反射。由于牵拉的形式与肌肉收缩的反射效应不同，牵张反射又可分为**腱反射**（tendon reflex）与**肌紧张**（muscle tonus）两种类型。

腱反射是指快速牵拉肌腱时发生的牵张反射，表现为被牵拉肌肉迅速而明显地缩短。例如，快速叩击股四头肌肌腱，可使股四头肌受到牵拉而发生一次快速收缩，称膝反射。腱反射的传入纤维直径较粗，传导速度较快，反射的潜伏期很短，其中枢延搁时间只相当于一个突触的传递时间，故认为腱反射是单突触反射。

肌紧张是指缓慢持续牵拉肌腱所引起的牵张反射，表现为受牵拉肌肉发生紧张性收缩，致使肌肉经常处于轻度的收缩状态。肌紧张属于多突触反射，所引起肌肉收缩的力量不大，只是阻止肌肉被拉长，因此不表现明显的动作。这可能是同一肌肉内的不同肌纤维轮换收缩的结果，因此肌紧张能够持久维持而不易疲劳。肌紧张是维持躯体姿势最基本的反射活动，是姿势反射的基础，尤其是维持站立姿势。因为直立时，由于重力的影响，支持体重的关节趋向于被重力弯曲，弯曲的关节势必使伸肌肌腱受到牵拉，从而产生牵张反射使伸肌的肌紧张增强，以对抗关节的屈曲来维持站立姿势。

在整体内，牵张反射受高位中枢的调节，牵张反射减弱或消失，常提示反射弧的传入、传出通路或脊髓中枢的损害；牵张反射亢进，则提示高位中枢可能出现病变。因此，临床上可通过检查腱反射和肌紧张以了解神经系统的功能状态。

（2）牵张反射的感受装置与反射途径 肌梭是腱反射和肌紧张的感受器（图10-15 A），其外层为一梭形结缔组织囊，囊内含有2～12条特殊肌纤维，称为**梭内肌纤维（intrafusal fiber）**；而囊外为骨骼肌纤维，也称为**梭外肌纤维（extrafusal fiber）**。梭内肌纤维与梭外肌纤维平行排列，是并联关系；梭内肌纤维的收缩成分位于纤维的两端，中间部是肌梭的感受装置，两者呈串联关系。因此，当梭外肌收缩时，梭内肌感受装置所受牵拉刺激减少；当梭外肌被拉长或梭内肌收缩时，均可使肌梭感受器受到牵拉刺激而兴奋。

梭内肌纤维根据其形态可分为**核袋纤维（nuclear bag fiber）**与**核链纤维（nuclear chain fiber）**。肌梭的传入神经有Ⅰa和Ⅱ类纤维两类，前者直径较粗，末梢呈螺旋形环绕于核袋和核链纤维的感受器部位；后者直径较细，其末梢呈花枝状，通常分布于核链纤维的感受器上（图10-15 B）。两类传入纤维均与脊髓前角α运动神经元形成突触关系。核袋纤维上的感受器可能与快速牵拉的感受有关，在腱反射中具有重要意义；核链纤维上的感受器与缓慢、持续的牵拉感受有关，对肌紧张具有重要意义。Ⅰa和Ⅱ类纤维的传入冲动进入脊髓后，除产生牵张反射外，还通过侧支和中间神经元接替上传到小脑与大脑皮层感觉区。

当肌肉受到外力牵拉时，梭内肌感受装置被动拉长而变形，导致Ⅰa类纤维传入冲动增加，冲动的频率与肌梭被牵张的程度成正比，肌梭的传入冲动引起支配同一肌肉的α运动神经元的活动，通过A$_r$纤维传出引起梭外肌收缩，从而完成一次牵张反射。

（3）γ运动神经元对牵张反射的调节 γ运动神经元兴奋时，并不能直接引起肌肉的收缩，但由γ运动神经元传出活动所引起的梭内肌收缩，能牵拉肌梭内核袋纤维上感受器并引起兴奋，通过Ⅰa类纤维的传入改变α运动神经元的兴奋状态，从而调节肌肉的收缩。这种由γ运动神经元→梭内肌→感受器→Ⅰa类传入纤维→α运动神经元→梭外肌所形成的环路联系，称为**γ环路**

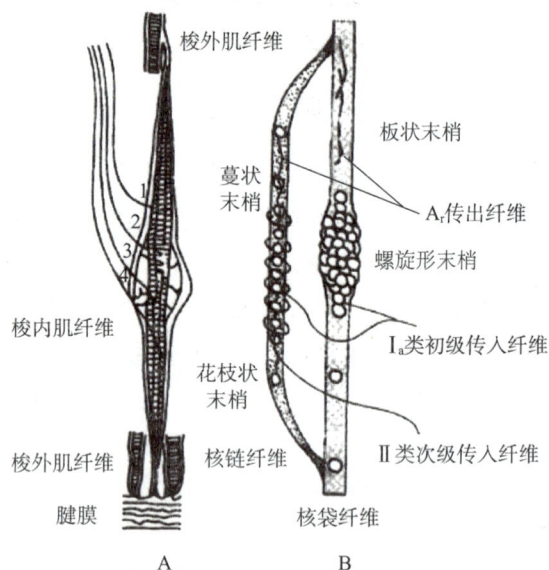

图 10-15 肌梭与神经联系示意图

A 显示传出和传入神经支配（1、4：传出纤维；2：Ⅰa类传入纤维；3：Ⅱ类传入纤维）；B 显示核袋纤维与核链纤维

（γ-loop）。由此可见，γ运动神经元的传出活动对调节肌梭感受装置的敏感性与反应性，进而调节肌牵张反射具有十分重要的作用（图10-16）。正常情况下，高级中枢可通过γ环路调节牵张反射，如脑干网状结构对肌紧张的调节可能是通过兴奋或抑制γ环路实现的。

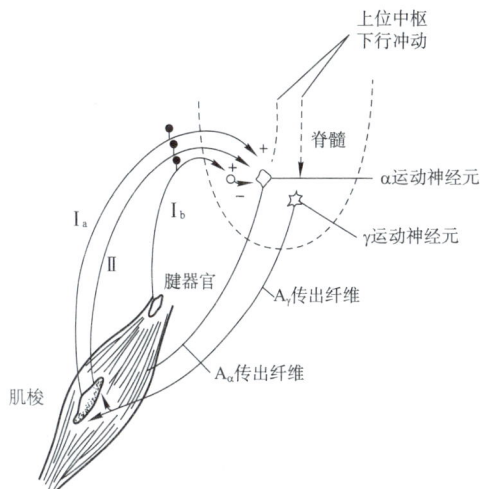

图10-16　γ环路示意图

+：兴奋；-：抑制

此外，在肌腱胶原纤维之间还有一种牵张感受装置，称为**腱器官**（tendon organ）。腱器官与梭外肌呈串联关系，其传入纤维是直径较细的 I_b 类纤维，其传入冲动通过抑制性中间神经元，抑制同一肌肉α运动神经元的活动。腱器官是一种感受肌肉张力变化的感受器，对肌肉的被动牵拉刺激不太敏感，但对肌肉主动收缩所产生的牵拉却异常敏感。在牵张反射活动中，随着肌肉被拉长，肌梭兴奋传入冲动增多而反射性使肌肉收缩也进一步增加，当肌肉收缩达到一定强度时，腱器官则发生兴奋，通过 I_b 类传入纤维抑制同一肌肉收缩，防止过度收缩引起对肌肉和肌腱的损伤。可见，牵张感受器有肌梭、腱器官两种，前者与肌纤维呈并联关系，是一种长度感受器，使α运动神经元的活动增强；后者与肌纤维呈串联关系，是一种张力感受器，抑制α运动神经元的活动。

3. 屈反射与对侧伸肌反射　肢体皮肤受到伤害刺激时，常常引起受刺激侧肢体的屈肌收缩，伸肌舒张，使肢体屈曲，称为**屈反射**（flexor reflex）。屈反射是一种防御性反射，如火烫、针刺皮肤时，该侧肢体立即缩回，以避开有害刺激，对机体有保护意义。屈反射是一种多突触反射，其反射弧的传出部分可支配多个关节的肌肉活动。该反射的强弱与刺激强度有关，其反射范围可随刺激强度的增加而扩大。如足趾受到较弱的刺激时，只引起踝关节屈曲，而随着刺激的增强，膝关节和髋关节也可以发生屈曲。当刺激到一定强度时，在同侧肢体发生屈反射的基础上，对侧肢体会伸直，这称为**对侧伸肌反射**（crossed extensor reflex）。这是一种姿势反射，其意义是当一侧肢体屈曲造成身体失去平衡时，对侧肢体伸直以支持体重，从而维持身体的姿势平衡。

二、脑干对肌紧张和姿势的调节

高级中枢系统对肌紧张和姿势的调节主要是通过脊髓前角的α和γ运动神经元来完成，前者直接影响梭外肌，后者通过改变梭内肌的敏感性而间接影响梭外肌。脑干是脊髓以上水平对运动的控制中枢，脑干以调控γ运动神经元为主，发挥对肌紧张和姿势的调节作用。

（一）脑干对肌紧张的调节

脑干对肌紧张的调节主要是通过脑干网状结构易化区和抑制区的活动而实现的（图10-17）。

1. 脑干网状结构易化区　脑干网状结构中加强肌紧张和肌肉运动的区域，称为**易化区**（facilitatory area）。易化区较大，包括延髓网状结构的背外侧部分、脑桥被盖、中脑的中央灰质与被盖等脑干中央区域。此外，下丘脑和丘脑中线核群等部位也具有对肌紧张和肌肉运动的易化作用，因此也包括在易化区之中。易化区的作用主要是通过网状脊髓束下行兴奋性纤维的活动来完成的。

2. 脑干网状结构抑制区　脑干网状结构中抑制肌紧张和肌肉运动的区域，称为**抑制区**

（inhibitory area）。该区较小，位于延髓网状结构的腹内侧部分。其作用主要是通过网状脊髓束下行抑制性纤维的活动而实现的。一般说来，网状结构抑制区本身无自发活动，它在接受高位中枢传入的始动作用时，才能发挥下行抑制作用。

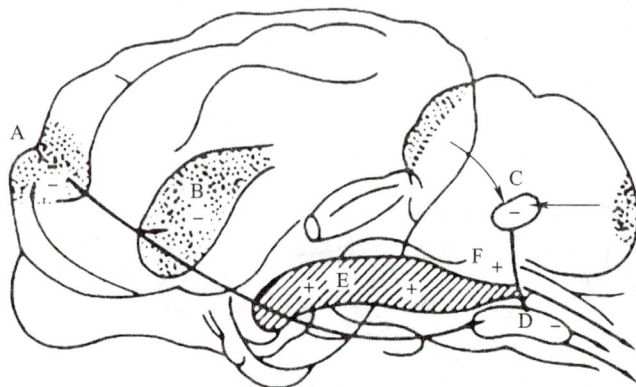

图 10-17　猫脑干网状结构下行易化和抑制系统示意图

A：运动皮层；B：基底神经节；C：小脑；D：网状结构抑制区；E：网状结构易化区；F：前庭神经核

正常情况下，肌紧张易化区的活动较抑制区略强，两者在一定水平上保持相对平衡，以维持正常的肌紧张。如果在动物中脑上、下丘之间横断脑干，会立即出现全身肌紧张，特别是伸肌肌紧张过度亢进，表现为四肢伸直、头尾昂起、脊柱挺硬的角弓反张现象，称为**去大脑僵直**（**decerebrate rigidity**）。其发生的原因是切断了大脑皮层运动区和纹状体等神经结构与脑干网状结构抑制区的功能联系，削弱了抑制区的活动，而易化肌紧张的活动占有显著优势，使伸肌肌紧张加强，以致造成僵直现象。

（二）脑干对姿势的调节

由中枢神经系统整合各种感受器的传入冲动，反射性地调节肌紧张或引起相应的运动，称为**姿势反射**（**postural reflex**）。不同的姿势反射与不同的中枢水平相关联。由脑干整合而完成的姿势反射有**状态反射**（**attitudinal reflex**）、**翻正反射**（**righting reflex**）以及直线与旋转加速度反射等。

1. 状态反射　头部与躯干的相对位置改变或者头部在空间的位置改变时，引起躯体肌肉紧张性改变的反射活动称为状态反射。前者称为**颈紧张反射**（**tonnic neck reflex**），后者称为**迷路紧张反射**（**tonic labyrinthine reflex**）。

颈紧张反射是由于颈部扭曲刺激了颈部脊髓关节或韧带以及肌肉本体感受器后，对四肢肌肉紧张性的反射性调节，其反射中枢位于颈部脊髓。如将去大脑动物的头向一侧扭转时，下颏所指一侧的伸肌紧张性增强；头后仰时，则前肢伸肌紧张性增强，后肢伸肌紧张性减弱；相反，头前俯时，后肢伸肌紧张性增强，前肢伸肌紧张性减弱。

迷路紧张反射是由于内耳迷路椭圆囊、球囊的传入冲动对躯体伸肌紧张性的反射性调节。该反射是由头在空间位置改变时，位砂膜因重力影响，使囊斑上各毛细胞顶部不同方向排列的纤毛所受的刺激不同引起的，其反射中枢主要是前庭神经核。如动物仰卧时，位砂膜受到的刺激最大，四肢伸肌紧张性最高；俯卧时，受到的刺激最弱，则伸肌紧张性最低。

状态反射是在低位脑干整合下完成的。正常动物由于处于高位中枢的控制下，其反射不易表现出来，只有去大脑动物才明显可见，其生理意义是维持一定的姿势状态。

2. 翻正反射　能保持直立姿势的正常动物被推倒后可翻正过来，这种反射称为翻正反射。当动物从空中四足朝天降落时，可以观察到在整个坠落过程中，首先是头颈位置扭转翻正，进而是前肢和躯干，最后是后肢扭转翻正安稳着地。在完整动物，由于视觉可以感知身体位置的不正常，因此翻正反射主要是由视觉传入信息引起的。在人类，由视觉引起的翻正反射尤为重要。

三、小脑对躯体运动的调节

小脑可分为**前庭小脑**（vestibulocerebellum）、**脊髓小脑**（spinocerebellum）与**皮层小脑**（cerebrocerebellum）三个功能部分（图 10-18）。小脑的三个功能区分别与前庭系统、脊髓和大脑皮层形成三个闭合的神经回路，对维持身体平衡、调节肌紧张、协调与形成随意运动均有重要作用。

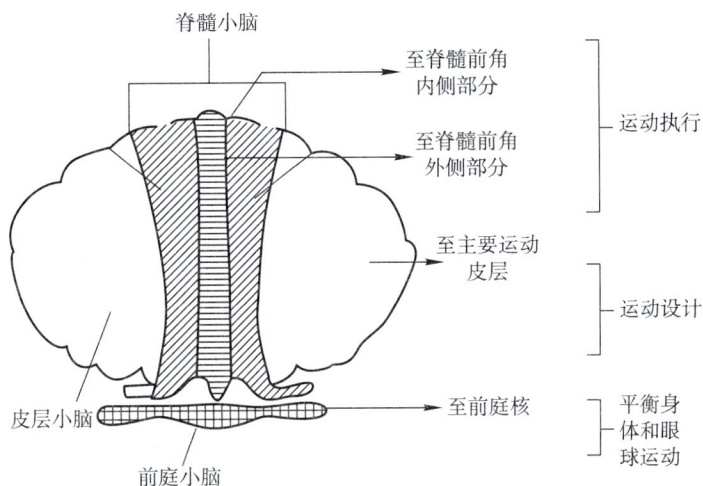

图 10-18　小脑的功能分区示意图

（一）维持身体平衡

维持身体平衡是前庭小脑的主要功能。前庭小脑主要由绒球小结叶构成，其与前庭神经核发生联系，构成的反射途径是：前庭器官→前庭核→绒球小结叶→前庭核→脊髓前角运动神经元→骨骼肌。通过此途径，前庭小脑可以维持躯体运动的平衡。如切除猴的绒球小结叶，猴不能保持身体的平衡，躯干和头摇晃不稳，步履蹒跚，但随意运动仍能协调；如肿瘤压迫绒球小结叶，患者出现站立不稳，但肌肉运动协调仍良好，表明绒球小结叶对前庭核的活动有重要调节作用。此外，前庭小脑还接受来自外侧膝状体、上丘和视皮层等处的视觉传入信息，调节眼球的运动，协调头部运动及眼的凝视运动。

（二）调节肌紧张与协调随意运动

脊髓小脑由小脑前叶和后叶的中间带组成。前者调节肌紧张，后者主要协调随意运动，也有调节肌紧张的作用。

1. 调节肌紧张　小脑前叶对肌紧张具有抑制和易化的双重调节作用。小脑前叶蚓部有抑制肌紧张的功能，而前叶两侧部则有易化肌紧张的功能。在生物进化过程中，前叶对肌紧张的抑制作用逐渐减弱，而易化肌紧张的作用逐渐占优势。此外，小脑后叶中间带也有易化肌紧张的功能，它对双侧肌紧张均有加强作用。

2. 协调随意运动　这是小脑后叶中间带的重要功能。由于后叶中间带还接受脑桥纤维的投射，并与大脑皮层运动区有环路联系，因此在执行大脑皮层发动的随意运动方面起重要协调作用。当小脑后叶中间带受到损伤时，可出现随意运动协调障碍，称为**小脑性共济失调**（**cerebellar ataxia**），表现为随意运动的力量、方向及限度等将发生很大的紊乱，动作摇摆不定，指物不准，不能进行快速的交替运动，患者还可出现动作性或**意向性震颤**（**intention tremor**）。由此说明，这部分小脑在肌肉的运动进行过程中起协调作用。

（三）参与随意运动设计

参与随意运动设计是皮层小脑的功能。皮层小脑是指后叶的外侧部，它与大脑皮层之间存在着联合活动，参与运动计划的形成和运动程序的编制。皮层小脑不接受外周的传入信息，但与大脑皮层感觉区、运动区和联络区等构成回路联系。皮层小脑和基底神经节参与随意运动的设计，而脊髓小脑则参与运动的执行。当大脑皮层发动精细运动时，首先通过大脑－小脑回路将皮层小脑的程序提取到皮层，再通过皮层脊髓束发动完成。当小脑外侧部损伤时，已经形成的快速、熟练且精巧的运动则出现延缓和缺失，甚至不能完成诸如打字、乐器演奏等精细运动。

四、基底神经节对躯体运动的调节

基底神经节（**basal ganglia**）主要包括尾核、壳核和苍白球。其中尾核与壳核进化较新，称新纹状体；而苍白球则是较古老的部分，称旧纹状体。此外，丘脑底核、中脑的黑质与红核以及被盖网状结构等有关神经结构在功能上与纹状体密切相关，故也归属于基底神经节系统。

（一）基底神经节的纤维联系

基底神经节对躯体运动功能的控制可以分为直接和间接两条环路（图 10-19）。直接通路是从大脑皮层（新皮层）→新纹状体→苍白球内侧部→丘脑（腹前核／腹外侧核）→大脑皮层运动区与运动前区。该环路为反馈抑制性系统，其中大脑皮层发出的纤维对新纹状体是兴奋性的，但新纹状体到苍白球，以及由苍白球到丘脑则为抑制性纤维。所以当新纹状体兴奋时，由于加强了对苍白球的抑制，可使丘脑和大脑皮层活动加强，此现象称为去抑制。在新纹状体与苍白球间的神经递质为 γ- 氨基丁酸，并有 P 物质与强啡肽共存。间接通路也由大脑皮层广泛区域→新纹状体→苍白球外侧部→丘脑底核→苍白球内侧部→丘脑→大脑皮层运动前区，其功能也是抑制性的。由此可见，从新纹状体

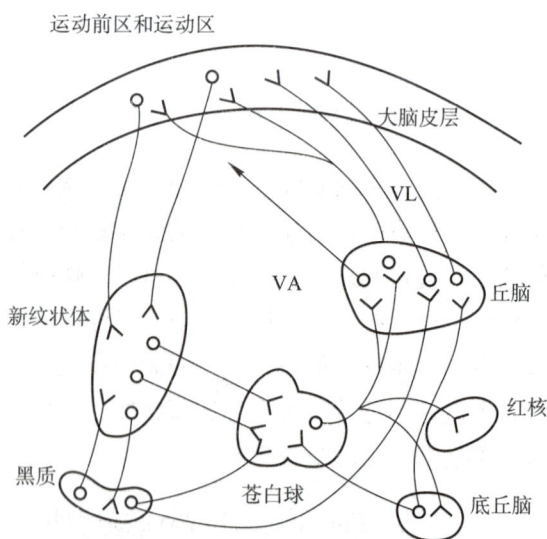

图 10-19 基底神经节的主要神经联系
VA：丘脑腹前核；VL：丘脑腹外侧核

发出到苍白球的纤维均为抑制性，不同的是间接通路中由丘脑底核投向苍白球内侧部纤维为兴奋性。因此，当新纹状体活动增强时，由于苍白球活动受抑制而丘脑底核活动则增强，进而通过促进苍白球内侧抑制功能使丘脑腹前核、腹外侧核以及大脑皮层活动减少，以消除直接通路对丘脑及大脑皮层的兴奋性影响。

（二）基底神经节的功能与损伤时病变

基底神经节的主要功能是调节运动，与随意运动的产生和稳定、肌紧张的调节及本体感受器传入信息的处理均有密切关系，但具体机制还不是十分清楚。目前对基底神经节运动功能的了解，主要来自人类基底神经节损伤所引起的运动障碍。基底神经节损害的主要表现分为两类：肌紧张过强而运动过少的综合征，如**震颤麻痹（paralysis agitans）**等；肌紧张低下而运动过多的综合征，如**舞蹈病（chorea）**和**手足徐动症（athetosis）**等。

1. 肌紧张过强而运动过少综合征　震颤麻痹又称**帕金森病（Parkinson disease）**，其主要症状是全身肌紧张增强、肌肉强直、随意运动减少、动作迟缓、面部表情呆板，常伴有静止性震颤。目前认为其病变部位在中脑黑质。黑质是脑内多巴胺能神经元胞体集中处，黑质多巴胺能神经纤维上行至纹状体，抑制纹状体中胆碱能神经元的活动，正常时二者处于平衡状态，从而维持正常的肌紧张和运动的协调性（图10-20）。当黑质病变时，多巴胺能神经元受损，黑质和纹状体中多巴胺含量明显减少，多巴胺递质系统功能减退，而乙酰胆碱递质系统功能亢进，从而产生震颤麻痹。临床上常给予左旋多巴或M受体阻断剂对震颤麻痹进行治疗。

2. 肌紧张不全而运动过多综合征　舞蹈病又称**亨廷顿病（Huntington disease）**，主要表现为不自主的上肢和头部的舞蹈样动作，并伴有肌张力降低等。发病原因主要是新纹状体内γ-氨基丁酸能神经元变性或遗传性缺损所导致的胆碱能神经元功能减退，而黑质多巴胺能神经元功能相对亢进。临床给予利血平耗竭多巴胺类递质，可缓解舞蹈病患者的症状。

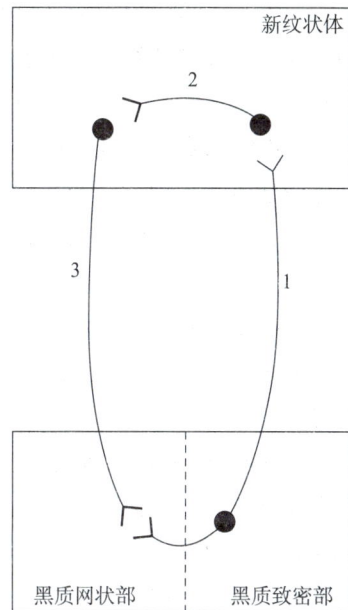

图10-20　黑质纹状体环路示意图

1：多巴胺能神经元；2：胆碱能神经元；3：γ-氨基丁酸能神经元

五、大脑皮层对躯体运动的调节

高等动物，特别是人类的躯体运动受大脑皮层的控制。大脑皮层接受感觉信息传入，同时根据机体对环境变化的反应和意愿，设计并发动随意运动。因此，大脑皮层是运动调控的最高级也是最复杂的中枢部位。

（一）大脑皮层的运动区

大脑皮层控制躯体运动的部位称为**皮层运动区（motor area）**。大脑皮层运动区的基本功能单位是**运动柱（motor column）**，呈纵向柱状排列，一个运动柱可控制同一关节几块肌肉的活动，而一块肌肉又可接受几个运动柱的控制。

1. 主要运动区　包括中央前回（4区）和运动前区（6区），是控制躯体运动的最重要结构。该区具有以下功能特征：①交叉支配，即一侧皮层主要支配对侧躯体的运动，但头面部肌肉的运动是双侧支配。如咀嚼、喉及脸上部运动是双侧支配。②代表区功能定位的总体安排是倒置的，但头面部内部的排列仍为正立位，如下肢代表区在皮层顶部，上肢代表区在中间，头面部代表区在底部。③功能代表区的大小与运动精细、复杂程度有关，即运动越精细、复杂，皮层相应运动区面积越大，如大拇指所占皮层面积几乎是大腿所占皮层面积的10倍（图10-13）。主要运动区与运动的执行以及运动所产生的肌力大小有关。

2. 辅助运动区 位于大脑皮层的内侧面、运动区之前，一般为双侧性支配，刺激该区可引起肢体运动与发声。

3. 第二运动区 位于中央前回与岛叶之间，其运动反应也是双侧的，代表区分布与第二感觉区一致。

（二）运动传导通路

大脑皮层对躯体运动的调节是通过**锥体系（pyramidal system）**与**锥体外系（extrapyramidal system）**两大传出功能系统的协调活动完成的（图 10-21）。

1. 锥体系及其功能 锥体系一般是指由皮层发出、经内囊和延髓锥体下行到达脊髓前角的传导系，即皮层脊髓束（锥体束）。而由皮层发出、经内囊抵达脑神经运动神经元的皮层脑干束，虽不通过锥体，但在功能上与皮层脊髓束相同，所以也包括在锥体系的概念之中。

锥体束的皮层起源比较广泛，大部分纤维来自中央前回，还有部分纤维来自中央后回及其他区域。通常将锥体束发自皮层的神经元称为**上运动神经元（upper motor neuron）**，而将脊髓前角的运动神经元称为**下运动神经元（lower motor neuron）**。传统上认为，锥体束由上、下两个运动神经元组成。人体有 80%～90% 的锥体束纤维与脊髓下运动神经元之间有一个以上的中间神经元接替，只有 10%～20% 的锥体束纤维与下运动神经元构成单突触联系。运动愈精细的肌肉，大脑皮层对其直接支配的单突触联系也愈多，如人类的上肢多于下肢，肢体远端多于近端。

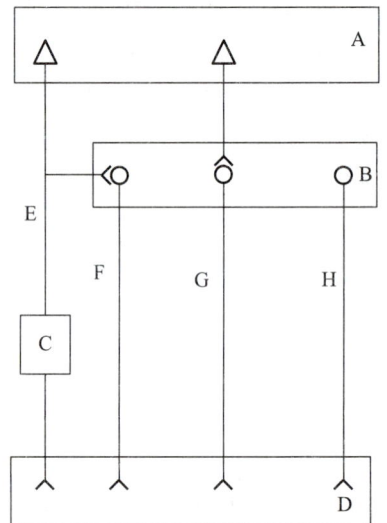

图 10-21 锥体系和锥体外系示意图
A：大脑皮层；B：皮层下核团；
C：延髓锥体；D：脊髓；E：锥体束；
F：旁锥体系；G：皮层起源的
锥体外系；H：锥体外系

一般认为，锥体系的功能是执行皮层运动区的指令，发动随意运动。但目前的研究表明，锥体束对随意运动的发动作用不如以前所认为的那样重要，其主要功能是控制肢体肌肉的精细运动。锥体束中的下行纤维还可与脊髓中间神经元构成突触联系，改变脊髓拮抗肌运动神经元之间的对抗平衡，使肢体运动具有合适的强度，以保持运动的协调性。此外，锥体束还有加强肌紧张的作用。

2. 锥体外系及其功能 锥体外系是指锥体系以外的调节躯体运动的下传系统，可分为皮层起源的锥体外系与旁锥体外系。皮层起源的锥体外系是指由大脑皮层下行，并通过皮层下核团转而控制脊髓运动神经元的传导系统。其皮层起源比较广泛，除运动皮层外，还包括第二运动区、辅助运动区及其他皮层。因此，锥体外系与锥体系的皮层起源有许多是重叠的。旁锥体外系是指由锥体束侧支进入皮层下核团转而控制脊髓运动神经元的传导系统。

锥体外系对脊髓运动神经元的控制是双侧性的，其主要功能是调节肌紧张，维持身体姿势和协调肌群的运动。锥体系与锥体外系对于肌紧张有相互拮抗的作用，前者倾向于使肌紧张增强，后者则使肌紧张减弱，二者保持相对平衡。实际上，大脑皮层的运动功能都是通过锥体系与锥体外系的协同活动实现的，在锥体外系保持肢体稳定、适宜的肌张力和姿势协调的情况下，锥体系执行精细的运动指令。

第六节 神经系统对内脏活动的调节

人体的内脏活动主要受自主神经系统的调节。自主神经系统一般分为**交感神经系统**（**sympathetic nervous system**）和**副交感神经系统**（**parasympathetic nervous system**）两部分。近年来的研究表明，分布于消化道管壁神经丛内的神经元，具有独立的自主反射功能，构成一种相对独立的**肠神经系统**（**enteric nervous system**），成为自主神经系统的第三大支系，从而将自主神经系统分为交感、副交感与肠神经系统三个组成部分。下面仅介绍交感与副交感神经系统（图 10-22）。

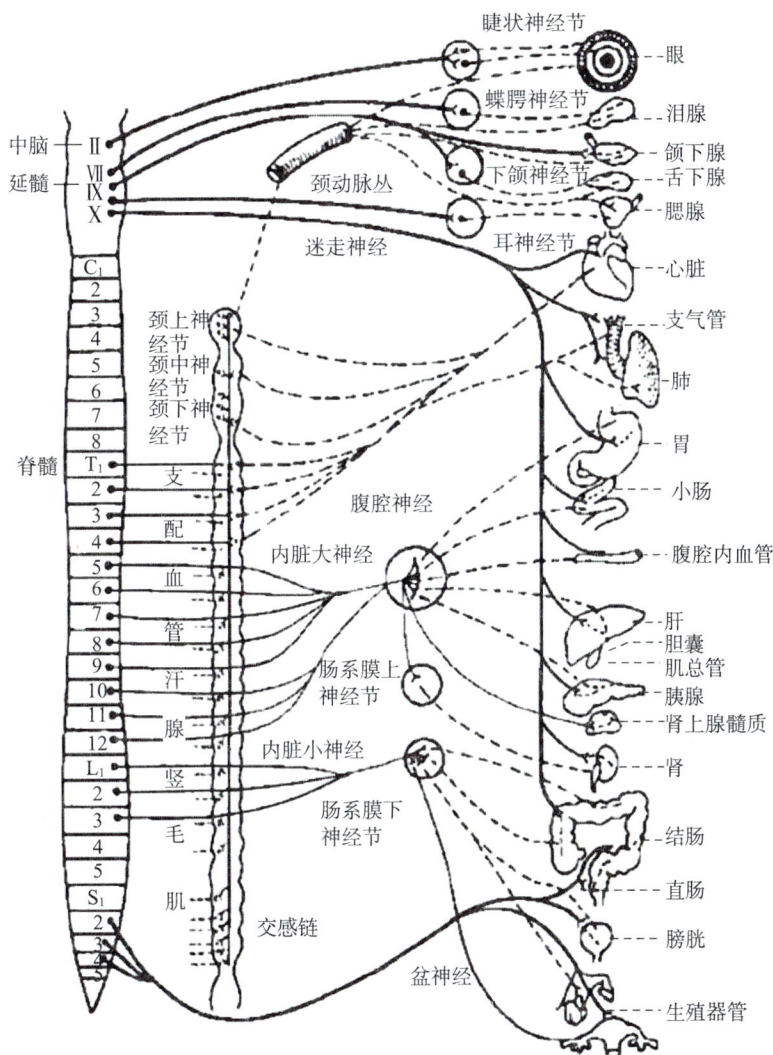

图 10-22 自主神经分布示意图

细线：交感神经；粗线：副交感神经；实线：节前纤维；虚线：节后纤维

一、自主神经系统的结构与功能特点

（一）自主神经系统的结构特征

与躯体运动神经不同，交感和副交感神经从中枢发出后，要更换一次神经元才到达效应器。

由脑和脊髓发出到神经节的纤维称为节前纤维，属有髓鞘的 B 类纤维；从节内神经元发出，终止于效应器的纤维称为节后纤维，是无髓鞘的 C 类纤维。

交感神经的节前纤维起源于胸、腰段脊髓（$T_1 \sim L_3$）灰质侧角神经元，数量较少；节后纤维较多，分布极广，支配几乎所有内脏器官、血管和汗腺等，但肾上腺髓质直接接受交感节前纤维支配，相当于一个交感神经节。交感神经的节前纤维较短，节后纤维较长，一根节前纤维和许多节后纤维发生突触联系，作用范围广泛。

副交感神经源于脑干的第 Ⅲ、Ⅶ、Ⅸ 和 Ⅹ 对脑神经核和骶段脊髓（$S_2 \sim S_4$）灰质相当于侧角的部位。副交感神经分布比较局限，某些器官没有副交感神经支配，如皮肤和肌肉的血管、汗腺、竖毛肌和肾上腺髓质等。副交感神经的节前纤维较长而节后纤维较短，一根节前纤维只与少数节后纤维形成突触联系，因此副交感神经的影响范围较为局限。

（二）自主神经系统的功能特点

自主神经系统的功能在于调节心肌、平滑肌和腺体（消化腺、汗腺、部分内分泌腺）的活动（表 10-2）。其功能特点如下。

1. 双重支配　体内除汗腺、肾上腺髓质、皮肤和骨骼肌血管平滑肌仅受交感神经支配外，一般组织器官都接受交感和副交感神经的双重支配，而且二者对内脏活动的调节作用往往是相互拮抗的。但支配唾液腺的交感和副交感神经例外，它们对唾液分泌均有促进作用，但前者分泌的唾液黏稠，后者分泌的唾液稀薄。

2. 紧张性作用　在安静状态下，自主神经持续发放低频率冲动，以维持效应器处于一定的活动状态，称为紧张性作用。交感和副交感神经对内脏功能活动的调节都是在紧张性活动的基础上进行的。例如，切断支配心脏的交感神经，交感紧张性消失，致使心率减慢；相反，切断支配心脏的迷走神经，副交感紧张性消失，心率则加快。

3. 效应器所处功能状态的影响　自主神经的外周性作用与效应器本身的功能状态有关。例如，刺激交感神经可使无孕动物子宫运动抑制，有孕动物子宫运动加强。

4. 对整体生理功能调节的意义　交感神经系统的活动比较广泛，常以整个系统来参加反应。当机体遇到各种紧急情况，如剧烈运动、失血、紧张、窒息、寒冷时，交感神经系统的活动明显增强，同时肾上腺髓质分泌也增加，表现为一系列的交感 – 肾上腺髓质系统活动亢进的现象。例如，心率增快，心缩力增强，动脉血压升高；骨骼肌血管舒张，皮肤与腹腔内脏血管收缩，使血液重新分配；此外，还可出现瞳孔扩大、支气管扩张、胃肠道活动抑制、肝糖原分解加速、血糖浓度升高等反应。其主要作用是动员体内许多器官的潜在能力，以提高机体对环境急变的适应能力。

相比之下，副交感神经系统活动的范围比较局限，往往在安静时活动较强。它的活动常伴有胰岛素的分泌，故称为迷走 – 胰岛素系统。其主要生理意义是保护机体、休整恢复、促进消化、积聚能量，以及加强排泄和生殖等方面的功能。

二、内脏活动的中枢调节

（一）脊髓对内脏活动的调节

脊髓内存在内脏反射的初级中枢，如血管张力反射、发汗反射、排尿反射和排便反射等可在脊髓水平完成。但脊髓的调节能力较差，对上位中枢的依赖性较强。

（二）低位脑干对内脏活动的调节

低位脑干存在很多内脏活动的基本中枢。延髓存在心血管、呼吸和消化等内脏活动的基本中枢，因此，延髓有"生命中枢"之称。脑桥有呼吸调整中枢和角膜反射中枢，中脑存在瞳孔对光反射中枢。

（三）下丘脑对内脏活动的调节

下丘脑是皮层下最高级的内脏活动调节中枢，具有调节体温、营养摄取、水平衡、内分泌、情绪反应和生物节律等生理过程。有关体温、垂体内分泌的调节已在有关章节论及，下面仅涉及对摄食、水平衡、内脏活动、生物节律和情绪行为反应的调节。

1. 调节摄食行为　下丘脑对食欲有重要调节作用。下丘脑外侧区存在发动进食的**摄食中枢**（**feeding center**），而腹内侧核存在停止进食的**饱中枢**（**satiety center**）。这两个中枢存在交互抑制，其活动状态可能受血糖浓度调节。饥饿时，血糖降低，摄食中枢兴奋，引起进食；饱食后血糖水平增高，饱中枢兴奋则停止进食。

2. 调节水平衡　正常情况下，机体内水的摄入与排出保持着动态平衡。下丘脑控制摄水的区域位于外侧区，靠近摄食中枢后方，称为饮水中枢或渴中枢。下丘脑控制排水的功能是通过血管升压素的分泌和释放来调节的。目前认为，下丘脑存在的渗透压感受器，既调节血管升压素的分泌，以控制肾脏排水，同时又控制渴感和饮水行为，以调节水的摄入。

3. 调节内脏活动　下丘脑存在着重要的心血管整合中枢，可通过脑干心血管中枢间接影响心血管活动。如下丘脑前区－视前区参与压力感受性反射，是该反射的整合中枢。下丘脑的内侧区分别参与心血管的压力与化学感受性反射。下丘脑背内核接受容量感受器的传入信息，通过调节血管升压素的合成与释放来调节血量与血压。

4. 控制生物节律　机体的各种生命活动常按一定时间顺序发生变化，这种变化的节律称为**生物节律**（**biorhythm**）。生物节律有日节律、月节律和年节律，其中昼夜节律最多，如体温和促肾上腺皮层激素分泌等在一天内均有一个波动周期。下丘脑视交叉上核可能是机体昼夜节律活动的重要中枢和控制中心。它可通过视网膜－视交叉上核束与视觉感受装置发生联系，感受外界环境昼夜光照信号的变化，使机体的昼夜节律与外环境的昼夜节律同步起来。

5. 调节情绪变化和行为　情绪是一种心理活动，常伴随着自主神经、躯体运动和内分泌功能方面的变化，称为情绪生理反应。下丘脑与情绪反应密切相关。正常情况下，下丘脑的情绪活动受大脑皮层的抑制而不易察觉，一旦抑制被解除后便可表现出来。在下丘脑近中线两旁的腹内侧区存在**防御反应区**（**defense zone**），电刺激清醒动物的防御反应区可诱发防御性行为。在人类，下丘脑的疾病也往往伴随着不正常的情绪反应。由此说明，下丘脑参与调节情绪行为活动。

（四）大脑皮层对内脏活动的调节

大脑皮层分为新皮层、旧皮层和古皮层。新皮层是指大脑半球外侧面结构，具有分化程度高、进化较新的特点；旧皮层和古皮层则是指大脑内侧面结构，其中围绕着脑干最内侧的海马、穹隆等环形结构为古皮层，较外圈的环形结构包括扣带回、海马旁回等为旧皮层。古皮层和旧皮层又称为边缘叶，由于其在结构和功能上与大脑皮层的岛叶、颞极、眶回，以及皮层下杏仁核、隔区、下丘脑、丘脑前核等密切相关，故将边缘叶连同上述结构合称为**边缘系统**（**limbic system**）。此外，中脑的中央灰质、被盖等也与边缘系统有着密切的纤维联系，因此将该部分也归入边缘系统之中（图 10-23）。

1. 新皮层　电刺激实验动物的新皮层，除引起躯体运动外，还可出现内脏活动的变化。例如，刺激皮层 4 区内侧面引起直肠与膀胱运动的变化；刺激 4 区外侧面诱发呼吸与血管运动的改变；刺激 4 区底部影响消化道运动和唾液分泌；电刺激人类大脑皮层也能见到类似结果。如果切除动物新皮层，除有感觉、运动丧失外，很多自主性功能如血压、排尿、体温等调节均发生异常。这些现象表明，新皮层与内脏活动密切相关，是调控内脏活动的高级整合部位。

2. 边缘系统　边缘系统对内脏活动有广泛的影响，故称为"内脏脑"。刺激边缘系统的不同部位，可引起较为复杂的内脏活动。例如，电刺激扣带回前部，可引起呼吸、心跳变慢或加快，血压上升或下降，瞳孔扩大或缩小等；刺激杏仁核可出现心率加快或减慢、血压上升或下降、胃蠕动加强等；刺激隔区引起呼吸暂停或加强、血压升高或降低等。由此可知，边缘系统的功能较为复杂，是许多初级中枢活动的调节者，能够通过促进或抑制各初级中枢的活动，来调控机体的复杂生理活动。此外，边缘系统对机体的本能性的行为与情绪反应也有明显的影响。

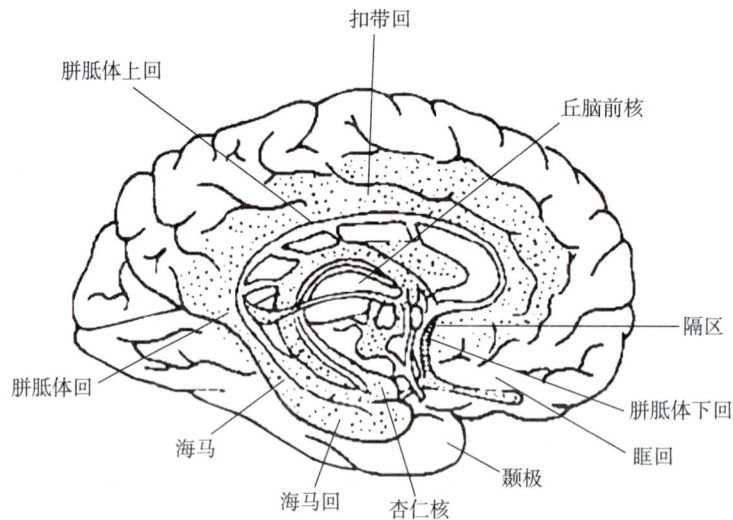

图 10-23　大脑内侧面边缘系统各部分

第七节　脑的高级功能

大脑除了产生感觉、调节躯体和内脏活动外，还能够完成更为复杂的功能活动，如觉醒与睡眠、学习与记忆以及语言与思维等。由于这些现象发生的同时均伴随生物电现象，因此大脑皮层的生物电活动是研究皮层功能活动的重要指标之一。

一、大脑皮层的生物电活动

大脑皮层神经元的电活动有两种形式，即**自发脑电活动**（spontaneous electric activity of the brain）和**皮层诱发电位**（evoked cortical potential）。前者是指大脑皮层的神经元，在无特定外加刺激作用的情况下，产生持续的节律性电位变化；后者是指刺激特定感受器或感觉传入系统时，在大脑皮层相应区域引出的电位变化。在头皮上安置引导电极，通过脑电图仪可记录到的自发脑电活动的图形，称为**脑电图**（electroencephalogram，EEG）。将引导电极直接放置于皮层表面记录到的自发脑电活动，称为**皮层电图**（electrocorticogram，ECOG）。

（一）正常脑电图波形

人类的脑电图很不规则，根据其频率和振幅的不同，可分为 α、β、θ、δ 四种基本波形（图 10-24）。

1. α 波 频率为 8 ～ 13Hz，振幅为 20 ～ 100μV。该波在正常人清醒、闭目、安静时出现，在枕叶较显著。α 波波幅常呈现周期性梭形变化，称为 α 节律。当受试者睁开眼睛或接受其他刺激时，α 波立即消失，这一现象称为 α 阻断。如果受试者再安静闭目，α 波又重新出现。因此认为，α 波是安静状态下脑电活动的主要表现。

2. β 波 频率为 14 ～ 30Hz，振幅为 5 ～ 20μV。该波在睁眼视物、思考问题或接受其他刺激时出现，在额叶区与顶叶区较显著。一般认为，β 波是新皮层处于紧张状态时的主要脑电活动表现。

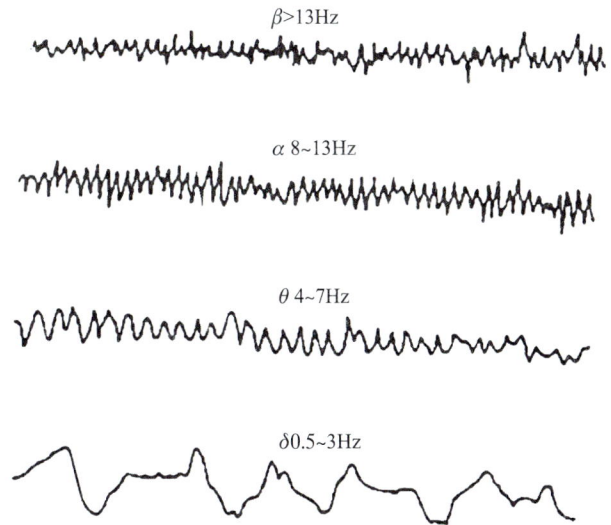

图 10-24 四种基本脑电图波形

3. θ 波 频率为 4 ～ 7Hz，振幅为 20 ～ 150μV。该波在枕叶和顶叶较明显，在成人困倦时出现。幼儿时期，脑电频率较成人慢，常见 θ 波节律；到 10 岁开始出现 α 波节律。

4. δ 波 频率为 0.5 ～ 3Hz，振幅为 20 ～ 200μV。正常成人在清醒时几乎没有 δ 波，只有在睡眠时才出现。但深度麻醉、智力发育不成熟的人，也可出现 δ 波。在婴儿时期，脑电频率较幼儿更慢，常可见到 δ 波。

脑电图的波形与大脑皮层活动状态有关。当大脑皮层许多神经元的电活动趋于一致时，常出现高幅慢波，这个现象称为同步化；反之，则出现低幅快波，称为去同步化。脑电活动由同步化转为去同步化，表示大脑皮层的兴奋活动增强，而去同步化转为同步化，则代表大脑皮层抑制过程的加强。脑电图对癫痫和颅内占位性病变的诊断具有一定的临床价值。

（二）皮层诱发电位

皮层诱发电位是在刺激感觉传入系统或脑的某一部分时，在大脑皮层相应区域引起的电位变化，主要包括主反应和后发放两部分（图 10-25）。主反应一般表现为先正后负的电位变化，后发放则是在主反应之后出现的一系列正相周期性电位波动。主反应可能是皮层接受特异性传入冲动后，皮层大锥体细胞电活动的综合反应；后发放则可能是皮层与丘脑感觉接替核间环路被重复激活的结果。

皮层诱发电位是在自发脑电活动的背景上产生的，其波形夹杂于自发脑电波之中，难以分辨。计算机平均叠加技术可以使诱发电位纯化清晰，所得到的皮层诱发电位称为平均诱发电位，可用于感觉、行为和心理学研究以及某些神经系统疾病的诊断。临床常用的诱发电位有躯体感觉诱发电位、脑干诱发电位和视网膜诱发电位等。

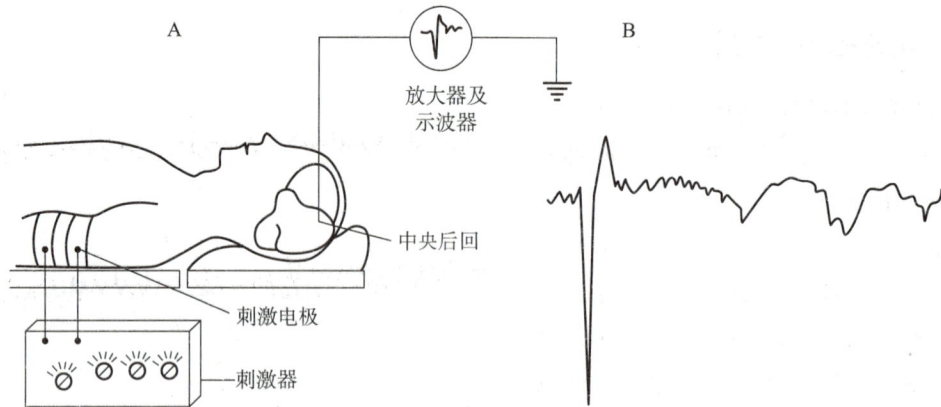

图 10-25 皮层诱发电位的记录及波形
A：描记方法示意图；B：波形，向下为正，向上为负

二、觉醒与睡眠

觉醒与睡眠是昼夜节律性生理活动。觉醒时机体能以适当的行动来应答环境的各种变化，从事各种体力与脑力活动；睡眠时机体对刺激的反应明显下降，代谢率减低，能够聚集能量，促进精神和体力的恢复。成年人一般每天需睡眠 7～9 小时，儿童较成年人长，老年人则较短。

（一）觉醒状态的维持

觉醒状态包括脑电觉醒与行为觉醒两种状态。脑电觉醒指脑电波形由睡眠时的同步化慢波变为觉醒时的去同步化快波，而行为上不一定出现觉醒状态。行为觉醒指觉醒时的各种行为表现。觉醒状态主要靠脑干网状结构上行激活系统的活动来维持。前脑也与觉醒状态有关，它不需要脑干的存在就能产生觉醒。脑电觉醒的维持可能与网状结构上行激动系统的乙酰胆碱递质系统功能，以及蓝斑上部去甲肾上腺素递质系统的功能有关。行为觉醒的维持，可能与中脑多巴胺递质系统的功能有关。

（二）睡眠的时相

根据睡眠时脑电图的变化特点，睡眠可分为**慢波睡眠**（slow wave sleep，SWS）与**快波睡眠**（fast wave sleep，FWS）两个时相。

1. 慢波睡眠　脑电图呈现同步化慢波时相，称为慢波睡眠或**同步化睡眠**（synchronized sleep）。主要表现为感觉功能减退，骨骼肌反射运动和肌紧张减弱，并伴有自主神经功能的改变，如血压下降、心率减慢、瞳孔缩小、体温下降、呼吸减慢、胃液分泌增多等交感活动水平降低，而副交感活动相对增强的现象。此外，进入此期后生长激素分泌明显增多，因此慢波睡眠对促进机体生长和体力恢复有重要意义。

2. 快波睡眠　脑电波呈现去同步快波时相，称为快波睡眠或**去同步睡眠**（desynchronized sleep）。在此期间，脑电图表现属于觉醒状态，但各种感觉功能进一步减退，以致唤醒阈提高；骨骼肌反射活动和肌紧张也进一步减弱，表明从行为上来看快波睡眠比慢波睡眠更深，显然与脑电变化时相不一致，故又称快波睡眠为**异相睡眠**（paradoxical sleep，PS）。另外，在此期间还可出现快速的眼球转动，所以又称为**快速眼动睡眠**（rapid eye movement sleep，REM sleep）。快速眼动常伴有部分躯体抽动、心率加快、血压上升、呼吸加快而不规则等生理活动的改变，这被认为是某些疾病在夜间发作的部分原因，做梦也常出现在此期。快波睡眠期间脑组织的蛋白质合成最快，因此快波睡眠对促进记忆活动和精力恢复有重要意义。

慢波睡眠与快波睡眠是两个相互转化的时相。成年人睡眠时，先进入慢波睡眠，持续80～120分钟转入快波睡眠，20～30分钟后，再转入慢波睡眠。在整个睡眠过程中，如此反复转化4～5次。在正常情况下，慢波睡眠与快波睡眠均可直接转入觉醒，但觉醒状态不能直接进入快波睡眠，而只能转入慢波睡眠。

（三）睡眠发生机制

睡眠是一个主动抑制过程，但具体产生机制仍不清楚。实验观察到，睡眠在中枢内具有特定的神经结构和神经递质。脑干尾端的网状结构处存在着与睡眠相关的部位，由此发出的上行冲动与脑干网状结构上行激动系统相对抗，诱导皮层转向睡眠过程，称为**上行抑制系统**（ascending inhibitive system）。脑干的睡眠诱导区主要位于脑桥中央水平与延髓尾侧之间的若干脑区，包括中缝核、孤束核、蓝斑及网状结构背内侧的一些神经元。下丘脑后部、丘脑髓板内核区域等与睡眠关系也比较密切，但是诱导慢波睡眠与快波睡眠的部位可能不相同。

睡眠的产生与中枢内某些递质有密切关系，其中慢波睡眠主要与脑干 5- 羟色胺递质系统活动有关；快波睡眠主要与脑干内去甲肾上腺素、5- 羟色胺及乙酰胆碱递质系统的功能有关。此外，一些细胞因子和内源性肽类睡眠因子也与睡眠的发生有关。

三、学习与记忆

学习是获得或发展新行为的过程，记忆则是习得行为的储存与读出，二者均以中枢神经活动为基础。

（一）学习的形式

学习可分为**非联合型学习**（nonassociative learning）和**联合型学习**（associative learning）。前者不需要在刺激与反应之间形成某种明确的关系；后者则需要在刺激和反应之间存在明确的关系，即两个事件重复发生，时间上靠近，最终在脑内形成关联，如条件反射的建立与消退。人的绝大多数学习均是联合型学习。

（二）条件反射活动的基本规律

1. 条件反射的建立　给狗喂食时引起唾液分泌，这是非条件反射，食物为非条件刺激。当狗听到铃声时没有唾液分泌，因铃声与食物无关，故称铃声为无关刺激。若在铃声之后给予食物，这样结合多次后，每当狗听到铃声就会分泌唾液，此时铃声已变成了进食的信号，由无关刺激变为了条件刺激。由条件刺激（铃声）引起的反射（唾液分泌），称为条件反射，它是在非条件反射的基础上，无关刺激与非条件刺激在时间上的结合形成的，这个过程称为**强化**（reinforcement）。这种经典的条件反射包含着条件刺激与非条件刺激之间形成的联系过程，一种刺激成为预示另一种刺激即将出现的信号，是一种学习的过程。

有些条件反射比较复杂，动物必须通过自己完成一定的动作或操作才能得到强化，称为**操作式条件反射**（operant conditioning reflex），如训练动物走迷宫、表演各种动作等。这类条件反射是一种很复杂的行为，更能代表动物日常生活的习得性行为。

2. 条件反射的泛化、分化和消退　当一种条件反射建立后，若给予和条件刺激相近似的刺激，也可获得条件刺激效果，引起同样条件反射，这种现象称为条件反射的泛化。这是由于条件刺激引起大脑皮层兴奋向周围扩散所致。如果这种近似刺激得不到非条件刺激的强化，该近似刺激就不再引起条件反射，这种现象称为条件反射的分化。而条件反射的消退是指在条件反射建立以后，如果仅使用条件刺激，而得不到非条件刺激的强化，条件反射的效应就会逐渐减弱，直至最后完全消退。条件反射的分化和消退都是大脑皮层发生抑制过程的表现。前者是分化抑制，后者为消退抑制，两者都是条件反射性抑制。

3. 两种信号系统 条件反射是大脑皮层活动的具体表现，引起条件反射的刺激是信号刺激。巴甫洛夫将一切信号区分为两大类。一类称为第一信号，是具体信号，如食物的性状、灯光与铃声等，都是以本身的理化性质来发挥刺激作用的；对第一信号建立条件反射的大脑皮层功能系统，称为**第一信号系统**（first signal system）。另一类称为第二信号，是抽象信号，即语言、文字，这是以其所代表的含义来发挥刺激作用的；对第二信号产生条件反射的大脑皮层功能系统，称为**第二信号系统**（second signal system）。人类同时具有这两类系统，而动物仅有第一信号系统，这是人类与动物的主要区别。人类由于有第二信号系统活动，就能借助于语言与文字对一切事物进行抽象概括，表达思维活动，形成推理，总结经验，从而提升人类的认识能力。

（三）记忆的过程与遗忘

1. 记忆的过程 记忆是大脑皮层最重要、最复杂的高级功能之一。根据信息储存时间长短，记忆可分为**短时记忆**（short term memory）和**长时记忆**（long term memory）。短时记忆又分为感觉性记忆和第一级记忆，长时记忆分为第二级记忆和第三级记忆。感觉性记忆是信息在大脑感觉区贮存的阶段，时间不超过 1 秒钟。如果这些信息经过分析处理则可转入第一级记忆，但贮存时间也只有几秒钟，仅有即时应用的意义。而这些信息经过反复学习运用，则可在第一级记忆中循环，延长了停留时间，并进入第二级记忆，其记忆时间可达数分钟乃至数年。第二级记忆是一个持久而庞大的储存系统。如果某些信息极为重要，或长年累月反复应用，则转入第三级记忆，形成一种牢固记忆，甚至保持终生，如自己的姓名和每天都在进行的手艺操作等。

2. 遗忘 遗忘（loss of memory）是一种不可避免的生理现象，指部分或完全失去记忆和再认的能力。遗忘在学习后即出现，初始遗忘速度快，以后逐渐减慢。遗忘并不是记忆痕迹的彻底消失，因为复习已经遗忘的内容要比学习新的内容更容易。遗忘的产生原因可以与条件刺激得不到强化有关，也可能是受到了后来信息的干扰。疾病状态下的遗忘称为记忆缺失或遗忘症，分为顺行性遗忘症和逆行性遗忘症两种。前者是不能保留新近信息，可能是由于信息不能从第一级转入第二级所导致的；后者是不能回忆脑功能障碍发生前一段时间的经历，可能是第二级记忆出现紊乱，而第三级记忆未受影响。

（四）学习记忆的机制

学习和记忆的机制虽不完全清楚，但与突触的生理、生化和组织学改变有关。

1. 神经生理学机制 神经系统中存在着广泛的神经元网络联系，如海马环路，即由海马→穹窿→下丘脑乳头体→丘脑前核→扣带回→海马组成的环路。该环路中有大量的神经元后放电现象和神经元连续活动，可能就与短时记忆有关。当海马受到高频电脉冲的短暂刺激时，引起突触活动的**长时程增强**（long term potentiation，LTP），持续时间达 10h 以上。因此，LTP 可能是学习记忆的神经生理学基础。

2. 神经生物化学机制 许多中枢递质、神经肽和蛋白质参与了学习和记忆形成过程。乙酰胆碱与短期记忆有关，能够促进第一级记忆的保持及向第二级记忆转移；去甲肾上腺素、兴奋性氨基酸等可加强学习与记忆的保持；γ- 氨基丁酸能加快学习速度，促进记忆的巩固；促肾上腺皮层激素、血管升压素等可增强短时记忆的保持。而长时记忆可能与脑内新蛋白质合成有关。

3. 神经解剖机制　实验发现，生活环境越复杂，大鼠的大脑皮层越发达，突触越多。因此推测学习记忆可能与新突触形成有关。资料表明，短期记忆与前额皮层关系密切，中期记忆与海马及其相关间脑结构有关，长期记忆则可能与大脑联络区的功能密切相关。

四、语言中枢和大脑皮层功能的一侧优势

（一）大脑皮层的语言中枢

人类大脑皮层的一定区域受到损伤时，可引起特有的各种语言功能障碍。由此可见，大脑皮层有语言中枢（图 10-26）。临床发现，损伤位于中央前回底部前方的 Broca 三角区处的说话语言中枢（说话中枢）时，会引起**运动失语症（motor aphasia）**。这类患者能看懂文字，能听懂别人说的话，但自己却不会说话。如损伤颞上回后部的听觉语言中枢（听话中枢），会产生**感觉失语症（sensory aphasia）**。这类患者能讲话、书写、看懂文字，也能听见别人的发音，但听不懂说话的含义。若角回部位的视觉语言中枢（阅读中枢）受损，会导致**失读症（alexia）**。这类患者的视觉正常，其他的语言功能也健全，但无法看懂文字的含义。损伤额中回后部的书写语言中枢（书写中枢），会出现**失写症（agraphia）**。这类患者能听懂别人说话、看懂文字、会说话，手也能活动，但丧失了写字与绘画的能力。

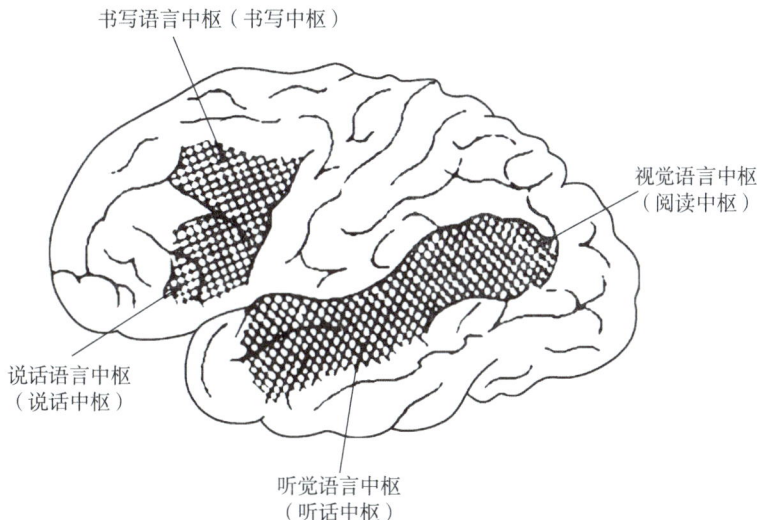

图 10-26　大脑皮层与语言功能有关的主要区域

大脑皮层语言功能虽具有一定的区域性，但各区的活动紧密相关，语言功能的完整有赖于广大皮层区域的共同活动。因此，当语言中枢受损时，常出现几种失语症，严重时可出现上述四种语言功能同时障碍。如角回损伤时，除导致失读症外，还可伴有失写症。

（二）大脑皮层功能的一侧优势

两侧大脑的功能并不是均等的，总是以一侧占优势。习惯用右手的人，如右侧大脑皮层语言中枢损伤不出现上述失语症，而左侧大脑皮层语言中枢受到损伤则产生此病。这说明语言活动功

能在左侧大脑半球占优势，因此一般称左侧半球为**优势半球**（dominant cerebral hemisphere）。这种**一侧优势**（laterality cerebral dominance）的现象仅在人类中具有。在主要使用左手的人中，左右两侧的皮层有关区域都可能成为语言活动中枢。

左侧半球除了有优势半球之称外，还称作主要半球，而右侧半球则为次要半球，但这并不意味着右侧半球不重要，只是功能上的分工不同，右侧半球在非语词性的认知功能上占优势，如对空间的辨认、深度知觉、情感活动等。然而这种优势也是相对的，而不是绝对的，因为左侧半球也有一定的非语词性认识功能，右侧半球也有一定的简单语词活动功能。

第十一章

感觉器官

扫一扫，查阅本章数字资源，含PPT、音视频、图片等

感觉（sensation）是客观事物作用于感受器或感觉器官后在脑所形成的主观反映。内、外环境的变化作用于特定的感受器或感觉器官，产生神经冲动后由特定传入神经传至大脑皮层特定区域，最后经中枢整合而产生主观感觉。感觉功能不仅是人类适应环境的重要能力，也与大脑高级认知功能紧密相关。

第一节　概　述

一、感受器与感觉器官

体表或组织内部专门感受机体内、外环境变化的结构或装置称为**感受器**（receptor）。其结构形式多种多样，如痛觉和温度感受器是游离的神经末梢，而肌梭、触觉小体和环层小体等则在裸露的神经末梢周围包绕了一些由结缔组织构成的被膜样结构。某些结构和功能高度分化的感受细胞和与之连接的附属结构共同形成了**感觉器官**（sense organ）。高等动物最主要的感觉器官包括眼、耳、前庭、鼻腔嗅上皮和舌的味蕾等。

感受器有多种分类方法。根据所感受刺激性质的不同，可分为温度感受器、伤害性感受器、机械感受器、化学感受器等。根据感受器所在部位不同，可分为外感受器与内感受器：前者多分布于体表可感受外环境的变化，常引起清晰的主观感觉，包括视、听、嗅觉等远距离感受器和触、压、味、温度觉等接触感受器；后者感受机体内环境的变化，包括肌梭等本体感受器和颈动脉窦等内脏感受器。

二、感受器的一般生理特性

（一）适宜刺激

某种感受器通常只对某一特定形式的刺激最敏感，该刺激就称为该感受器的**适宜刺激**（adequate stimulus）。例如，视网膜感光细胞的适宜刺激是一定范围波长的电磁波。适宜刺激引起感受器兴奋所需的刺激强度较小，而非适宜刺激的强度则需增大到一定程度时，才能引起感受器兴奋，例如按压眼球也能产生光感。

（二）换能作用

换能作用（transducer function）是指感受器能将各种形式的刺激能量转换为传入神经冲

动的现象。因此，感受器也称生物换能器。但在神经冲动之前，通常要在感受器产生过渡性的电位变化，这称为**感受器电位**（receptor potential），如感受器为神经末梢则称为**发生器电位**（generator potential）。感受器电位属局部电位，经"总和"作用才能使传入神经纤维去极化达到阈电位，产生"全或无"式的动作电位，从而实现该感受器的换能作用。

（三）编码作用

感受器在换能过程中，同时将刺激所包含的环境变化信息转移到神经冲动之中，称为**编码作用**（coding function）。编码包括刺激性质与强度的编码，其详细机制虽不十分清楚，但目前认为不同感觉的出现，不但取决于刺激的性质和相应感受器的种类，还决定于冲动所达到的中枢结构，而刺激强度可以通过参与传输的神经纤维数量和单一神经纤维上动作电位的频率来编码（图11-1）。

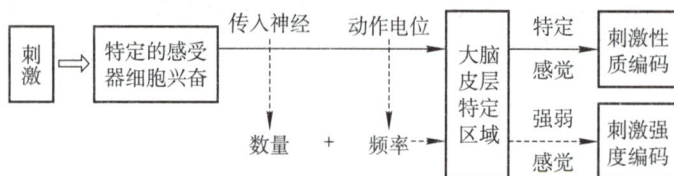

图11-1　感受器编码机制的示意图
实线：刺激性质的编码　虚线：刺激强度的编码

（四）适应现象

当某一恒定强度的刺激持续作用于感受器时，传入神经纤维上动作电位的频率会逐渐下降，称为**适应现象**（adaptation）。有些感受器对刺激的变化十分敏感，如皮肤触觉感受器，在受到持续刺激开始就有传入冲动产生，但传入冲动的频率却很快降低，这类感受器称为快适应感受器，适用于传递快速变化的信息，有利于感受器和中枢再接受新的刺激。肌梭、颈动脉窦和关节囊感受器等属于慢适应感受器，虽然传入冲动频率在刺激开始后不久即轻微下降，但以后可以较长时间维持在这一水平。慢适应有利于机体持续监测某些功能状态，以便随时调整机体的功能。适应现象产生后，增加该刺激的强度可再次引起传入冲动增加，因此适应并非疲劳。

第二节　视觉器官

眼是引起视觉的外周感觉器官。**视觉**（vision）是人们从外部世界获得信息最主要的途径，至少提供了70%以上的外界信息。眼作为视觉器官，由折光系统和感光系统构成，分别发挥折光成像和感光换能作用。人眼的适宜刺激是可见光，即波长380～760nm的电磁波。

一、眼的折光功能

外界物体反射的光线经折光系统折射，在视网膜上形成清晰的物像，称为眼的折光功能。

（一）折光系统

角膜、房水、晶状体、玻璃体构成折射率不同的光学介质和曲率半径不同的折射面，称为眼的折光系统。其中，厚约1mm的透明角膜分布着丰富的游离神经末梢，无血管，是最主要的折光界面，约占总折光力的 80%；充满眼房的房水由睫状体分泌；晶状体为圆形双凸面的弹性透明体，可在睫状肌的调节下改变曲度；无色透明的胶状玻璃体无血管，约占眼球内腔的 4/5。

（二）折光成像

折光系统中折光界面的曲率半径越小、界面的折射率相差越大，折射越强。眼内光线的折射途径十分复杂，通常用**简化眼（reduced eye）**（图 11-2）加以说明。简化眼是一个前后径为 20mm 的单球形折光体，光线入眼时仅在角膜球形界面折射一次，折光率为 1.33，球面曲率半径 5mm，节点在角膜后方 5mm 处，后主焦点恰好位于该折光体的后极，相当于人眼视网膜的位置，距离节点为 15mm。此模型的光学参数与人眼折光系统的总光学参数相等，6m 以外物体的光线近似平行光线，入眼后聚焦在视网膜上，形成一个倒置的实像。根据相似三角形的计算公式：

$$\frac{AB（物体大小）}{Bn（物体至节点距离）} = \frac{ab（物像大小）}{nb（节点至视网膜距离）}$$

已知 nb，且 AB 和 Bn 经实测可知，即能计算出物像大小 ab。

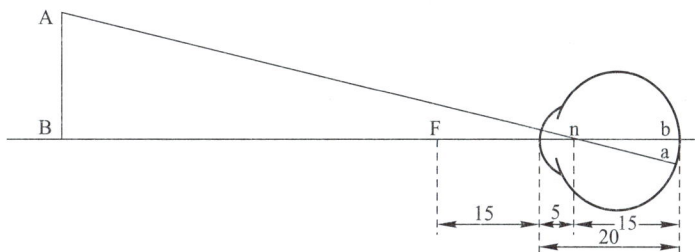

图 11-2 简化眼模型及其成像的示意图

单位：mm

（三）眼的调节

人眼不做任何调节所能看清物体的最远距离称为**远点（far point of vision）**。6m 以内近物的辐散光线，成像于视网膜后方，则需通过视近调节才能看清，主要包括晶状体调节、瞳孔调节和视轴会聚。

1. 晶状体调节 晶状体具有弹性，视远物时，睫状肌舒张，睫状小带拉紧而使晶状体呈扁平状；视近物时，通过神经调节，睫状肌收缩，睫状小带松弛而使晶状体变凸，增强折光能力，物像前移而在视网膜上清晰成像。人眼的视近调节有一定限度，可用**近点（near point of vision）**表示，即眼在做最大限度调节时，所能看清楚物体与眼的最近距离，主要取决于晶状体弹性，晶状体弹性愈好则近点愈近。人眼在 8 岁、20 岁、60 岁的平均近点分别约为 8.6cm、10.4cm、83.3cm。可见，晶状体弹性随年龄增长而逐渐减弱，近点远移，这种现象称为**老视（presbyopia）**，即老花眼。老视眼看远物与正视眼无明显差异，但当视近物时调节能力下降，此时需配戴适度的凸透镜，增加眼的折光能力以看清近物。

2. 瞳孔调节 正常人的瞳孔直径可变动于 1.5 ~ 8.0mm，从而调节入眼的光线量。视近物时，经眼的近反射引起双侧瞳孔缩小，减少入眼的光量，减小球面像差和色像差，使视网膜成像更清晰。睫状肌和瞳孔括约肌都受副交感神经支配，其末梢释放递质为乙酰胆碱，所以临床上可用阿托品滴眼液以放大瞳孔。

瞳孔的大小可随入眼光线的强弱而变化，光线增强时瞳孔缩小，光线减弱时瞳孔扩大，称为

瞳孔对光反射（pupillary light reflex）。其特点有：①互感反应：光照一侧眼的视网膜，双侧瞳孔均缩小。②潜伏期较长：大约0.5s。③适应现象：适度的强光照射视网膜时，瞳孔的缩小初期较明显。瞳孔对光反射的中枢在中脑，因此该反射可作为判断麻醉深浅度和病情危重程度的重要指标。

3. 视轴会聚　注视某个由远移近的物体时，双眼视轴向鼻侧会聚，称为**视轴会聚**或**辐辏反射**（convergence reflex）。其意义有利于成像于两侧视网膜的对称点上，避免复视。

（四）眼的折光异常

正常人眼无需调节可看清6m以外的远物，且经过调节也可看清距离不小于近点的近处物体，此为**正视眼**（emmetropia）。若眼的折光功能或眼球形态异常，使平行光线不能在安静未调节眼的视网膜上清晰成像，称为**非正视眼**（ametropia），包括**近视**（myopia）、**远视**（hyperopia）和**散光**（astigmatism）（图11-3）。

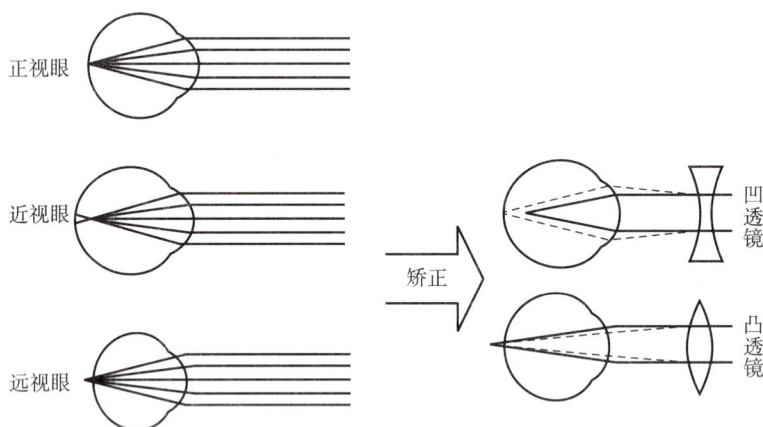

图11-3　近视眼、远视眼的折光异常及其矫正模式图
右图虚线：使用适当矫正透镜后的折光

1. 近视　由于眼球前后径过长（轴性近视）或折光系统的折光能力过强（屈光性近视），使入眼的平行光线聚焦在视网膜的前方，成像模糊。矫正方法是在眼前增加适当焦度的凹透镜。

2. 远视　由于眼球前后径过短（轴性远视）或折光系统的折光能力太弱（屈光性远视），使入眼的平行光线聚焦在视网膜的后方，成像不清。矫正方法是配戴适当焦度的凸透镜。

3. 散光　如果折光系统的折光面，如角膜和晶状体等，在不同方向上的曲率半径不同，平行光线入眼后就不能在视网膜上形成焦点，因而造成视物不清或物像变形。规则散光常用柱面镜进行矫正。

二、视网膜的感光功能

视网膜由色素上皮细胞层与感光系统等组成。感光系统主要包括感光细胞（视锥细胞、视杆细胞）、双极细胞和视神经节细胞。首先，感光细胞产生感受器电位，经电紧张方式扩布，再传递给双极细胞，最后诱发视神经兴奋而传入视觉中枢，产生视觉。

（一）视网膜的两种感光换能系统

人和大多数脊椎动物的视网膜中存在着两种感光换能系统。视杆细胞和与它们相联系的双极细胞和神经节细胞组成晚光觉或**暗视觉**（**scotopic vision**）系统，对光的敏感度较高，能在昏暗环境中感受弱光刺激而引起暗视觉，但无色觉，且对物体细节的分辨能力较差。由视锥细胞和与它们相联系的双极细胞和神经节细胞构成的系统称为昼光觉或**明视觉**（**photopic vision**）系统，对光的敏感性较差，只有在强光条件下才能被激活，但可辨别颜色，并对物体的细节具有较高的分辨能力。

视杆细胞外段呈长杆状，主要分布在视网膜的周边部分；视锥细胞外段呈短圆锥状，主要分布在视网膜的中央部分，在黄斑中央凹处几乎只有视锥细胞。两种感光细胞外形不同，所含感光色素也不同，但都通过终足与双极细胞形成突触联系，后者再与神经节细胞形成突触联系。暗视觉系统的突触联系为会聚式，而明视觉系统为单线式。中央凹的黄斑区向鼻侧约 3mm 处，神经节细胞的轴突构成视神经，在视网膜表面形成视神经乳头，是视神经的始端，因该处无感光细胞，没有感光功能，故称为**生理盲点**（**blind spot**）。

（二）视网膜的感光换能机制

感光细胞的换能基础是光照引发的感光细胞内部的一系列光化学反应。

1. 视杆细胞的换能机制　视杆细胞外段所含的感光色素称为**视紫红质**（**rhodopsin**），是由视黄醛和视蛋白构成的结合蛋白。视紫红质在暗处呈紫红色，光照时迅速分解为视蛋白和全反型视黄醛，从而褪色变黄以至完全变白。据估计，一个光量子的能量就能使一个视紫红质分子开始分解。在分解过程中，视黄醛的分子构象发生改变。在暗处时，视紫红质又可重新合成，感受弱光（图 11-4）。视紫红质的分解与合成同时进行，在暗处合成大于分解；在亮处则相反，同时有一部分视黄醛被消耗，须补充维生素 A。因此，维生素 A 长期摄入不足将影响晚光觉而罹患**夜盲症**（**nyctalopia**）。而视蛋白分子的变构可经过复杂的信号转导系统活动，诱发视杆细胞出现感受器电位。

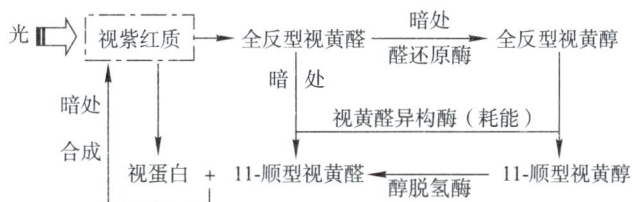

图 11-4　视紫红质的光化学反应示意图

2. 视锥细胞的换能机制　视锥细胞的视色素也是由视蛋白和视黄醛结合而成，只是视蛋白的分子结构略有不同，这决定了与之结合的视黄醛分子对某种波长的光线最为敏感，因而使视锥细胞具有辨别约 150 种不同颜色的能力。视网膜上有三种视锥细胞，分别含有对红、绿、蓝三种光敏感的视色素。因为不同的感光色素具有不同的吸收光谱，所以当某一波长的光线作用于视网膜时，可以按一定的比例使三种视锥细胞产生不同程度的兴奋，从而引起色觉，此即**三原色学说**（**trichromatic theory**）。

三、与视觉有关的几种生理现象

（一）视力

眼对物体细小结构的分辨能力称为视力或**视敏度**（**visual acuity**）。通常以眼分辨的最小视角作为衡量标准，即视敏度 = 1/ 视角。所谓视角是指物体上两点发出的光线入眼后，通过节点时所形成的夹角。视角越小则眼分辨两点间最小距离的能力越强，视力越好；反之则越差。若最小视角为 1 分角则视力为 1.0。视角的大小与视网膜上的物像大小有关，1 分角的视网膜物像稍大于一个视锥细胞的直径，此物像两点间正好有一个未受刺激的视锥细胞，冲动传入中枢后，形成两点分开的感觉。根据这个原理，临床上常用分辨某物体缺口方向的方法制成视力表以检查视力。

（二）视野

单眼固定注视正前方一点不动时，该眼所能看到的空间范围称为**视野**（ **visual field** ）。其大小与感光细胞在视网膜上的分布情况及面部结构的遮挡有关。在同一光照条件下，用不同颜色目标物测得的视野大小不一样：白色 > 黄蓝色 > 红色 > 绿色；由于部分光线被鼻和额阻挡，颞侧、下侧 > 鼻侧、上侧。视野检查可协助诊断视网膜或视觉传导通路上的某些疾病。

（三）双眼视觉与立体视觉

双眼的两个鼻侧视野相互重叠，凡处于此范围的物体都能同时被双眼看到，称为**双眼视觉**（ **binocular vision** ）。与单眼视觉比较，双眼视觉可扩大视野，消除生理盲点，增强物体大小、距离判断的准确性，形成立体感。

立体视觉（ **stereopsis vision** ）是指双眼视物时，主观上产生被视物体具有空间距离、深度及厚度等感觉的现象。如果眼球内有异物及肿瘤压迫或眼外肌瘫痪时，物像形成于双眼视网膜的非对称点上，在主观上形成两个重叠的物像，称为**复视**（ **diplopia** ）。

（四）暗适应和明适应

人从亮处进入暗处时，最初看不清任何事物，经过一段时间才逐渐恢复视觉，称为**暗适应**（ **dark adaptation** ）。相反，从暗处来到亮处时，最初感到光线耀眼而视物不清，片刻之后才能恢复视觉的现象，称为**明适应**（ **light adaptation** ）。

暗适应是眼进入暗处后对光敏感性逐渐提高的过程。进入暗处最初 5 ～ 8 分钟内，因视锥细胞对光的敏感性较弱，仍不能有效看清暗处物体。25 ～ 30 分钟后，视杆细胞合成的视紫红质达到高峰，方能逐渐看清。所以暗适应主要与视杆细胞有关，需时较长。

明适应是眼进入亮处后对光敏感性逐渐降低的过程。初到明处时因视紫红质大量分解，产生耀眼光感，随后视锥细胞开始在亮处感光。由于感光色素分解速度比合成速度快得多，所以明适应进程快，通常只需几秒钟时间。

第三节　听觉器官

听觉（ **audition** ）由外耳、中耳、内耳的耳蜗、听神经以及听觉中枢共同活动完成。通常人耳所能感知的振动频率为 20 ～ 20000Hz，最敏感的声波频率在 1000 ～ 3000Hz 之间。不同频率的声波都有一个刚好能引起听觉的最小声音强度，称为**听阈**（ **auditory threshold** ）。当振动强度达到某一限度时会引起鼓膜痛感，这个限度称为最大可听阈。听阈与最大可听阈之间的范围称为听域。

一、外耳和中耳的传音作用

（一）外耳

外耳由耳郭和外耳道组成。耳郭的形状有利于收集声波和判断声源位置。外耳道长约2.5cm，起共振作用，从而增加作用于鼓膜的声压。

（二）中耳

中耳由鼓膜、听骨链、鼓室和咽鼓管等组成。中耳的主要功能是将声波刺激能量准确高效地传给内耳，其中鼓膜和听骨链在传音过程中还有增压作用。

鼓膜呈椭圆形，面积为 $50 \sim 90mm^2$，厚 0.1mm，形似漏斗，因共振性较强而能够真实反映声波的振动。听骨链由锤骨、砧骨、蹬骨依次连接而成。锤骨柄附着于鼓膜，蹬骨底板与前庭窗膜相贴，砧骨居中。听骨链在功能上相当于角度固定而支点刚好位于其重心的杠杆，长臂为锤骨柄，短臂为砧骨长突。上述结构可以使声波在中耳的传递过程中产生增压效应，约达到 24.2 倍。

咽鼓管是连接鼓室和鼻咽部之间的通道。一般情况下，鼻咽部的开口处于闭合状态，在打哈欠、吞咽时开放，鼓室与外界相通，使鼓室与外界大气压保持平衡，以维持鼓膜的正常位置、形状和功能。

声波通过**气传导（air conduction）**与**骨传导（bone conduction）**两种途径传入内耳。在正常情况下，以气传导为主。传入过程如图 11-5 所示。

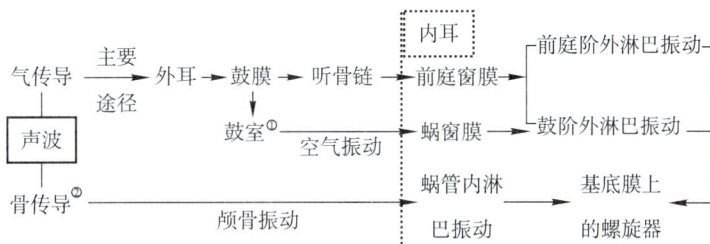

图 11-5 声波传入内耳的过程示意图

①表示听骨链损伤或运动障碍时发挥一定的代偿作用；②表示敏感性低，正常人几乎不起作用

二、内耳的感音作用

内耳由耳蜗和前庭器官组成。感音装置位于耳蜗内，可将机械振动换能为听神经纤维的神经冲动。耳蜗是由一条骨质管腔围绕一锥形骨轴旋转 $2\frac{1}{2} \sim 2\frac{3}{4}$ 周所构成，在其横断面上，耳蜗被一斜行的前庭膜和一横行的基底膜分隔成前庭阶、鼓阶和蜗管（图 11-6）。前庭阶和鼓阶充满外淋巴，两者在耳蜗顶部相通。蜗管是一个充满内淋巴的盲管。基底膜上有毛细胞和支持细胞构成的螺旋器（又称柯蒂器，organ of Corti），是听觉的感受器。毛细胞作为感受细胞，其顶端有整齐排列的听毛，其中较长的听毛埋植于盖膜的胶冻状物质中。盖膜的内缘固定于蜗轴，外缘游离，可因基底膜振动而与毛细胞发生位移。毛细胞的底部则与蜗神经末梢形成突触联系。

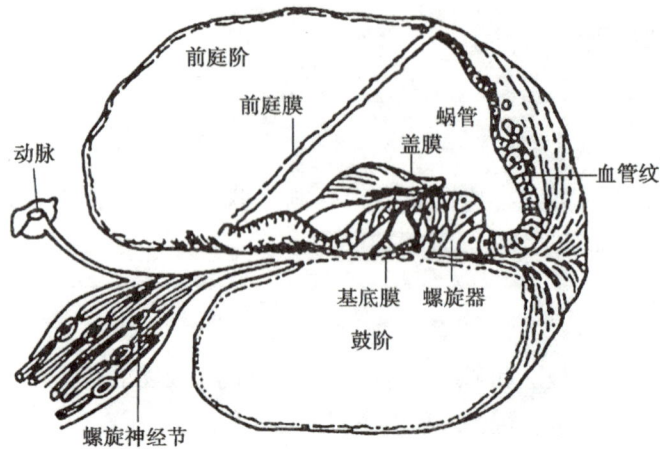

图 11-6 耳蜗管的横断面示意图

当声波振动由听骨链到达前庭窗时，前庭窗膜的振动可经前庭阶的外淋巴传到蜗顶再传到鼓阶，而后再经蜗窗膜到达中耳。在此过程中，因前庭窗膜的振动方式是内移和外移，故而使前庭膜和基底膜上下振动。基底膜的振动以行波的方式进行，即内淋巴的振动首先在靠近前庭窗处引起基底膜振动，然后此振动再以行波的形式沿基底膜向蜗顶部方向传播。其间，导致多个毛细胞位移，顶部听毛形变，在静息电位基础上，产生与声波频率和波形完全一致的复合型电位变化，称为**耳蜗微音器电位（cochlear microphonic potential）**。微音器电位最后触发听神经产生动作电位，传入听觉中枢，引起听觉。临床上可通过脑干听觉诱发电位，反映耳蜗至脑干相关结构的功能状况。

耳蜗对声音频率和强度具有初步分析功能。声音引起的行波都是从基底膜的底部开始，但其传播距离和最大行波振幅的出现部位有所不同。振动频率愈低，行波传播愈远。靠近前庭窗的基底膜对高频声音发生反应，而随着向蜗顶接近，基底膜的幅度变宽，则对低频声音发生反应。因此耳蜗底部受损时主要影响高频听力，蜗顶受损主要影响低频听力。

第四节　前庭器官

一、前庭器官的感受装置和适宜刺激

内耳迷路的椭圆囊、球囊和三个半规管组成**前庭器官（vestibular apparatus）**。前庭器官可感知人体静止状态时头部的空间位置，以及直线或旋转运动时身体的运动状态，这称为**前庭感觉（vestibular sensation）**。

（一）前庭器官的感受装置

前庭器官的感受细胞是毛细胞。毛细胞有两种纤毛：动毛有一条，最长，位于顶端一侧边缘处；其余较短，为静毛，占据了细胞顶端的大部分区域。毛细胞与第 8 对脑神经的前庭支神经纤维相接触，当毛细胞的纤毛倒向一侧时，位于毛细胞基底部的神经纤维就会出现不同频率的持续放电。

椭圆囊、球囊的感受器是位于侧壁的囊斑，其毛细胞的纤毛埋置于位砂膜中。位砂膜是一种含位砂的胶质板。位砂主要由碳酸钙和蛋白质组成，比重大于囊内的内淋巴，具有较大惯性。

上、外、后三个半规管相互垂直，充满内淋巴，且每个半规管与椭圆囊的相连处都有一个膨大的部位，称为壶腹，其内有一隆起的结构，称为壶腹嵴，是半规管的感受器。壶腹嵴内的毛细胞面对管腔，其顶部的纤毛都埋植在胶质性的圆顶形壶腹帽中。

（二）前庭器官的适宜刺激

1. 椭圆囊、球囊的适宜刺激 其适宜刺激是头部位置的改变和直线变速运动，主要感知头部及身体静态时的位置和直线变速运动的状况。其原理为：正常头的位置保持其矢状面和额面与地面垂直，当头部和身体位置偏离或做直线变速运动时，由于惯性及重力作用，位砂膜与毛细胞发生相对位移，进而刺激毛细胞兴奋。

2. 半规管的适宜刺激 其适宜刺激是人体的旋转变速运动，主要判定是否开始旋转、旋转方向，并产生旋转运动的感觉。其原理为：当人体变速转动时，内淋巴的惯性作用冲击半规管壁，致使壶腹嵴变形，与运动方向相反的壶腹嵴内毛细胞受到刺激。当壶腹嵴毛细胞的静纤毛朝动纤毛一侧弯曲时，产生兴奋；而静纤毛背离动纤毛弯曲时，则产生抑制。例如，当直立位置的人体向左做水平方向旋转时，左侧水平半规管中的内淋巴将压向壶腹的方向，使该侧毛细胞兴奋，传入冲动增多。与此同时，旋转使右侧水平半规管中的内淋巴压力作用方向正好离开壶腹，于是该侧毛细胞抑制，传入冲动减少。

二、前庭反应和眼震颤

（一）前庭反应

当前庭器官受刺激而兴奋时，其传入冲动到达有关的神经中枢后，除引起一定的位置觉、运动觉以外，还能引起各种不同的骨骼肌和内脏功能改变，称为前庭反应。过强或过久的刺激还可引起自主神经系统的功能变化，表现为一系列以迷走神经兴奋占优势的内脏反应，如面色苍白、血压下降、心率加快、头昏、头痛、冷汗、恶心、呕吐等，常发生于晕车、晕机、晕船过程中，这与前庭器官功能过于敏感有关。

（二）眼震颤

躯体旋转运动引起的眼球运动称为**眼震颤（nystagmus）**。其主要是由于半规管受到刺激，反射性地引起眼外肌肉的规律性活动，从而造成眼球的规律性往返运动。其形式有多种，以水平震颤最为常见，包括两个运动时相：先是两眼球向一侧缓慢移动，当到达眼裂的顶端时，再突然快速地返回到眼裂的中心位置。前者称为慢动相，后者称为快动相。临床上检查眼震颤可判断前庭器官的功能。

附录
中英文术语

4 期自动去极化　phase 4 spontaneous depolarization

ABO 血型系统　ABO blood group system

cGMP 依赖性蛋白激酶 G　PKG

CO_2 解离曲线　carbon dioxide dissociation curve

Hb 氧饱和度　oxygen saturation of Hb

Hb 氧含量　oxygen content of Hb

Hb 氧容量　oxygen capacity of Hb

Rh 血型系统　Rh blood group system

γ- 氨基丁酸　GABA

γ 环路　γ-loop

A

阿替洛尔　atenolol

氨基甲酰血红蛋白　HHbNHCOOH

暗适应　dark adaptation

B

白蛋白　albumin

白细胞　leucocyte，white blood cell，WBC

胞纳　endocytosis

胞吐　exocytosis

胞饮　pinocytosis

饱中枢　satiety center

爆式促进激活物　burst promoting activator，BPA

被动转运　passive transport

编码作用　coding function

波尔效应　Bohr effect

搏出量　stroke volume，SV

补呼气量　expiratory reserve volume，ERV

补吸气量　inspiratory reserve volume，IRV

不感蒸发　insensible evaporation

C

残气量　residual volume，RV

操作式条件反射　operant conditioning reflex

长时程增强　long term potentiation，LTP

长时记忆　long term memory

超常期　supranormal period，SNP

超极化　hyperpolarization

超滤液　ultrafiltrate

超射　overshoot

潮气量　tidal volume，TV

重吸收　reabsorption

传导散热　thermal conduction

传导性　conductivity

传入侧支性抑制　afferent collateral inhibition

垂体　hypophysis or pituitary

雌二醇　estradiol，E_2

雌三醇　estriol

雌酮　estrone

刺激　stimulus

促黑（素细胞）激素　melanophore stimulating hormone，MSH

促黑（素细胞）激素释放抑制因子　melanophore-stimulating hormone release-inhibiting factor，MIF

促黑（素细胞）激素释放因子　melanophore-stimulating hormone releasing factor，MRF

促红细胞生成素　erythropoietin，EPO

促甲状腺激素　throid stimulating hormone，TSH

促甲状腺激素释放激素　thyrotropin-releasing hormone，TRH

促卵泡激素　follicle stimulating hormone，FSH

促肾上腺皮质激素　adrenocorticotropic hormone，ACTH

促肾上腺皮质激素释放激素　corticotropin releasing hormone，CRH

促性腺激素释放激素　gonadotropin-releasing hormone，GnRH，LRH

促胰液素　secretin

催乳素　prolactin，PRL

催乳素释放抑制因子　prolactin release-inhibiting factor，PIF

催乳素释放因子　prolactin releasing factor，PRF

D

代偿间歇　compensatory pause

戴尔原则　Dale principle

单纯扩散　simple diffusion

单核细胞　monocyte

单收缩　single twitch

单突触反射　monosynaptic reflex

胆钙化醇　cholecalciferol

胆碱能受体　cholinergic receptor

胆碱能纤维　cholinergic fiber

胆盐的肠 - 肝循环　enterohepatic circulation of bile salt

蛋白激酶　protein kinase，PKA

等长调节　homometric regulation

等长收缩　isometric contraction

等容收缩期　isovolumic contraction phase

等容舒张期　isovolumic relaxation phase

等张收缩　isotonic contraction

第二信号系统　second signal system

第二信使学说　second messenger hypothesis

第一信号系统　first signal system

电突触　electrical synapse

电压门控通道　voltage-gated channel

定比重吸收　constant fraction reabsorption

动静脉短路　arteriovenous shunt

动脉脉搏　arterial pulse

动脉血压　arterial blood pressure

动作电位　action potential

动作电位时程　action potential duration

窦性节律　sinus rhythm

毒蕈碱　muscarine

短时记忆　short term memory

对侧伸肌反射　crossed extensor reflex

对流散热　thermal convection

多突触反射　polysynaptic reflex

E

儿茶酚胺　catecholamine

耳蜗微音器电位　cochlear microphonic potential

二碘酪氨酸残基　diiodotyrosine，DIT

二棕榈酰卵磷脂　dipalmitoylecithin，DPL 或 dipalmitoyl phosphatidyl choline，DPPC

F

发绀　cyanosis

发汗　sweating

发生器电位　generator potential

翻正反射　righting reflex

反极化　reverse polarization

反射　reflex

反射弧　reflex arc

反应　reaction

防御反应区　defense zone

房室延搁　atrioventricular delay

非弹性阻力　non-elastic resistance

非蛋白呼吸商　non-protein respiratory quotient，NPRQ

非联合型学习　nonassociative learning

非特异投射系统　non-specific projection system

非条件反射   unconditioned reflex

非突触性化学传递   non-synaptic chemical
    transmission

非战栗产热   non-shivering thermogenesis

非正视眼   ametropia

肺活量   vital capacity，VC

肺内压   intrapulmonary pressure

肺表面活性物质   pulmonary surfactant

肺泡通气量   alveolar ventilation

肺牵张反射   pulmonary stretch reflex

肺容积   pulmonary volume

肺容量   pulmonary capacity

肺通气   pulmonary ventilation

肺总容量   total lung capacity，TLC

分解代谢   catabolism

分配血管   distribution vessel

酚妥拉明   phentolamine

锋电位   spike potential

辐射散热   thermal radiation

负反馈   negative feedback

负后电位   negative after-potential

复极化   repolarization

复视   diplopia

副交感神经   parasympathetic nerve

腹式呼吸   abdominal breathing

G

钙调蛋白   calmodulin，CaM

钙诱导钙释放   calcium induced calcium release，
    CICR

甘油二酯   diglyceride，DG

肝素   heparin

感觉   sensation

感觉器官   sense organ

感觉失语症   sensory aphasia

感受器   receptor

感受器电位   receptor potential

睾酮   testosterone，T

工作细胞   working cell

功能残气量   functional residual capacity，FRC

冠脉循环   coronary circulation

H

合成代谢   anabolism

何尔登效应   Haldane's effect

河鲀毒素   tetrodotoxin，TTX

核袋纤维   nuclear bag fiber

核链纤维   nuclear chain fiber

黑 - 伯反射   Hering-Breuer reflex

亨廷顿病   Huntington disease

横桥   cross bridge

红细胞   erythrocyte，red blood cell，RBC

红细胞沉降率   erythrocyte sedimentation rate，
    ESR

红细胞凝集   agglutination

后电位   after-potential

后发放   after discharge

呼吸   respiration

呼吸节律   respiratory rhythm

呼吸膜   respiratory membrane

呼吸商   respiratory quotient，RQ

呼吸运动   respiratory movement

呼吸中枢   respiratory center

化学门控通道   chemically-gated channel

化学性突触   chemical synapse

化学性消化   chemical digestion

环磷酸腺苷   cAMP

换能作用   transducer function

黄体   corpus luteum

黄体生成素   luteinizing hormone，LH

回返性抑制   recurrent inhibition

会聚学说   convergence theory

J

机械门控通道   mechanically-gated channel

机械性消化   mechanical digestion

肌动蛋白   actin

肌钙蛋白   troponin

肌紧张   muscle tonus

肌球蛋白   myosin

肌丝滑行学说　myofilament sliding theory

肌小节　sarcomere

肌原纤维　myofibril

基本电节律　basic electrical rhythm，BER

基础代谢　basal metabolism

基础代谢率　basal metabolism rate，BMR

基底神经节　basal ganglia

激活素　activin

激素　hormone

激肽释放酶　kallikrein，K

激肽释放酶 – 激肽系统　kallikrein–kinin system

极化　polarization

急性实验　acute experiment

集团蠕动　mass movements

脊髓小脑　spinocerebellum

脊休克　spinal shock

继发性主动转运　secondary active transport

甲状旁腺激素　parathyroid hormone，PTH

甲状腺　thyroid gland

甲状腺过氧化酶　thyroperoxidaxe，TPO

甲状腺球蛋白　thyroglobulin，TG

减慢充盈期　reduced filling phase

减慢射血期　reduced ejection phase

腱反射　tendon reflex

腱器官　tendon organ

降钙素　calcitonin，CT

降压反射　depressor reflex

交叉配血试验　cross–match test

交感神经　sympathetic nerve

交互抑制　reciprocal inhibition

交换血管　exchange vessel

胶体渗透压　colloid osmotic pressure

接头　junction

接头后膜　postjunctional membrane

接头间隙　junctional cleft

接头前膜　prejunctional membrane

解耦联蛋白　uncoupling protein，UCP

解剖无效腔　anatomical dead space

紧张性收缩　tonic contraction

近点　near point of vision

近视　myopia

晶体渗透压　crystal osmotic pressure

精神性发汗　mental sweating

颈紧张反射　tonnic neck reflex

静息电位　resting potential

局部电流　local current

局部反应　local response

局部反应期　local response period

咀嚼　mastication

巨人症　giantism

巨噬细胞　macrophage

聚集　aggregation of platelet

绝对不应期　absolute refractory period，ARP

K

抗利尿激素　antidiuretic hormone，ADH

抗体　agglutinin

可感蒸发　sensible evaporation

可塑变形性　plastic deformation of erythrocyte

克汀病　cretinism

空间总和　spatial summation

控制论　cybernetics

口腔温度　oral temperature

跨膜信号转导　transmembrane signal transduction

快波睡眠　fast wave sleep，FWS

快反应动作电位　fast response action potential

快反应细胞　fast response cell

快速充盈期　rapid filling phase

快速射血期　rapid ejection phase

快速眼动睡眠　rapid eye movement sleep，REM sleep

快通道　fast channel

快痛　fast pain

扩散　diffusion

L

老视　presbyopia

类固醇激素　steroid hormones

冷敏神经元　cold–sensitive neuron

离体实验　the experiment in vitro
离子泵　ion pump
离子通道　ion channel
离子通道介导的信号转导　signal transduction
　　mediated by ion channel
立体视觉　stereopsis vision
联合型学习　associative learning
淋巴细胞　lymphocyte
淋巴循环　lymphatic circulation。
滤过分数　filtration fraction，FF
滤过膜　filtration membrane
滤过平衡　filtration equilibrium
氯转移　chloride shift

M

脉搏压　pulse pressure
慢波电位　slow wave potential
慢波睡眠　slow wave sleep，SWS
慢反应动作电位　slow response action potential
慢反应细胞　slow response cell
慢通道　slow channel
慢痛　slow pain
慢性实验　chronic experiment
每搏功　stroke work
每分功　minute work
每分输出量　minute volume
每分通气量　minute ventilation volume
迷路紧张反射　tonic labyrinthine reflex
明适应　light adaptation

N

钠 – 钾泵　sodium–potassium pump
脑 – 肠肽　brain–gut peptides
脑电图　electroencephalogram，EEG
内分泌细胞　endocrine cell
内呼吸　internal respiration
内环境　internal environment
内皮舒张因子　endothelium–derived relaxing
　　factor，EDRF
内皮素　endothelin，ET

内皮缩血管因子　endothelium–derived vasocon
　　strictor factor，EDCF
内因子　intrinsic factor
内源性凝血　intrinsic coagulation
能量代谢　energy metabolism
逆向轴浆运输　retrograde axoplasmic transport
黏附作用　adhesion of platelet
黏液性水肿　myxedema
黏滞性　viscosity
鸟苷酸环化酶　guanylate cyclase，GC

O

呕吐　vomiting

P

帕金森病　Parkinson disease
排尿反射　micturition reflex
排泄　excretion
哌唑嗪　prazosin
旁分泌　paracrine
配基门控通道　ligand–gated channel
配体　ligand
皮层电图　electrocorticogram，ECOG
皮层小脑　cerebrocerebellum
皮层诱发电位　evoked cortical potential
皮层运动区　motor area
皮质醇　cortisol
平均动脉压　mean arterial pressure
普萘洛尔　propranolol

Q

期前收缩　premature systole
牵涉痛　referred pain
牵张反射　stretch reflex
前激肽释放酶　prekallikrein，PK
前馈　feedforward
前列腺素　prostaglandin，PG
前庭感觉　vestibular sensation
前庭器官　vestibular apparatus
前庭小脑　vestibulocerebellum

潜在起搏点 latent pacemaker

强度阈值 threshold intensity

强化 reinforcement

强直收缩 tetanus

球蛋白 globulin

球 – 管平衡 glomerulotubular balance

球旁器 juxtaglomerular apparatus

球旁细胞 juxtaglomerular cell

球外系膜细胞 extraglomerular mesangial cell

曲张体 varicosity

屈反射 flexor reflex

去大脑僵直 decerebrate rigidity

去极化 depolarization

去甲肾上腺素 norepinephrine，NE

去同步睡眠 desynchronized sleep

醛固酮 aldosterone

R

热价 thermal equivalent of food

热敏神经元 warm–sensitive neuron

人类白细胞抗原 human leukocyte antigen，
HLA

人类刺激甲状腺免疫球蛋白 human thyroid–
stimulating immunoglobulin，HTSI

人绒毛膜促性腺激素 human chorionic
gonadotropin，HCG

人体生理学 human physiology

容量感受器 volume receptor

容量血管 capacitance vessel

容受性舒张 receptive relaxation

蠕动 peristalsis

蠕动冲 peristaltic rush

S

三碘甲腺原氨酸 3,5,3'–triiodothyronine，T_3

三联管 triad

三磷酸肌醇 inositol triphosphate，IP_3

三磷酸腺苷 adenosine triphosphate，ATP

三原色学说 trichromatic theory

散光 astigmatism

上行网状结构激动系统 ascending reticular
activating system，ARAS

上行抑制系统 ascending inhibitive system

上运动神经元 upper motor neuron

射血分数 ejection fraction，EF

摄食中枢 feeding center

深吸气量 inspiratory capacity，IC

神经垂体 neurohypophysis

神经递质 neurotransmitter

神经调节 neuroregulation

神经调质 neuromodulator

神经分泌 neurocrine

神经 – 骨骼肌接头 neuromuscular junction

神经激素 neurohormone

神经胶质细胞 neurogliocyte

神经肽 neuropeptide

神经 – 体液调节 neuro–humoral regulation

神经营养性因子 neurotrophin，NT

神经元 neuron

肾单位 nephron

肾上腺素 epinephrine，E

肾上腺素能受体 adrenergic receptor

肾上腺素能纤维 adrenergic fiber

肾上腺髓质素 adrenomedulin，AM

肾素 renin

肾素 – 血管紧张素 – 醛固酮系统 renin–
angiotensin–aldosterone system，RAAS

肾糖阈 renal glucose threshold

肾小管 renal tubule

肾小球滤过率 glomerular filtration rate，GFR

肾小体 renal corpuscle

渗透 osmosis

渗透脆性 osmotic fragility of erythrocyte

渗透性利尿 osmotic diuresis

渗透压感受器 osmoreceptor

生长激素 growth hormone，GH

生长激素释放激素 growth hormone releasing
hormone，GHRH

生长激素释放抑制素 growth hormone release–
inhibiting hormone，GHRIH

生长素介质 somatomedin，SM

生理盲点 blind spot

生理性止血 physiological hemostasis

生理学 physiology

生物电现象 bioelectricity phenomenon

生物节律 biorhythm

生物体 organism

生殖 reproduction

失读症 alexia

失写症 agraphia

时间肺活量 timed vital capacity，TVC

时间总和 temporal summation

食管下括约肌 lower esophageal sphincter，LES

视敏度 visual acuity

视前区－下丘脑前部 preoptic–anterior hypothalamus area，PO/AH

视野 visual field

视紫红质 rhodopsin

适宜刺激 adequate stimulus

适应现象 adaptation

适应性 adaptability

嗜碱性粒细胞 basophil

嗜酸性粒细胞 eosinophil

收缩末期容积 end–systolic volume

收缩期 systole

收缩压 systolic pressure

手足徐动症 athetosis

受体 receptor

舒张期 diastole

舒张压 diastolic pressure

输血 blood transfusion

树突 dendrite

双氢睾酮 dihydrotestosterone，DHT

双眼视觉 binocular vision

水利尿 water diuresis

水通道 water channel

顺向轴浆运输 anterograde axoplasmic transport

瞬时性外向离子流 transient outward current，I_{to}

四碘甲腺原氨酸 3,5,3',5'–tetraiodothyronine，T_4

四乙胺 tetraethylammonium，TEA

梭内肌纤维 intrafusal fiber

缩胆囊素 cholecystokinin，CCK

T

弹性储器血管 windkessel vessel

肽能纤维 peptidergic fiber

特殊传导系统 specialized conduction system

特殊动力效应 specific dynamic effect

特异性投射系统 specific projection system

特异性抗原 agglutinogen

疼痛 pain

体表（壳）温度 shell temperature

体核温度 core temperature

体温 body temperature

体温调节中枢 thermotaxic center

体液 body fluid

体液调节 humoral regulation

体液免疫 humoral immunity

调定点 set point

调制作用 modulation

条件反射 conditioned reflex

跳跃式传导 saltatory conduction

听阈 auditory threshold

通气／血流比值 ventilation/perfusion ratio，V_A/Q

同步化睡眠 synchronized sleep

同化作用 assimilation

瞳孔对光反射 pupillary light reflex

突触 synapse

突触后膜 postsynaptic membrane

突触后抑制 postsynaptic inhibition

突触间隙 synaptic cleft

突触囊泡 synaptic vesicle

突触前膜 presynaptic membrane

突触前受体 presynaptic receptor

突触前抑制 presynaptic inhibition

吞噬 phagocytosis

吞咽 deglutition
脱氢表雄酮 dehydroiepiandrosterone，DHEA

W

外呼吸 external respiration
外源性凝血 extrinsic coagulation
外周化学感受器 peripheral chemoreceptor
外周静脉压 peripheral venous pressure
微循环 microcirculation
胃肠激素 gastrointestinal hormone
胃排空 gastric emptying
温热性发汗 thermal sweating
稳态 homeostasis
无髓纤维 unmyelinated fiber
舞蹈病 chorea

X

吸收 absorption
细胞间通道 intercellular channel
细胞免疫 cellular immunity
细胞内液 intracellular fluid
细胞外液 extracellular fluid
下丘脑 hypothalamus
下丘脑调节肽 hypothalamic regulatory peptide，HRP
下丘脑 – 腺垂体 – 甲状腺轴 hypothalamo–pituitury–thyroid axis
下丘脑 – 腺垂体 – 肾上腺皮质轴 hypothalamo–pituitury–adrenal gland axis
下丘脑 – 腺垂体 – 性腺轴 hypothalamo–pituitury–gonadal axis
下运动神经元 lower motor neuron
纤溶酶原激活物 activator of plasminogen
纤维蛋白溶解 fibrinolysis
纤维蛋白原 fibrinogen
腺垂体 adenohypophysis
腺苷酸环化酶 adenyl cyclase，AC
相对不应期 relative refractory period，RRP
消化 digestion
小管液 tubular fluid

小脑性共济失调 cerebellar ataxia
心电图 electrocardiogram，ECG
心动周期 cardiac cycle
心房钠尿肽 atrial natriuretic peptide，ANP
心房收缩期 atrium systole phase
心肌收缩能力 myocardial contractility
心率 heart rate，HR
心室功能曲线 ventricular function curve
心室舒张末期容积 end–diastolic volume
心输出量 cardiac output
心血管中枢 cardiovascular center
心音 heart sound
心音图 phonocardiogram
心脏泵血功能储备或心力储备 cardiac reserve
心指数 cardiac index
新陈代谢 metabolism
兴奋 excitation
兴奋 – 收缩耦联 excitation–contraction coupling
兴奋性 excitability
兴奋性突触后电位 excitatory postsynaptic potential，EPSP
行为性体温调节 behavioral thermoregulation
胸膜腔内压 intrapleural pressure
胸式呼吸 thoracic breathing
雄激素 androgen
雄酮 androsterone
雄烯二酮 androstenedione
悬浮稳定性 suspension stability of erythrocyte
选择性重吸收 selective reabsorption
血管活性肠肽 vasoactive intestinal peptide，VIP
血管紧张素 II angiotensin II
血管紧张素 I angiotensin I
血管升压素 vasopressin，VP
血红蛋白 hemoglobin，Hb
血浆蛋白 plasma protein
血浆渗透压 plasma osmotic pressure
血量 blood volume
血流动力学 hemodynamics

血流量　blood flow

血流阻力　blood flow resistance

血清　blood serum

血细胞比容　hematocrit

血小板　thrombocyte，或 blood platelet

血小板生成素　thrombopoietin，TPO

血型　blood group or blood type

血压　blood pressure，BP

血液凝固　blood coagulation

血液循环　blood circulation

循环系统平均充盈压　mean circulatory filling
　pressure

Y

压力感受器反射　baroreceptor reflex

烟碱　nicotin

眼震颤　nystagmus

氧解离曲线　oxygen dissociation curve

氧热价　thermal equivalent of oxygen

夜盲症　nyctalopia

腋下温度　axillary temperature

一侧优势　laterality cerebral dominance

一碘酪氨酸残基　monoiodotyrosine，MIT

一氧化氮　nitric oxide，NO

胰岛素　insulin

胰岛素样生长因子　insulin-like growth factor，
　IGF

胰多肽　pancreatic polypeptide，PP

胰高血糖素　glucagon

胰高血糖素　glucagon

遗忘　loss of memory

异长自身调节　heterometric autoregulation

异化作用　dissimilation

异位起搏点　ectopic pacemaker

异相睡眠　paradoxical sleep，PS

抑制　inhibition

抑制区　inhibitory area

抑制素　inhibin

抑制性突触后电位　inhibitory postsynaptic
　potential，IPSP

易化扩散　facilitated diffusion

易化区　facilitatory area

易化学说　facilitated theory

意向性震颤　intention tremor

应激反应　stress reaction

营养性作用　trophic action

用力肺活量　forced vital capacity，FVC

用力呼气量　forced expiratory volume，FEV

优势半球　dominant cerebral hemisphere

优势传导通路　preferential pathway

有髓纤维　myelinated fiber

有效不应期　effective refractory period，ERP

有效滤过压　effective filtration pressure

迂回通路　circuitous channel

育亨宾　yohimbine

阈刺激　threshold stimulus

阈电位　threshold potential

阈下刺激　subthreshold stimulus

原发性主动转运　primary active transport

原肌球蛋白　tropomyosin

原位起搏点　primary pacemaker

远点　far point of vision

远距分泌　telecrine

远视　hyperopia

允许作用　permissive action

孕激素　progesterone

运动单位　motor unit

运动失语症　motor aphasia

运动柱　motor column

Z

在体实验　experiment in vivo

战栗产热　shivering thermogenesis

震颤麻痹　paralysis agitans

蒸发散热　thermal evaporation

正常起搏点　normal pacemaker

正反馈　positive feedback

正后电位　positive after-potential

正视眼　emmetropia

肢端肥大症　acromegaly

直肠温度 rectal temperature

直捷通路 thoroughfare channel

致密斑 macula densa

中枢化学感受器 central chemoreceptor

中枢延搁 central delay

中枢抑制 central inhibition

中心静脉压 central venous pressure，CVP

中性粒细胞 neutrophil

终板电位 end-plate potential，EPP

终板膜 end-plate membrane

轴浆运输 axoplasmic transport

轴丘 axon hillock

轴突 axon

昼夜节律 circadian rhythm

侏儒症 dwarfism

主动转运 active transport

转铁蛋白 transferrin，Tf

状态反射 attitudinal reflex

锥体外系 extrapyramidal system

锥体系 pyramidal system

姿势反射 postural reflex

自动节律性 autorhythmicity

自发脑电活动 spontaneous electric activity of the brain

自分泌 autocrine

自律细胞 autorhythmic cell

自然杀伤 natural killer，NK

自身调节 autoregulation

自主性体温调节 autonomic thermoregulation

阻力血管 resistance vessel

组胺 histamine

组织液 interstitial fluid

组织因子途径抑制物 tissue factor pathway inhibitor，TFPI

最大复极电位 maximal repolarization potential

最大通气量 maximal voluntary ventilation

全国中医药行业高等教育"十四五"规划教材

全国高等中医药院校规划教材（第十一版）

教材目录（第一批）

注：凡标☆号者为"核心示范教材"。

（一）中医学类专业

序号	书名	主编		主编所在单位	
1	中国医学史	郭宏伟	徐江雁	黑龙江中医药大学	河南中医药大学
2	医古文	王育林	李亚军	北京中医药大学	陕西中医药大学
3	大学语文	黄作阵		北京中医药大学	
4	中医基础理论☆	郑洪新	杨柱	辽宁中医药大学	贵州中医药大学
5	中医诊断学☆	李灿东	方朝义	福建中医药大学	河北中医学院
6	中药学☆	钟赣生	杨柏灿	北京中医药大学	上海中医药大学
7	方剂学☆	李冀	左铮云	黑龙江中医药大学	江西中医药大学
8	内经选读☆	翟双庆	黎敬波	北京中医药大学	广州中医药大学
9	伤寒论选读☆	王庆国	周春祥	北京中医药大学	南京中医药大学
10	金匮要略☆	范永升	姜德友	浙江中医药大学	黑龙江中医药大学
11	温病学☆	谷晓红	马健	北京中医药大学	南京中医药大学
12	中医内科学☆	吴勉华	石岩	南京中医药大学	辽宁中医药大学
13	中医外科学☆	陈红风		上海中医药大学	
14	中医妇科学☆	冯晓玲	张婷婷	黑龙江中医药大学	上海中医药大学
15	中医儿科学☆	赵霞	李新民	南京中医药大学	天津中医药大学
16	中医骨伤科学☆	黄桂成	王拥军	南京中医药大学	上海中医药大学
17	中医眼科学	彭清华		湖南中医药大学	
18	中医耳鼻咽喉科学	刘蓬		广州中医药大学	
19	中医急诊学☆	刘清泉	方邦江	首都医科大学	上海中医药大学
20	中医各家学说☆	尚力	戴铭	上海中医药大学	广西中医药大学
21	针灸学☆	梁繁荣	王华	成都中医药大学	湖北中医药大学
22	推拿学☆	房敏	王金贵	上海中医药大学	天津中医药大学
23	中医养生学	马烈光	章德林	成都中医药大学	江西中医药大学
24	中医药膳学	谢梦洲	朱天民	湖南中医药大学	成都中医药大学
25	中医食疗学	施洪飞	方泓	南京中医药大学	上海中医药大学
26	中医气功学	章文春	魏玉龙	江西中医药大学	北京中医药大学
27	细胞生物学	赵宗江	高碧珍	北京中医药大学	福建中医药大学

序号	书 名	主 编		主编所在单位	
28	人体解剖学	邵水金		上海中医药大学	
29	组织学与胚胎学	周忠光	汪 涛	黑龙江中医药大学	天津中医药大学
30	生物化学	唐炳华		北京中医药大学	
31	生理学	赵铁建	朱大诚	广西中医药大学	江西中医药大学
32	病理学	刘春英	高维娟	辽宁中医药大学	河北中医学院
33	免疫学基础与病原生物学	袁嘉丽	刘永琦	云南中医药大学	甘肃中医药大学
34	预防医学	史周华		山东中医药大学	
35	药理学	张硕峰	方晓艳	北京中医药大学	河南中医药大学
36	诊断学	詹华奎		成都中医药大学	
37	医学影像学	侯 键	许茂盛	成都中医药大学	浙江中医药大学
38	内科学	潘 涛	戴爱国	南京中医药大学	湖南中医药大学
39	外科学	谢建兴		广州中医药大学	
40	中西医文献检索	林丹红	孙 玲	福建中医药大学	湖北中医药大学
41	中医疫病学	张伯礼	吕文亮	天津中医药大学	湖北中医药大学
42	中医文化学	张其成	臧守虎	北京中医药大学	山东中医药大学

（二）针灸推拿学专业

序号	书 名	主 编		主编所在单位	
43	局部解剖学	姜国华	李义凯	黑龙江中医药大学	南方医科大学
44	经络腧穴学☆	沈雪勇	刘存志	上海中医药大学	北京中医药大学
45	刺法灸法学☆	王富春	岳增辉	长春中医药大学	湖南中医药大学
46	针灸治疗学☆	高树中	冀来喜	山东中医药大学	山西中医药大学
47	各家针灸学说	高希言	王 威	河南中医药大学	辽宁中医药大学
48	针灸医籍选读	常小荣	张建斌	湖南中医药大学	南京中医药大学
49	实验针灸学	郭 义		天津中医药大学	
50	推拿手法学☆	周运峰		河南中医药大学	
51	推拿功法学☆	吕立江		浙江中医药大学	
52	推拿治疗学☆	井夫杰	杨永刚	山东中医药大学	长春中医药大学
53	小儿推拿学	刘明军	邰先桃	长春中医药大学	云南中医药大学

（三）中西医临床医学专业

序号	书 名	主 编		主编所在单位	
54	中外医学史	王振国	徐建云	山东中医药大学	南京中医药大学
55	中西医结合内科学	陈志强	杨文明	河北中医学院	安徽中医药大学
56	中西医结合外科学	何清湖		湖南中医药大学	
57	中西医结合妇产科学	杜惠兰		河北中医学院	
58	中西医结合儿科学	王雪峰	郑 健	辽宁中医药大学	福建中医药大学
59	中西医结合骨伤科学	詹红生	刘 军	上海中医药大学	广州中医药大学
60	中西医结合眼科学	段俊国	毕宏生	成都中医药大学	山东中医药大学
61	中西医结合耳鼻咽喉科学	张勤修	陈文勇	成都中医药大学	广州中医药大学
62	中西医结合口腔科学	谭 劲		湖南中医药大学	

（四）中药学类专业

序号	书　名	主　编		主编所在单位	
63	中医学基础	陈　晶	程海波	黑龙江中医药大学	南京中医药大学
64	高等数学	李秀昌	邵建华	长春中医药大学	上海中医药大学
65	中医药统计学	何　雁		江西中医药大学	
66	物理学	章新友	侯俊玲	江西中医药大学	北京中医药大学
67	无机化学	杨怀霞	吴培云	河南中医药大学	安徽中医药大学
68	有机化学	林　辉		广州中医药大学	
69	分析化学（上）（化学分析）	张　凌		江西中医药大学	
70	分析化学（下）（仪器分析）	王淑美		广东药科大学	
71	物理化学	刘　雄	王颖莉	甘肃中医药大学	山西中医药大学
72	临床中药学☆	周祯祥	唐德才	湖北中医药大学	南京中医药大学
73	方剂学	贾　波	许二平	成都中医药大学	河南中医药大学
74	中药药剂学☆	杨　明		江西中医药大学	
75	中药鉴定学☆	康廷国	闫永红	辽宁中医药大学	北京中医药大学
76	中药药理学☆	彭　成		成都中医药大学	
77	中药拉丁语	李　峰	马　琳	山东中医药大学	天津中医药大学
78	药用植物学☆	刘春生	谷　巍	北京中医药大学	南京中医药大学
79	中药炮制学☆	钟凌云		江西中医药大学	
80	中药分析学☆	梁生旺	张　彤	广东药科大学	上海中医药大学
81	中药化学☆	匡海学	冯卫生	黑龙江中医药大学	河南中医药大学
82	中药制药工程原理与设备	周长征		山东中医药大学	
83	药事管理学☆	刘红宁		江西中医药大学	
84	本草典籍选读	彭代银	陈仁寿	安徽中医药大学	南京中医药大学
85	中药制药分离工程	朱卫丰		江西中医药大学	
86	中药制药设备与车间设计	李　正		天津中医药大学	
87	药用植物栽培学	张永清		山东中医药大学	
88	中药资源学	马云桐		成都中医药大学	
89	中药产品与开发	孟宪生		辽宁中医药大学	
90	中药加工与炮制学	王秋红		广东药科大学	
91	人体形态学	武煜明	游言文	云南中医药大学	河南中医药大学
92	生理学基础	于远望		陕西中医药大学	
93	病理学基础	王　谦		北京中医药大学	

（五）护理学专业

序号	书　名	主　编		主编所在单位	
94	中医护理学基础	徐桂华	胡　慧	南京中医药大学	湖北中医药大学
95	护理学导论	穆　欣	马小琴	黑龙江中医药大学	浙江中医药大学
96	护理学基础	杨巧菊		河南中医药大学	
97	护理专业英语	刘红霞	刘　娅	北京中医药大学	湖北中医药大学
98	护理美学	余雨枫		成都中医药大学	
99	健康评估	阚丽君	张玉芳	黑龙江中医药大学	山东中医药大学

序号	书 名	主 编		主编所在单位	
100	护理心理学	郝玉芳		北京中医药大学	
101	护理伦理学	崔瑞兰		山东中医药大学	
102	内科护理学	陈 燕	孙志岭	湖南中医药大学	南京中医药大学
103	外科护理学	陆静波	蔡恩丽	上海中医药大学	云南中医药大学
104	妇产科护理学	冯 进	王丽芹	湖南中医药大学	黑龙江中医药大学
105	儿科护理学	肖洪玲	陈偶英	安徽中医药大学	湖南中医药大学
106	五官科护理学	喻京生		湖南中医药大学	
107	老年护理学	王 燕	高 静	天津中医药大学	成都中医药大学
108	急救护理学	吕 静	卢根娣	长春中医药大学	上海中医药大学
109	康复护理学	陈锦秀	汤继芹	福建中医药大学	山东中医药大学
110	社区护理学	沈翠珍	王诗源	浙江中医药大学	山东中医药大学
111	中医临床护理学	裘秀月	刘建军	浙江中医药大学	江西中医药大学
112	护理管理学	全小明	柏亚妹	广州中医药大学	南京中医药大学
113	医学营养学	聂 宏	李艳玲	黑龙江中医药大学	天津中医药大学

（六）公共课

序号	书 名	主 编		主编所在单位	
114	中医学概论	储全根	胡志希	安徽中医药大学	湖南中医药大学
115	传统体育	吴志坤	邵玉萍	上海中医药大学	湖北中医药大学
116	科研思路与方法	刘 涛	商洪才	南京中医药大学	北京中医药大学

（七）中医骨伤科学专业

序号	书 名	主 编		主编所在单位	
117	中医骨伤科学基础	李 楠	李 刚	福建中医药大学	山东中医药大学
118	骨伤解剖学	侯德才	姜国华	辽宁中医药大学	黑龙江中医药大学
119	骨伤影像学	栾金红	郭会利	黑龙江中医药大学	河南中医药大学洛阳平乐正骨学院
120	中医正骨学	冷向阳	马 勇	长春中医药大学	南京中医药大学
121	中医筋伤学	周红海	于 栋	广西中医药大学	北京中医药大学
122	中医骨病学	徐展望	郑福增	山东中医药大学	河南中医药大学
123	创伤急救学	毕荣修	李无阴	山东中医药大学	河南中医药大学洛阳平乐正骨学院
124	骨伤手术学	童培建	曾意荣	浙江中医药大学	广州中医药大学

（八）中医养生学专业

序号	书 名	主 编		主编所在单位	
125	中医养生文献学	蒋力生	王 平	江西中医药大学	湖北中医药大学
126	中医治未病学概论	陈涤平		南京中医药大学	

策划编辑　耿雪岩
责任编辑　耿雪岩
责任印制　刘　衍

全国中医药行业高等教育"十四五"规划教材（第一批）

全国高等中医药院校规划教材（第十一版）

中国医学史	免疫学基础与病原生物学	中医药统计学	护理专业英语
医古文	预防医学	物理学	护理美学
大学语文	药理学	无机化学	健康评估
中医基础理论	诊断学	有机化学	护理心理学
中医诊断学	医学影像学	分析化学（上）（化学分析）	护理伦理学
中药学	内科学	分析化学（下）（仪器分析）	内科护理学
方剂学（中医学类）	外科学	物理化学	外科护理学
内经选读	中西医文献检索	临床中药学	妇产科护理学
伤寒论选读	中医疫病学	方剂学（中药学类）	儿科护理学
金匮要略	中医文化学	中药药剂学	五官科护理学
温病学	局部解剖学	中药鉴定学	老年护理学
中医内科学	经络腧穴学	中药药理学	急救护理学
中医外科学	刺法灸法学	中药拉丁语	康复护理学
中医妇科学	针灸治疗学	药用植物学	社区护理学
中医儿科学	各家针灸学说	中药炮制学	中医临床护理学
中医骨伤科学	针灸医籍选读	中药分析学	护理管理学
中医眼科学	实验针灸学	中药化学	医学营养学
中医耳鼻咽喉科学	推拿手法学	中药制药工程原理与设备	中医学概论
中医急诊学	推拿功法学	药事管理学	传统体育
中医各家学说	推拿治疗学	本草典籍选读	科研思路与方法
针灸学	小儿推拿学	中药制药分离工程	中医骨伤科学基础
推拿学	中外医学史	中药制药设备与车间设计	骨伤解剖学
中医养生学	中西医结合内科学	药用植物栽培学	骨伤影像学
中医药膳学	中西医结合外科学	中药资源学	中医正骨学
中医食疗学	中西医结合妇产科学	中药产品与开发	中医筋伤学
中医气功学	中西医结合儿科学	中药加工与炮制学	中医骨病学
细胞生物学	中西医结合骨伤科学	人体形态学	创伤急救学
人体解剖学	中西医结合眼科学	● 生理学基础	骨伤手术学
组织学与胚胎学	中西医结合耳鼻咽喉科学	病理学基础	中医养生文献学
生物化学	中西医结合口腔科学	中医护理学基础	中医治未病学概论
生理学	中医学基础	护理学导论	
病理学	高等数学	护理学基础	

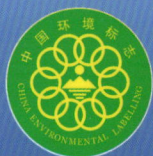

读中医药书，走健康之路

服务号
（zgzyycbs）

医开讲
（yikaijiang）

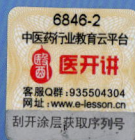

6846-2
中医药行业教育云平台
医开讲
客服QQ群：935504304
网址：www.e-lesson.cn
刮开涂层获取序列号

ISBN 978-7-5132-6846-2

9 787513 268462 >

定价：56.00 元